脑与认知科学概论
（第 2 版）

主　编　王志良
副主编　谷学静　王　曦　许广利

北京邮电大学出版社
www.buptpress.com

内 容 简 介

本书较为全面地介绍了脑与认知科学的基本概念,生动形象地论述了脑科学和认知科学知识在现实生活中的应用,系统地论述了人工大脑、认知计算的相关知识。本书立足于科学前沿,体现了脑科学、心理学、认知科学、生理学及计算机科学与技术等诸多学科领域交叉的特点,在设计和构思上力争为读者提供全面、系统的知识框架,使读者对脑科学与认知科学有一个清晰的认识。

本书可作为智能科学与技术、计算机科学与技术、电子科学与技术、自动化等专业本科生、研究生的专业课教材或参考用书,还可作为需要学习和了解脑科学与认知科学相关知识的科研人员及读者朋友的参考书籍。

图书在版编目(CIP)数据

脑与认知科学概论 / 王志良主编 . -- 2 版 . -- 北京:北京邮电大学出版社,2021.4 (2023.5 重印)
ISBN 978-7-5635-6363-0

Ⅰ . ①脑… Ⅱ . ①王… Ⅲ . ①脑科学②认知科学 Ⅳ . ①R338.2②B842.1

中国版本图书馆 CIP 数据核字(2021)第 069687 号

策划编辑:刘纳新 姚 顺 责任编辑:刘春棠 封面设计:七星博纳

出版发行:北京邮电大学出版社
社 址:北京市海淀区西土城路 10 号
邮政编码:100876
发 行 部:电话:010-62282185 传真:010-62283578
E-mail:publish@bupt.edu.cn
经 销:各地新华书店
印 刷:保定市中画美凯印刷有限公司
开 本:787 mm×1 092 mm 1/16
印 张:19.25
字 数:499 千字
版 次:2011 年 8 月第 1 版 2021 年 4 月第 2 版
印 次:2023 年 5 月第 5 次印刷

ISBN 978-7-5635-6363-0 定 价:49.80 元

· 如有印装质量问题,请与北京邮电大学出版社发行部联系 ·

大数据和人工智能技术丛书

顾问委员会

吴奇石　黄永峰　吴　斌　欧中洪

编委会

第 2 版前言

《脑与认知科学概论》第 1 版出版以来，被多所高校用作教材，受到师生的广泛好评和专家的肯定。根据科学发展需要，并结合师生、专家使用过程中提出的宝贵意见和建议，现对第 1 版进行修订。在第 1 版内容的基础上，第 2 版主要对相关学科内容近些年来的发展成果进行了更新补充。

本书由王志良教授担任主编，由谷学静教授、王曦教授、许广利副教授担任副主编。王志良、王曦、张磊负责制定本书大纲、内容安排并指导文字写作，谷学静、许广利负责全书的统稿和组织工作。王志良、王曦、祁新颖、李林参与了第 1 章的修订工作，谷学静、孙宇恒、李峰参与了第 2 章的修订工作，许广利、吴翠骄、宋杨参与了第 3 章的修订工作，王志良、张磊、王赛男、郭俊参与了第 4 章的修订工作，王志良、谷学静、李峰参与了第 5 章的修订工作，王志良、谷学静、沈攀参与了第 6 章的修订工作，王志良、张磊、李林参与了第 7 章的修订工作，王志良、谷学静、位占锋参与了第 8 章的修订工作。

衷心感谢中国人工智能学会涂序彦教授、钟义信教授及王万森教授的教育理念影响和教学指导。同时感谢国家自然科学基金（60573059）、国家重点研发计划项目（2017YFB1401203）、中国国家社会科学基金重大项目（17ZDA331）、北京市教育委员会科技计划重点项目（KZ200810028016）、北京科技大学教学改革项目、北京科技大学重点教改项目（JG2017Z06）给予的支持。

本书在编写过程中参考了一些学者的教材或著作，这些教材或著作大部分已在参考文献中列出，在此向各位作者致以谢意。

本书虽几经修改，但由于编者水平有限，难免有不足之处，敬请读者批评指正。

第1版前言

21 世纪是生物技术和信息技术共领风骚的时代。脑与认知科学（Brain and Cognitive Science）作为其中最具挑战性和最活跃的科学前沿之一，已成为全球性的研究热点。通过认识大脑从而认识人类自身是摆在各国科学家面前的首要科学使命。美国、澳大利亚、加拿大、法国、德国等多国合作的国际人类前沿科学计划（Human Frontier Science Program）项目将对人类认知的研究作为这一计划的重点内容；美国将 1990—2000 年命名为"脑的十年"；欧洲于 1991 年开始实施"EC 脑十年计划"；日本在 1996 年推出"脑科学时代"计划；我国政府在《国家中长期科学和技术发展纲要（2006—2020 年)》中，将"脑与认知科学"列为基础研究中的重大科学前沿问题，国家科技部、国家自然科学基金委和中国科学院等也先后部署了脑与认知科学领域的科研项目，使脑科学与认知科学在中国得到了前所未有的重视。

脑科学（Brain Science）是研究人脑的结构与功能的综合性学科。大脑是人类的核心，是人类高级于其他物种的本质所在，是人类的智能发源地，我们的一切思维、行为都受到脑的控制。截至目前，脑科学研究已取得了重大进展。分子神经生物学从基因和生物大分子的角度，对神经活动基本过程的分子调控机制进行了探索。通过在细胞水平上对神经元网络结构与功能之间的关系进行研究，对突触传递及神经系统可塑性以及神经元与神经胶质之间的相互作用有了更深入的了解。脑功能成像技术的出现使在正常状态下整体研究脑的高级功能活动成为可能。高级脑功能的研究如感觉信息加工、学习与记忆的机理、抉择的神经经济学、语言文字的理解等也都取得了重大进展。

认知科学（Cognitive Science）是探索人类的智力如何由物质产生和人脑的信息处理过程，包括从感觉的输入到复杂问题求解，从人类个体到人类社会的智能活动，以及人类智能和机器智能的性质。认知科学的兴起和发展标志着对以人类为中心的认知和智能活动的研究已进入新的阶段。认知科学的研究将使人类自我了解和自我控制，把人的知识和智能提高到前所未有的高度。

自 2003 年北京大学在国内率先开设智能科学与技术本科专业以来，至今已经有北京科技大学、北京邮电大学、南开大学、西安电子科技大学、厦门大学、湖南大学等数十所高校经教育部批准设立智能科学与技术本科专业。"脑与认知科学"是智能科学与技术本科专业的核心课程，但迄今为止还没有相关的配套教材。作者自 2008 年开始在北京科技大学教授此课程。经过几年的教学实践，对脑与认知科学的知识进行了系统的梳理，形成了一套较为完整的知识体系，最终形成本书。鉴于国内还没有合适的配套教材，希望本书的出版能够弥补教材的空缺，并为我国智能科学与技术本科专业的教育教学贡献微薄的力量。

1. 本书编写思路

本书将脑科学和认知科学作为同等的知识主体进行论述。其中，将脑科学描述为"智能科学与技术"的生物学基础，将认知科学描述为"智能科学与技术"的中间件，即从"自然智能"到"机器智能"的桥梁。根据教学大纲的要求，并考虑到脑科学与认知科学二者之间的关系，将全书分为 4 篇，共 8 章。

第 1 篇为"总论"，整体论述脑科学与认知科学的研究意义、研究现状、研究内容、研究方法以及研究前景。

第 2 篇为"脑科学"，论述脑科学的基础知识、脑科学知识在现实中的应用，以及利用信息技术模拟人脑功能制造人工大脑。该篇共包含 3 章：第 2 章"脑科学基础知识"分析人脑的基本构造、左右脑的联系及协调工作机理、男脑与女脑的区别、大脑的工作原理、神经系统的基本构造，以及现阶段脑科学的基本研究手段；第 3 章"脑科学知识的应用"从脑与学习、脑与意识及脑与行为三个角度论述了脑科学知识在生活中的应用，并介绍了大脑保养的科学方法，将在第 2 章中学习到的脑科学基础知识应用到现实生活中指导人类大脑的科学开发与保养；第 4 章"人工大脑"在第 2 章论述的脑科学知识的基础上，抽象并总结了人工大脑的工作模型，利用信息技术等手段模拟人脑功能实现人工大脑，以及互联网虚拟大脑等概念。

第 3 篇为"认知科学"，论述认知科学的基础知识、认知计算，以及智能认知系统。该篇共包含 3 章：第 5 章"认知科学基础知识"论述了感知、注意、记忆以及知识的构建与表征等基础知识；第 6 章"认知计算"在第 5 章的基础上，认为"认知的本质就是计算"，通过几种认知模型，使计算机模拟认知过程成为可能；第 7 章"智能认知系统实例"论述了仿人机器人、无人驾驶汽车及认知计算机 3 个智能认知系统的实际应用，使读者可以更直观地感受到认知计算在现实生活中的应用。

第 4 篇为"实践"，共 1 章即第 8 章"脑与认知实验"，共提供了 5 个实验，即大脑模型认知实验、核磁共振成像体验实验、脑波检测与信息处理体验实验、人工大脑简单记忆功能电路的设计与实现和智能车的设计与实现，可以作为第 2、4、6、7 章中相关内容的配套教学实验使用。其中"大脑模型认知实验"为课堂演示性实验，即教师通过相关教具、幻灯片等进行展示，使学生认识大脑的基本构造和工作原理等，配合第 2 章使用；"核磁共振成像体验实验"为体验性实验，即学生通过现场参观或实际操作的方式达到了解核磁共振成像的工作原理等目的，配合第 2 章使用；"脑波检测与信息处理体验实验"为体验性实验，即学生通过具体操作意念耳机产品直观体验脑机接口技术在实际中如何应用,配合第 4 章使用;"人工大脑简单记忆功能电路的设计与实现"为综合性实验,即学生通过设计并用电路实现人工大脑的简单记忆功能,配合第 4 章使用;"智能车的设计与实现"为综合性实验,即学生通过设计并实现一辆简单的智能车,配合第 6 章和第 7 章使用。

2. 本书特色

本书系统地论述了脑科学、认知科学的基本概念和研究方法,综合前人将脑与认知科学引入信息科学领域的宝贵思想和最新研究成果,具有如下特色。

(1) 紧跟前沿,反映最新研究成果

作者通过查阅大量文献,紧跟国内外相关研究机构的最新研究动态。除此之外,作者积极与国外知名研究机构进行学术交流,先后到加拿大多伦多大学、日本九州工业大学进行访问或访学,将国际最新研究动态带回国内,在本书中与读者分享。

(2) 体现学科交叉

脑科学与认知科学是边缘性交叉学科,是心理学、神经科学、语言学、人类学、人工智能科学乃至自然哲学等学科交叉发展的结果。本书选取各门学科相互交叉、联系的部分,科学地将这些知识进行融合。

(3) 体系结构清晰,知识完整

本书将脑科学与认知科学作为两个并列的知识主题进行整合。本书分为 4 篇。第 1 篇对二者进行概述,第 2、3 篇依次详细论述脑科学、认知科学的相关知识,且每篇中各章节都建立在之前章节基础之上,使得知识既具备很好的衔接性,又有一定的跨越性。实验全部放在最后,独立形成第 4 篇。

(4) 强调实用性

本书不是仅仅罗列脑科学与认知科学的基础知识,而是在此基础之上,将脑与认知科学的知识引入人们的生活实践中,使读者能够科学用脑,理解生活中与此相关的某些现象,具有较强的实用性。

(5) 体现工程性,符合工科专业需求

作为智能科学与技术本科专业的教材,本书汇总了常用的大脑工作模型、认知模型等数学模型,使得学生能够了解和掌握这些模型并根据模型动手开发智能系统。第 4 章"人工大脑"和第 8 章"脑与认知实验"等章节对学生动手实践能力的提高将会有很好的帮助和促进作用。

(6) 生动趣味,实例丰富

为了激发学生的兴趣,本书在很多章节根据知识点,穿插生动的实例供学生阅读。

(7) 实验、习题齐全,方便教学

本书在第 8 章安排了 5 个实验,可供教师根据需要作为教学实验使用。每章结束后都有丰富的课后习题，适合教师教学和学生学习。

本书由王志良教授担任主编，谷学静、李明担任副主编。王志良负责制定本书大纲、内容安排并指导文字写作，谷学静、李明负责全书的统稿和组织工作。王志良、洪密参与了第1章的编写工作，谷学静、王慧钰参与了第2章的编写工作，李明、楚舒雅、李昀清、钱锟参与了第3章的编写工作，王志良、王辉、田九洲、肖鹏参与了第4章的编写工作，王志良、谷学静、毕晓恒参与了第5章的编写工作，王志良、谷学静、张华伟、王嵘、郑思仪参与了第6章的编写工作，王志良、李明、李伟泽、石正原参与了第7章的编写工作，王志良、谷学静、李明、李伟泽、王慧钰、钱锟、田九洲、肖鹏、石正原参与了第8章的编写工作。

本书的出版得到了北京邮电大学出版社的大力支持，作者在此表示诚挚的谢意。衷心感谢中国人工智能学会涂序彦教授、钟义信教授及王万森教授的教育理念影响和教学指导。同时感谢国家自然科学基金（60573059）、国家高技术研究发展计划（2007AA04Z218）、北京市教育委员会科技计划重点项目（KZ200810028016）、北京科技大学教学改革项目给予的支持。

脑与认知科学作为前沿学科领域，正处于蓬勃发展的快速时期，虽然作者在编写过程中倾注了大量的心血，但由于水平有限，书中缺点与疏漏之处在所难免，敬请各位专家以及广大读者批评指正。

王志良
于北京科技大学
2011 年 5 月

对教学大纲的建议

本书可作为智能科学与技术、计算机科学与技术、电子科学与技术、自动化等专业高年级本科生、研究生的专业课教材或参考用书。授课教师可以根据本校的教学技术，灵活调整授课学时。建议授课学时安排如下。

（1）针对智能科学与技术本科专业的教学，要求学生学习本书所讲的全部内容，能够掌握脑科学与认知科学的基础知识，并能够使用相关技术手段实际动手设计和开发某些现实应用。可以安排 32 个学时（20 个授课学时和 12 个实验学时），学时分配建议如下：

① 第 1 章为 2 个学时（授课 2 个学时）；

② 第 2 章为 6 个学时（授课 2 个学时，2 个实验各 2 个学时）；

③ 第 3 章为 4 个学时（授课 4 个学时）；

④ 第 4 章为 10 个学时（授课 4 个学时，2 个实验分别为 2 个学时、4 个学时）；

⑤ 第 5 章为 2 个学时（授课 2 个学时）；

⑥ 第 6 章为 8 个学时（授课 4 个学时，1 个实验 4 个学时）；

⑦ 第 7 章为 2 个学时（授课 2 个学时）。

（2）针对其他专业，如计算机科学与技术、电子科学与技术、控制科学与技术、物联网工程等专业的教学，要求学生了解脑与认知科学的基础知识，以及脑与认知科学相关的技术手段，重点掌握与人工智能相关的知识点，可以从中选取 16 个学时进行讲授。

目　　录

第1篇　总　论

第2篇　脑科学

第3篇 认知科学

第4篇 实 践

第 1 篇　　总　　论

　　脑与认知科学(Brain and Cognitive Science)作为现今最具挑战性和最活跃的科学前沿之一,已成为全球性的研究热点。脑与认知科学是人类认识大脑和自身,从对外部世界的探索转向对人类自身的探索,从对物质世界的探索转向对精神世界的探索的一把金钥匙。它对于探索意识的产生、智能的运作、大脑的衰老等一系列问题都具有重大的科学价值。

第1章
绪　论

　　智能科学是关于脑科学、认知科学和人工智能的交叉学科。生物科学与信息科学相结合，将会极大地推动智能科学的发展。21世纪以来，随着科技的进步，人们对于大脑的认知和如何用机器实现对人的大脑功能的探索不断加大投入，脑科学、认知科学和超级人工智能将会有长足的进步。

　　本章首先论述智能、自然智能、人工智能以及三者之间的关系；然后给出智能科学的基本概念及智能科学、脑科学和认知科学三者之间的关系；最后分别详细介绍脑科学与认知科学的研究现状、研究内容及研究方法，并对脑科学与认知科学的研究前景作了简单介绍。

1.1　脑与认知科学的研究意义

1.1.1　智能的概念

1. 智能

　　什么是"智能"？这个问题目前还没有一个统一的结论。《现代汉语词典》（第7版）对"智能"的解释是"智慧和能力；经高科技处理、具有人的某些智慧和能力的"。《牛津高阶词典》对智能的解释是"the ability to learn, understand and think in a logical way about things"（以逻辑方式学习、理解、思考事物的能力）。

　　从唯物主义哲学来说，智能是大脑特别是人脑运动的结果或产物。由于人类对自身以及脑的功能原理还没有认识清楚，所以很难对智能给出确切的定义。表1-1列举了解释"智能"的几种理论。

表 1-1　解释"智能"的理论

理论	主要观点
知识理论	认为智能的基础是知识；一个系统之所以有智能是因为它具有可运用的知识，没有知识就不可能有智能
思维理论	认为智能的关键是思维；人类的一切智能都来自大脑的思维活动，人类的一切知识都是人类思维的产物
进化理论	认为智能取决于感知和行为，智能就是在系统与周围环境不断"感知—动作"的交互中发展和进化的

一般认为,智能是知识与智力的总和。其中,知识是一切行为的基础,而智力是获取知识并运用知识解决问题的能力,是头脑中思维活动的具体体现。

20世纪80年代,美国著名发展心理学家、哈佛大学教授霍华德·加德纳(Howard Gardner)博士提出了多元智能理论(Theory of Multiple Intelligences),如表1-2所示。多元智能理论打破了传统的将智能看作以语言能力和逻辑数理能力为核心的整合能力的认识,而认为人的智能是由语言智能、逻辑数理智能、视觉空间智能、音乐智能、肢体运动智能、人际智能、内省智能、自然观察智能这八种智能构成的,并从新的角度阐述和分析了智能在个体身上的存在方式以及发展潜力等。这一理论向传统评估学生智力/能力的观念提出了挑战,对当前西方许多国家的教育改革产生了积极的影响。这一理论在我国也得到了广泛传播,成为我国基础教育阶段课程改革的重要指导思想。

表1-2 多元智能理论

理论	主要解释
语言智能	语言智能是指运用口语表达思想或运用书面文字传达信息的能力
逻辑数学智能	逻辑数学智能是指有效地运用数字和推理的能力
肢体运动智能	肢体运动智能是指善于运用整个身体来表达想法和感觉,以运用双手灵巧地生产或改造事物。这项智能包括特殊的身体技巧,如平衡、协调、敏捷、力量、弹性和速度以及由触觉所引起的能力
音乐智能	音乐智能是指察觉、辨别、改变和表达音乐的能力,包括对节奏、音调、旋律或音色的敏感性
视觉空间智能	视觉空间智能是指准确地感觉视觉空间,并把所知觉到的表现出来的能力,包括对色彩、线条、形状、形式、空间及它们之间关系的敏感性,也包括将视觉和空间的想法具体地在脑中呈现出来,以及在一个空间的矩阵中很快找出方向的能力
人际智能	人际智能是指察觉并区分他人的情绪、意向、动机及感觉的能力,包括对脸部表情、声音和动作的敏感性,辨别不同人际关系的暗示以及对这些暗示做出适当反应的能力
内省智能	内省智能是指有自知之明并据此做出适当行为的能力,包括对自己有相当的了解,意识到自己的内在情绪、意向、动机、脾气和欲求以及自律、自知和自尊的能力
自然观察智能	自然观察智能指的是对自然的景物,如植物、动物、矿物、天文等,有浓厚的兴趣、高度的关注及敏锐的观察与辨认能力

人们对智能的科学原理还未完全弄清楚,所以在这种情况下研究和实现人工智能的一个自然的思路就是模拟自然智能。人们知道自然智能源于人脑,于是模拟人脑智能就是研究人工智能的一个首要途径和方法。

2. 自然智能

自然智能,又叫人类智能,主要包含3个方面:感知能力、思维能力和行为能力。当人们动用全身的感觉器官感受到外界的信息刺激之后,能够通过大脑进行记忆、联想、分析、判断等一系列思维活动,其结果就是做出一种决策,最后再通过具体的行动,把这一决策体现出来。

自然智能又指人的智力和能力的总和。智力是人的智慧和聪明才智,能力是人的本领和由此产生的行为。人的智能也可以说是人认识自然的能力和改造自然的本领的综合表现。人的智能今天仍在发展,其发展速度甚至远远超出了人类自身其他能力的发展速度。人的智能在当今的社会实践中起着绝对的主导作用。

人的智能构成应当是有层次的。位于最高层的就是能动的意识能力,其下是学习、记忆、语言、推理和运算等认知能力以及在处理实际问题中表现出的各种技能。如果没有认知层次的智能的支持和表现,意识的能动作用就无法体现出来,因为意识不能直接作用于外部环境;相反,如果失去了意识的自觉监督和指导,人就等同于一个具有复杂功能的机器。所以,人类智能的层次性是客观存在的。关于人类智能认识的差别,主要源于对意识的能动作用的认识程度。图1-1形象地展示了大脑的基本自然智能。

3. 人工智能

人工智能也称机器智能。它是计算机科学、控制论、信息论、神经生理学、心理学、语言学等多种学科互相渗透而发展起来的一门综合性学科。人工智能是相对于人的自然智能而言的,即通过人工的方法和技术,研制智能机器或智能系统来模仿、延伸和扩展人的智能,实现智能行为和"机器思维"活动,解决需要人类专家才能处理的问题。人工智能是人工制品(Artifact)中所涉及的智能行为。其中,智能行为包括感知(Perception)、推理(Reasoning)、学习(Learning)、通信(Communicating)和复杂环境下的动作行为(Acting)。作为一门科学,人工智能研究智能行

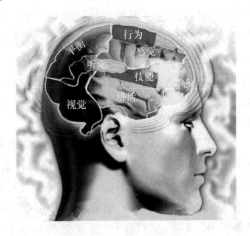

图1-1　大脑的自然智能

为的计算模型,研制具有感知、推理、学习、联想和决策等思维活动的计算系统。从本质上讲,人工智能是研究怎样让计算机模仿人脑从事推理、规划、设计、思考和学习等思维活动,解决需要人类的智能才能处理的复杂问题。简单地讲,人工智能就是由计算机来表示和执行人类的智能活动。当然,这只是对人工智能的字面解释。关于人工智能的科学定义,学术界还没有统一的认识。目前,人工智能已经形成了计算机视觉、机器学习、自然语言处理、机器人和语音识别五大核心技术,它们正在蓬勃发展。

4. 人工智能与自然智能的关系

目前,我们对人脑的结构和功能认知有限,对其产生的高级复杂智能了解甚少。人类智能的本质是脑认知科学研究的基本任务,也是基础神经科学面临的最大挑战。人类智能的产生得益于人脑高度发达的神经元网络,人类大脑有约860亿个神经元和约1 000万亿个突触(神经连接)。神经细胞与突触之间形成的有效复杂性生物神经网络沟通是人类智能产生的源泉。人类的意识活动与智能活动是通过特定区域特定神经细胞间的相互激活、相互作用及协同作用而实现的。人类智能具有主观能动的选择性、模块化的层次结构与分布式表征、反应性活动与内生性活动,这些特征保障和维持人类的生理和智能活动。人类智能的本质并不仅仅是计算,还有对来自人体外部环境的适应、感知、认识、观察,可以进行抽象思维、逻辑推理、记忆、描述、创造、决策等。

人工智能将深度学习卷积神经网络和机器算法优化应用,使得人工智能更加智能。虽然也具有类似于人的计算、推理等能力,但其目前还无法模拟和实现人类的想象力和创造性。不可否认,随着计算机算法的优化与进步,人工智能借助强大的存储与运算功能,其学习速度和学习能力远比人类强大。这也是现阶段各国热衷于人工智能研发,应用人工智能于各领域的重要因素之一。美国的计算机专家杰夫·霍金斯(Jeff Hawkins)认为,如果只注意让机器在行为方面模拟人脑,而不真正了解人脑的工作原理,那么就不可能造出真正有智能的机器。从

人工智能到神经网络,早先复制人类智能的努力无一成功,原因是人们并未真正了解智能的内涵和人类大脑。

人脑的智能活动是一个极其复杂的过程,是在生理与心理的双重作用下错综复杂的运动过程。而且这种运动过程又会受到意识的支配,如历史、伦理等因素都会影响人脑的具体思维过程。所以说,人脑的思维过程是一种多种因素共同作用下的运动,不同的因素往往会使得最终结果不同,而这些因素具体是如何发挥其影响和作用的,这些目前还不为人类所知。这也是为什么人类至今仍未完全认识大脑智能活动的原因所在。对于人工智能,其智能活动虽然也是复杂的多种因素影响的过程,甚至其某一方面的能力远比人类自身强大,但是其复杂程度还明显不及人脑的智能活动,至少到目前为止,人工智能的智能活动是人类可以理解的,人工智能的思维还是按照人类所设想的方向发展,并且人工智能还在自主意识以及情感产生的道路上探索。

人工智能是以机器为主体,模拟人的智能而人为地制作出来的。人工智能的核心是对脑的功能的模拟,作为模拟,它就不是机器作为主体的智能,而是人的智能向机器的传导和转移。机器本身没有智能,它不能自我控制和自我调节,不能作为智能活动的主体。人与机器的智能效应是互补互促的关系,彼此相互作用、取长补短、互相推动、携手并进。因此,既要发挥人的主导作用,又要充分利用机器高效处理信息的特长,这样人类才会更好地认识世界和改造世界。可见,用人工智能系统来模拟人、模拟思维,是自然科学中唯物主义路线的体现。

1.1.2 21 世纪是智能科学与技术的世纪

智能科学与技术研究智能的本质和实现技术,是由脑科学(Brain Science)、认知科学(Cognitive Science)、人工智能(Artificial Intelligence, AI)等学科组成的交叉学科。脑科学从分子水平、细胞水平、行为水平研究自然智能机理,建立脑模型,揭示人脑的本质;认知科学是研究人类感知、学习、记忆、思维、意识等人脑心智活动过程的科学;人工智能研究用人工的方法和技术,模仿、延伸和扩展人的智能,实现机器智能。智能科学在探究智能产生机理的基础上,探索对智能的抽象和表示以实现对智能的模拟与演化。三门学科综合研究,探索智能科学的新概念、新理论、新方法。在智能科学的清晰指导下,人们所期待的智能社会将自然存在。当人类从本质上对自己的智能产生与行为有了明确的认识后,自然就可以把这种认识发挥、发展使其良性运作。为了实现这样的目标,各相关学科必须分工协作,共同发展。图 1-2 显示了智能科学、认知科学、脑科学以及人工智能四者之间的关系。

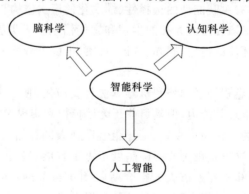

图 1-2 智能科学与相关学科的关系

智能科学与技术是生命科学与技术的精华,是信息科学与技术的核心,是现代科学技术的前沿和制高点,涉及自然科学的深层奥秘,触及哲学的基本命题。因此,一旦取得突破,将对国民经济、社会进步、国家安全产生深刻和巨大的影响。目前,智能科学正处在方法论的转变期、理论创新的高潮期和大规模应用的开创期,充满原创性机遇。

2001 年,美国商务部技术管理局、国家科学基金会(NSF)、国家科学技术委员会纳米科学工程与技术分委会(NSTC-NSEC)在华盛顿联合发起了一次由科学家、政府官员等各界顶级人物参加的圆桌会议。会议就"会聚四大技术,提升人类能力"这一议题进行了研讨,并首次提出了"NBIC 会聚技术"的概念。会聚技术(Converging Technology)是指当前四个迅速发展的科学技术领域的协同和融合。这四个领域分别是纳米科技(Nanotechnology)、生物技术(Biotechnology,包括生物制药及基因工程)、信息技术(Informational Technology,包括先进计算机与通信)、认知科学(Cognitive Science,包括认知神经科学)。其简化英文的联式为(Nano-Bio-Info-Cogno),缩写为 NBIC。NBIC 会聚技术代表着研究与开发新的前沿领域,其发展将显著改善人类的生命质量,提升和扩展人类的技能,这四大前沿技术的融合还将缔造全新的研究思路和全新的经济模式,大大提高整个社会的创新能力和社会生产力水平,从而增强国家的竞争力,也将为国家安全提供更强有力的保障。同时,NBIC 融合技术一旦实现,将大大地促进整个社会的变革,包括新的科学技术的产生、社会体制的改革等,进而大大地促进人类社会的发展,如图 1-3 所示。

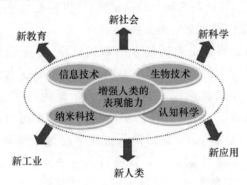

图 1-3　会聚技术的发展将带来各种新技术的发展

21 世纪是智能革命的世纪,人们正沿着信息高速公路迈向智能时代。以智能科学技术为核心、生命科学为主导的高科技将掀起一次新的高科技革命——智能技术革命。特别是智能技术、生物技术与纳米技术相结合,研制具有生物特征的智能机将是高技术革命的突破口。生物智能机的体积可以很小,与生物体同质,能够植入人脑,成为人机共生体,人类将真正迎来人机共同思考的新时代。

1.1.3　智能科学与技术的生物基础——脑科学

大脑是人类的核心,是人类高级于其他物种的本质所在,是人类的智能发源地。人们的一切思维、行为都受到脑的控制,这是众所周知的事实。在日常生活、工作、交流、思考的过程中,人们都会自然地受到它的支配。智能的产生与运作是如此自然而简单。人类文明的发展就是在不断地认识自我、解放自我。智能科学要探究智能产生的机理,来赋予机器这样的智能机制,让机器智能更好地服务于人类。人的智能源头在大脑,对智能的揭示必须对大脑进行探究,所以脑科学是智能科学的本质基础。

大脑的思维机制至今还是个谜,不同思维下的大脑活动区域尚无确定的标准。研究发现,同一个思维不同人的活跃区域并不完全一致,同一个人不同时间也有差别,且大脑经常变化组织神经元的连接,修正信息处理方式。如此看来,要想解释剖析大脑的智能产生机理,必须在脑科学的研究基础上结合人类构建智能的过程,揭示智能的触发及生成。

1.1.4　智能科学与技术的中间件——认知科学

大脑是认知功能的生理基质,对此科学界已达成共识。诺贝尔奖得主弗兰西斯·克里克在其著作《惊人的假说——灵魂的科学探索》中提出:人的精神活动完全由神经细胞、胶质细胞的行为和构成及影响它们的原子、离子和分子的性质所决定。因此,建立认知科学的一个更深刻的原因是,人们要深入研究自己的大脑和精神世界。顾名思义,认知科学研究人认识和适应周围世界的过程以及与认知过程有关的神经系统及大脑的机理,即感知过程和思维信息处理过程。研究人类大脑的思维活动包括从感觉的输入到复杂问题求解、从人类个体到人类社会的智能活动,以及人类智能和机器智能的性质。认知科学也必然是在脑科学研究的基础上,研究人脑认知的过程与机制,进一步揭示大脑智能的产生与发展。同时,它的研究成果也必然促进脑科学的进步。认知科学通过对感知、语言、记忆、意识等人类高等活动的研究,完成人类智能处理的建模,抽象化人类智能的发生和发展。

认知科学是在多学科交界面上发展起来的新兴科学,专家认为:认知科学的"新"在于它使我们对人类的认知和智力的研究不再只是直觉式、思辨式、哲学式的讨论,而是开始建立在现代科学的基础之上。其理论以实验的验证和数学的描述、分析为依托,不再只是哲学式的。故而把一些深刻的而不是肤浅的、实质的而不是表面的、准确的而不是模糊的关于人类认知和智力的规律性揭示出来。目前认知科学已得到越来越多的重视,各国纷纷把此研究作为其重大的科学战略计划。作为智能科学的中间件,它以脑科学研究为基础,同时也反作用于脑科学,并为智能科学的应用提供重要的基础。

1.2　脑科学概述

科学家预言 21 世纪生命科学的走向是:基因组—蛋白组—脑—认知—行为。脑科学是研究人脑的结构与功能的综合性学科。由于脑并不是孤立存在的,研究的对象不局限于脑,而是包括与脑密不可分的整个神经系统,甚至包括感觉和效应器官。脑科学属于综合性学科,需要各学科相互渗透,哲学家试图理解思维的脑或脑的思维;物理学家试图理解物理的脑或脑的物理学;计算机专家试图理解计算的脑或脑的计算。当然,生物学家也试图理解生物的脑或脑的生物学……但是,脑同时是物质的、精神的、思维的、物理的、生物的……脑将是所有科学家最终攻克的巨型堡垒,由此而产生了脑科学这一神秘而又有时代和超时代意义的科学领域。

脑科学的研究范围很广泛,涉及生命科学的各个领域,如数学、物理学、化学、信息学等当今任何一个学科,从图 1-4 不难看出脑科学与其他学科的交叉。

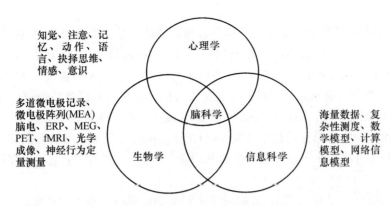

图 1-4　脑科学与三大学科的交叉

1.2.1　脑科学的研究现状

人脑被认为是自然界中最复杂、最高级的智能系统。揭示脑的奥秘已成为当代自然科学面临的最大挑战。人类对人脑的探索走过了漫长的道路。对人脑的认识与研究是一个涉及面很广、争论最多的重大课题。

人类对大脑的关注始于早期文化普遍具有的灵魂观念。而西方对于大脑的探索要从古希腊文明时期开始。表 1-3 是对早期西方对于人脑的探索、评价和进步给出的简单总结。

表 1-3　早期西方对人脑原始思维的探索

代表人物	主要观点或评价
希腊文明时期,柏拉图等人	猜测大脑是灵魂的居所
古希腊医学家希波克拉底(公元前 460 年—前 370 年)	提出脑是精神活动的器官,认为人的一切感觉和情感都是由脑产生的;由于脑,人们思考,理解,听见、知道丑和美、善和恶、适意和不适意
哲学家亚里士多德(公元前 384 年—前 322 年)	从哲学的角度来分析和认识脑,认为人的大脑只是一个空气调节器,其功用在于冷却过热的血液,以协调心脏的理性活动。显而易见,亚里士多德的这种对脑的认识充满了唯心主义的臆测,是一种错误、倒退的理念
罗马名医加仑(Galen)	通过对脑的解剖,批判了亚里士多德的关于脑是空气调节器,是用于冷却过热的血液,以协调心脏的理性活动的观点,认为脑是理性灵魂的器官,感觉、记忆、思维、想象、判断等都是脑的功能
英国医师托马斯·威利斯(Thomas Willis,1621—1675 年)	《脑的解剖学,兼述神经及其功能》一书对神经系统进行了当时最完整、最精确的描述。它把人的记忆和意志定位在脑的沟回内,把某些情绪定位在人脑的基部,同时对想象和感官知觉也进行了相应的定位
瑞士生理学家阿尔勃莱希特·冯·哈勒（Albrecht Von Haller,1708—1777 年）	其在《人体生理学原理》中指出,感知是神经的特性,它们在脑髓中有一个共同的汇合点

中国古代也有诸多学者试图探究人脑与心理活动的关系。战国时期的《黄帝内经》提出了萌芽状态的"脑髓说"。清代的刘智(约1655—1745年)在其哲学、心理学著作《天方性理》中详细探讨了人脑皮层不同部位功能的差异,提出了与西方弗朗茨·约瑟夫·加尔(F. J. Gall,1758—1828年)类似的脑功能定位思想。名医王清任曾对百余具因瘟疫而死的小儿尸体和刑事犯的尸体进行解剖研究,在《医林改错》中进一步发展了脑髓学说。

总之,古代对脑的认识有其合理的地方,但由于当时科学发展水平的限制以及宗教神学思想的束缚,人们不可能真正了解大脑的结构和功能。当然,就更谈不上通过学校教育来挖掘大脑的潜力和功能。

随着科学的进步,17世纪以后,人们对于脑科学的认识有了很大的进步。

17世纪唯理论者笛卡尔(Descartes)借用物理学中的反射概念来解释人体的活动并由此创立了神经反射论。他认为人和动物只有在神经系统的参与下,才会实现对外界刺激的应答反应。

19世纪末,卡赫尔(Cajal)发明的以他的名字命名的染色法奠定了神经元学说的基础。进入20世纪后,巴甫洛夫(Pavlov)创立了高级神经活动的条件反射学说;40年代,微电极的发明开创了神经生理研究的新时代,对神经活动的认识有了重大飞跃;60年代,神经科学蓬勃发展,从细胞与分子水平研究脑科学;无创伤大脑成像技术为人们认识活体脑的活动及分析其机制提供了前所未有的强大工具。90年代,人们开始重视脑科学研究中整合性的观点。1989年,美国率先推出了全国性的脑科学计划,并把20世纪最后十年命名为"脑的十年"。人类在研究脑的崎岖之路上迤逦而行,取得了辉煌成就,一批脑科学家获得了诺贝尔奖。

20世纪50年代以来,众多的科学家,诸如心理学家、分子生物学家、生理心理学家、神经生理学家等,立足于前人的研究基础,不断地丰富和发展脑科学的研究,形成了一系列的脑科学理论和假说,如表1-4所示。

表1-4 20世纪50年代以来形成的脑科学理论和假说

脑科学理论和假说	提出人	基本思想
脑半球功能定位学说	20世纪60年代,美国神经生理学家斯佩里和他的学生	进行了著名的"裂脑实验",提出了脑半球功能定位学说,发现:大脑两半球高度专门化,每一部分都有其独立的意识、思维序列及自身的记忆。其中左脑倾向于用话语表达思维,右脑则侧重于用感性表象表达思维。大脑两部分由胼胝体连接起来,对大脑两半球的信息进行协调活动
脑的等级式结构假说	麦克莱思	认为脑的结构功能区彼此联系且具有三种等级式结构。这三种等级是:最"原始的爬行类"、较高级的"旧哺育类"和最复杂的"新哺育类"。爬行类脑相当于脑干,控制着本能行为,即由边缘系统组成,控制着情绪行为,特别是侵犯行为和性行为。新哺育类由居于脑干外层的皮层组成,主要用于控制理性思维过程
全脑模型说	20世纪70年代后期,奈德·赫曼	认为应该用一个四分结构的模型来表示整个大脑,这个四分结构的模型可以当作大脑运行方式的一个组织原则,即四大思维类型分别比拟大脑皮层的两个半球(斯佩里的理论)以及边缘系统两个半球(麦克莱思的理论)

脑科学理论和假说	提出人	基本思想
大脑发育的关键期假说	戴维·林伯尔等人	是根据视觉剥夺实验的结果提出来的,之后的研究形成一致的结论:脑的不同功能的发展有不同的关键期,某些能力在大脑发展的某一时期容易获得,而过了这个时期,其可塑性和复原能力将有可能大打折扣。一般而言,大脑是按照"用进废退"的原则行事。用得越多,大脑发展得就越好;用得越少或者根本不用,那么大脑发展得就越慢,甚至是停止发展
多元智能理论	哈佛大学心理学教授霍华德·加德纳	认为人的大脑至少由八种智能组成,且每一种智能都在大脑中有相应的位置,存在着脑功能的不同定位。这八种智能是:①语言智能;②音乐智能;③逻辑数学智能;④视觉空间智能;⑤肢体运动智能;⑥人际智能;⑦内省智能;⑧自然观察智能

　　继 20 世纪 90 年代初美国和欧洲分别提出各自的"脑的十年"计划之后,1995 年日本学术会议设立"脑科学和意识问题"特别委员会。1996 年日本科学技术厅在总结它和通产省等 1986 年所提出的"人类前沿科学计划"十年实践结果的基础上提出了"脑科学时代——脑科学研究推进计划",正式提出了"了解脑、保护脑、创造脑"的口号,并指出"了解脑也就是了解人类本身"。1997 年 11 月在理化学研究所耗资 6 100 万美元建立起一个新的脑科学研究所(BSI),以此作为全日本脑科学研究的中心,由它来协调研究所、大学以至产业界的有关研究活动,并使大型设备得到更为充分的利用。

　　这一时期人们对脑的研究表现出了两个非常明显的特点:其一是"全脑研究",即侧重于对大脑整体功能的研究;其二是"应用型"的脑研究,即侧重于将脑科学理论成果应用于实践中,最明显的是脑科学研究与教育实践相结合,通过教育的介入发挥和挖掘大脑的功能与潜力,以促进人类自身的不断发展和进步。从理论到实践,这是脑科学研究的一个质的飞跃。

　　20 世纪末,在欧洲和日本的"脑的十年"研究计划的推动下,对人脑认知功能及其神经机制进行多学科、多层次的综合研究已经成为当代科学发展的主流方向之一。西方几乎所有著名的大学都设有脑科学或认知科学研究机构,我国政府在《国家中长期科学和技术发展纲要(2006—2020 年)》中,将"脑与认知科学"列为我国基础研究中的重大科学前沿问题。有关人脑高级认知过程及其神经机制的研究项目正以几何级数增长,解决大脑—心灵或物质—意识关系这一人类之谜,似乎不再那样可望而不可即。

　　21 世纪被许多科学家称为"生物科学、脑科学的百年"。近年来,脑科学研究已取得重大进展。分子神经生物学从基因和生物大分子的角度,对神经活动基本过程的分子调控机制进行了探索。通过在细胞水平上对神经元网络结构与功能之间的关系进行研究,对突触传递及神经系统可塑性以及神经元与神经胶质之间的相互作用有了更深入的了解。脑功能成像技术的出现使在正常状态下整体研究脑的高级功能活动成为可能。高级脑功能的研究如感觉信息加工、学习与记忆的机理、抉择的神经经济学、语言文字的理解等方面也都取得了重大进展。

　　21 世纪,神经科学和类脑人工智能已上升为有关国家的科技战略重点或力推的核心科技发展领域。世界各国普遍重视脑科学研究,相关计划集中推出,如表 1-5 所示。西雅图艾伦脑科学研究所(Allen Institute for Brain Science)、谷歌公司等一大批研究机构和企业纷纷加入这一快速兴起的领域。总体来看,围绕脑科学的国际竞争日趋激烈。

表 1-5 国际脑科学相关计划及关注领域举例

国家/地区	相关计划	布局重点	公共财政投资力度
美国	"神经科学研究蓝图"(2004 年至今)、"通过推动创新型神经技术开展大脑研究"计划(2013 年至今)等	重大神经疾病、全谱系相关重大技术	超过 20 亿美元/年
欧盟	2013 年确定人类脑计划为"未来和新兴技术"之一	重大疾病、大脑计算模拟	1 亿欧元/年,共 10 年
英国	英国医学研究理事会(MRC)(2010—2015 年)	基础神经科学、神经退行性疾病	超过 1.2 亿英镑/年
德国	建设 Bernstein 国家计算神经科学网络项目,2010 年进入二期	计算神经科学	超过 4 000 万欧元
法国	2010 年发布"神经系统科学、认知科学、神经学和精神病学主题研究所"发展战略	基础神经科学、神经退行性疾病	2011 年资助 9 500 万欧元
加拿大	提出"加拿大脑战略"	神经疾病	2011 财年预算拨款 1 亿加元
日本	2008 年启动"脑科学研究战略研究项目";2014 年出台为期 10 年的"Brain/MINDS 计划"	重大神经疾病、脑基智能、新技术	超过 4 000 万美元/年
韩国	将脑科学上升为国家战略,提出"第二轮脑科学研究推进计划"(2008—2017 年)	重大神经疾病、脑技术与信息技术融合	13.8 亿美元/10 年

在我国,党和国家高度重视神经科学的发展。我国已经将"脑科学与类脑研究"上升为国家战略。在《国家中长期科学和技术发展规划纲要(2006—2020 年)》中,把"脑科学与认知"列入基础研究 8 个科学前沿问题之一。《中华人民共和国国民经济和社会发展第十三个五年(2016—2020 年)规划纲要》中提出"科技创新 2030—重大项目",涉及 15 个重大项目、重大工程,其中就包括"脑科学与类脑研究""智能制造和机器人""健康保障"。科技部、教育部、中国科学院和国家自然科学基金委员会于 2017 年 5 月联合印发的《"十三五"国家基础研究专项规划》提出,围绕脑与认知、脑机智能和脑的健康 3 个核心问题,统筹安排脑科学的基础研究、转化应用和相关产业发展,形成"一体两翼"的布局,并搭建相关关键技术平台。以脑认知原理(认识脑)为主体,阐述脑功能神经环路的构筑和运行原理,绘制人脑宏观神经网络、模式动物介观神经网络的结构性和功能性全景式图谱;发展类脑计算理论,研发类脑智能系统(模仿脑)。基于对脑认知功能的网络结构和工作原理的理解,研究具有更高智能的机器和信息处理技术;促进智力发展,防治脑疾病和创伤(保护脑),围绕高发病率重大脑疾病的机理研究,揭示相关的遗传基础、信号途径和治疗新靶点,实现脑重大疾病的早期诊断和干预。

总体上,脑神经科学地位关键,对于抢抓未来 15～30 年智能科技革命和人类超智能社会发展先机,保障中华民族创新素质与智力、护航"健康中国 2030"战略,为国民经济三大产业的转型升级、国防科技下一轮变革提供战略性科技支撑,都具有战略性影响和全局性意义,必须高度关注。

1.2.2　脑科学的研究内容

脑科学,也称为神经科学(Neuroscience),是 20 世纪 60 年代末形成的一门边缘学科。它融合了神经生理学、生物化学、神经解剖学、组织胚胎学、药理学、精神病学,甚至信息科学、计算机科学等学科来研究人和动物神经系统的结构和功能,其目的是揭示人脑的奥秘,防治神经和精神疾患,发展模拟人脑部分功能的神经计算机。

目前,人类从三个不同层面全面地研究大脑:第一个层面是生物学家和神经网络专家的战场,第二个层面是脑波技术专家和系统论专家的战场,第三个层面是哲学家和物理学家的战场。人类试图从三个不同的层面对大脑的工作原理和思维的本质做出回答。

脑科学涉及的研究范围很广,现仅将其中几个方面作简单的概述。

① 脑科学研究的一个重要方面是对神经网络复杂构建中的单个元件神经元以及神经元通信问题的研究。

② 脑科学对有关学习、记忆、语言、思维等高级神经活动的机制的研究。

③ 发育神经生物学的研究是脑研究的一个重要领域。

④ 脑高级功能的研究主要包括:感觉整合与认知的形成机理;多电极阵列记录技术和多种脑功能成像技术的综合;脑高级功能(认知、学习、记忆、思维、语言、控制、决策、情绪、意识等)的功能定位及其动态变化过程与机理;计算神经科学与大脑神经网络的仿真与模拟;神经信息的编码方式与神经信息加工规律;大脑神经网络功能连接属性及其动态分析。

⑤ 脑科学的研究是实现超级人工智能的必要前提。

脑科学从分子水平、细胞水平、行为水平和整体水平对脑功能和疾病进行综合研究,并从脑的发育过程了解脑的构造和工作原理。人工智能是研究怎样使计算机模仿人脑所从事的推理、学习、思考、规划等思维活动,来解决人类专家才能处理的复杂问题。应该说,对于人脑的研究是人工智能的必要前提。脑科学今后的任务仍将是从多层次来研究脑的整合功能,包括脑如何感知、如何思维、如何理解语言、如何产生情感,并将对神经活动的认识推向细胞和分子水平。这些研究都将大大推动人工智能科学的发展。全面揭示人脑的结构、功能和活动规律,是发展超级人工智能的科学前提。目前,脑科学,特别是认知脑科学,已成为研究的主要热点之一。尽管“脑科学十年计划”的研究仍然没有能够解开意识的本质之谜,正在执行的“行为科学十年计划”仍然想通过生命科学研究发明“读心机”“记忆丸”“聪明丸”等,但这更有可能促进人们用机器去模拟人的智能。脑科学研究的进展对人工智能的影响是毋庸置疑的,在对待脑科学与人工智能关系的问题上,要树立共同揭示脑功能的本质、模拟预防和治疗脑的疾病的机理、创造具备人脑局部特点的智能计算机的学科交叉意识。

关于脑科学的未来研究内容,有三个主要的发展方向。

1. 理解大脑

理解大脑是人类理解大自然的终极目标之一,对大脑的深入理解标志着人类对大自然更深入的了解。

(1)脑认知功能的概念

大脑认知功能包括基本认知功能和高级认知功能。

① 基本的脑认知功能。我们的感觉、对外界信息的接收,包括感知觉、学习和记忆、情绪

和情感、注意和抉择,这些都是基本的脑认知功能。果蝇、小鼠、猴子,甚至斑马鱼、线虫等很多动物都有这种基本功能。

② 高级的脑认知功能。只有灵长类以上比较高等的动物才有高级的脑认知功能。这些功能包括:共情心与同情心,比如,"你悲痛了,我也感到悲痛";社会认知,指在社会群体里面的认知;合作行为,比如,人的合作行为是非常特殊、非常复杂的;各种意识,如人的自我意识;语言,比如,人类的语言是其他动物所没有的、非常复杂的语言。

(2) 洞察脑认知功能的基本思路

① 模式动物研究。了解上述认知功能产生的机理,对于设计类人脑的下一代人工智能具有重要意义。想要设计出不仅能够理解语音、辨识语音,还能够理解语义的人工智能设备,就需要知道人的大脑是怎样处理语言的。因为涉及伦理问题,所以不能直接在人体上做实验。因此要想做到这一点,必须先有模式动物。猕猴的大脑结构跟人非常相近,是很好的模式动物。于是我们先在猕猴等动物身上进行各种操作,查找工作原理,之后引申开来,看看人类的大脑哪些与此相同。

② 大脑神经元研究。在认知功能的神经基础里面,最关键的还是要制作出全脑神经连接图谱。这就需要了解大脑神经元的种类以及如何确定相关类型等。这是一项非常重要的工作,目前世界各国都在开展相关研究。

③ 大脑结构图谱绘制。了解了神经元类型之后,还要弄清楚各脑区每一类神经元的输出纤维和输入纤维,以及信息要送到哪里去,这是结构图谱。有了结构图谱,才能摸清神经元的电活动,了解电波何时会出现,又是如何传导信息的,这就是活动图谱。全部图谱出来后,就能够解析神经环路的最终功能。

2. 疾病诊断与治疗

在人口健康方面,大脑至关重要,要保护好大脑、促进智力发展,防止大脑衰退以及脑疾病的发生,这也是脑科学未来发展的一个重要方向。在我国,脑科学的一项重大应用是为"健康中国"服务。如何维持健康的大脑发育以及智力发育,是非常重要的社会问题。维持大脑的正常功能,延缓大脑退化,这些都是健康生活所必需的。

对于老龄化社会而言,神经退行性疾病是个大问题。目前,中国 65 岁以上的老年人有1亿多人,是世界上老龄人口最多的国家。与此同时,中国人的平均寿命不断增加,新生儿的寿命期望值是 65 岁。中国已基本进入老龄化社会,因此,防治各种与老龄化相关的疾病显得非常重要。以大家最常听到的阿尔茨海默病(老年痴呆)为例,假如没有很好的治疗方法,到2050 年,全世界会有超过1亿人患上阿尔茨海默病;在 85 岁以上的老年人中,平均 1/3 的人有发病的可能。这不是一个小数字!如果中国脑计划能够在 15 年之后,把阿尔茨海默病的发病期从 85 岁延缓到 95 岁,这将是对人类的一个巨大贡献。

其实,不仅是老年痴呆,其他脑疾病也会给社会带来沉重的负担。根据世界卫生组织统计,包括各种神经类和精神类疾病在内的脑相关疾病是所有疾病中社会负担最重的,占28%——超过了心血管疾病,也超过了癌症。因此,重大脑疾病的诊断和干预是未来脑科学领域一项非常重要的研究内容。

3. 类脑智能

模拟大脑,创造出具有像人一样智慧的机器,这是人工智能的终极目标,也是脑科学的主要发展方向之一。脑科学研究的另一个重要应用在脑机智能技术、类脑研究方面。在该领域中,未来很重要的一个发展方向就是脑机接口和脑机融合的新方法,各种脑活动的刺激方法、调控方法,以及新一代人工网络模型和计算模型。

尽管现在的深度网络计算模型很好,但与人脑相比还差得很远。如果能够更进一步研发出类人脑的新型计算模型和新的类似神经元的处理硬件,并将它们应用到新一代计算机上,则有可能做出更优秀、更高效的计算机。它们的计算能力也将更接近人类,并且能耗更低、效率更高。

此外,类脑计算机器人和大数据处理也是未来类脑研究的方向,如图灵测试(即如何判断一台机器具有人的智能)。在今天,如果真正要做出好的类脑智能,必须依靠新的图灵测试,即除了语言能力之外,测试指标还应包括对各种信息的感知能力与处理能力。具体来说,可以让一个机器人和一个人各自操作一只机械手来玩一个玩具,同时要求他们彼此间就动作情况进行对话,以便进行判别。很容易发现,类似的测试比跟一台计算机对话复杂多了。另外,团队合作也是测试内容。让一个机器人与一个人合作进行某些活动,如进行比赛,然后观察大家是否能够辨别出队员中哪个是机器人、哪个是人。这些都是新的图灵测试所涵盖的内容。我们可以满怀信心地期待,随着脑科学的发展,未来二三十年内,可能出现能够通过新的图灵测试的、具有通用人工智能的类脑人工智能。

1.2.3 脑科学的研究方法

在研究人脑功能的过程中,早期的研究者通常只能在大脑处于非正常状态下加以考察。现代脑科学的研究有两个大的潮流:一是从细胞乃至分子的水平入手,由基础向上,把功能与结构研究结合起来,即所谓的 bottom-up;二是从整体入手,用系统的观点,在整体水平以及整体各部分之间的相互联系和相互作用中,逐渐向下深入,逼近脑研究的答案,称其为 top-bottom。值得注意的是,这两个研究方向是互补的,不是相互排斥的,不可相互替代。神经生物学比较偏重 bottom-up 的方法,而心理学则较为偏重 top-bottom 的方法。随着科学技术的发展,现在出现了一些新的研究技术和方法。这些新技术和新方法包括单细胞记录、脑电活动记录、正电子发射断层摄影术、核磁共振成像技术等,如表 1-6 所示。

表 1-6 脑与认知科学的研究方法或实验技术

脑科学的研究方法 或实验技术	基本定义或特点
单细胞记录(Single-unit Recording)	记录单个神经元活动,直径约为万分之一毫米的微电极被插进动物大脑,以获得细胞膜外电位记录。它的优点包括:单细胞记录技术对提供脑功能在神经元水平上的具体活动信息非常有效,因而相对其他技术而言也就更加精细一些;关于神经元活动的信息可在一个非常广泛的时间范围内(从几毫秒到几小时或几天)采集。缺点包括:由于需穿透神经组织,所以当运用于人类时不受欢迎;它只能提供神经元水平的活动信息
脑电波图(Electronencephalogram,EEG)与脑功能成像技术	通过在头皮表面记录大脑内部的电活动情况而获得脑电波图
功能性磁共振成像(functional Magnetic Resonance Imaging, fMRI)技术	局部神经元兴奋将引起该区域血流量的增加,而血液中含有氧和葡萄糖,fMRI 能检测到大脑的功能性氧的消耗变化情况,清晰地显示高活动量区域的三维图像

脑科学的研究方法 或实验技术	基本定义或特点
正电子发射断层摄影术（Positron Emission Tomography，PET）	根据对正电子的检测从而获得有关大脑活动的信息的实验技术
脑磁图（Magnetoencephalography，MEG）	运用一个超导量子干扰装置来测量脑电活动的磁场变化
ERP（Event Related Potential）的技术原理	事件相关电位是与实际刺激或预期刺激（声、光、电）有固定时间关系的脑反应所形成的一系列脑电波；利用 ERP 的固定时间关系，经过计算机的叠加处理，提取 ERP 成分，在评估某些认知活动的时间特点上尤为有效
脑研究的新技术——脑涨落图技术（Encephalofuctuograph Technology，ET）	ET 是一项新建立的脑功能研究技术，已能超越传统的脑波研究。在完全自然和绝对无损伤的条件下，对调制在原始脑波中的涨落信息进行分析。它是非线性的，对人脑进行超慢波扫描，能揭示传统脑波所不能揭示的很多规律，可被应用于所有与神经介质活动有关的研究中
轴向计算机断层扫描（Computed Axial Tomograph，CAT）	利用 X 射线对脑部进行断层扫描
多重抗误差矫正荧光原位杂交（Multiplexed Error-robust Fluorescence in Situ Hybridization，MERFISH）技术	MERFISH 是一种基于图像的单细胞转录组学方法，使用出错率低的条形码识别细胞中每种不同类型的 RNA，以大规模复合方式标记和连续成像的方式来检测这些条形码。因此，该技术能提供高精度细胞空间位置信息并更为精确地检测和量化这些细胞中微量表达的基因。未来，人们可以更加精准地将特定行为和大脑特定位置的细胞联系起来，推动目前举步维艰的神经系统疾病研究
可视化病毒示踪技术	运用跨突触传递的嗜神经病毒标记特定类型的细胞成为研究大脑网络与外周重要脏器交互作用的新方法，这为内脏－大脑的神经解剖学研究打开了大门

1.3 认知科学概述

认知科学探索人类的智力如何由物质产生和人脑信息处理的过程。具体地说，认知科学是研究人类的认知和智力的本质和规律的前沿学科。为了使信息向知识的转变由盲目走向自觉、由经验走向科学，必须研究和理解人类知识的认知结构及过程。

人的智能的研究涉及脑的功能、意识与思维等十分复杂的问题。对脑功能、意识与思维的研究，国内外的研究者认为有两个途径：一是研究人脑——脑科学的道路；二是从心理学、人工智能和认知科学着手。

认知科学就是要发现智能的表达和计算规律，要揭示认知系统的结构、功能和操作要素的特点。认知科学的发展会促使人们改变原来对智能机器操作方式的看法。认知系统最根本的认知功能就是对信息的重构。任何一个具有智能的认知系统都具有执行信息重构的功能。人脑具有智能，当然是能表现出信息重构功能的认知系统。计算机也具有信息重构的功能，同样是表现出智能的认知系统。从这个意义上看，也可以认为认知科学就是研究智能系统科学的科学。图 1-5 所示为认知的外在表现。

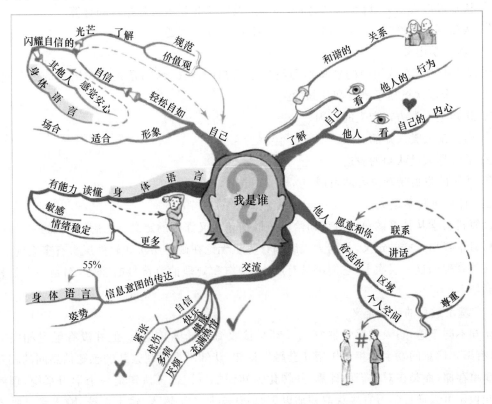

图 1-5　认知的外在表现

1.3.1　认知及认知科学的定义

1. 认知的不同定义

（1）心理学定义

心理学认为，认知在广义上是指任何生物体生理特性的一种功能表现，狭义上是指人脑中以信息处理方式进行的认识过程。美国心理学家霍斯顿（Houston）等人进一步把这种观点归纳为认知表现的五种主要类型。

① 认知是信息的处理过程。

② 认知是思维的过程。

③ 认知是心理学上的符号运算。

④ 认知是对问题的求解。

⑤ 认知是一组相关的活动，如知觉、思维、学习、记忆、判断、推理、问题求解、概念形成、想象、语言使用等。

（2）哲学定义

哲学从四个层次对认知进行了定义。

① 认知是人类认识客观事物、获得知识的活动。

② 认知是人类知觉、记忆、学习、言语、思维和问题解决的过程，是人类对外界信息进行积

极加工的过程。

③ 认知可以表示为目标、信念、知识和知觉及对这些表示实施操作的计算。

④ 认知可以回答"什么、谁、何时、哪里、怎样"这几个问题。

（3）语言学定义

语言学从语言在认知中的独特作用给出了认知的定义：认知是人类对语言的处理过程。该定义从四个层次概括了语言和认知的关系。

① 认知是人类语言产生的原因。

② 语言是人类认知的对象。

③ 语言是人类认知的表达。

④ 认知的发展带动语言的发展。

（4）计算机科学定义

计算机科学从计算的角度对认知给出了既简单而又深刻的定义：认知是大脑的一种计算。计算机科学提出这样的定义，是因为人脑和计算机无论在硬件层次和软件层次有多么的不同，但是在计算理论这一层次上，它们都具有产生、操作和处理抽象符号的能力，都是一个信息计算的系统。

（5）基于过程的认知定义

认知不同于感知，人类感觉器官每天都会接收海量的感知信息，但并没有触发相应的认知，只有感知信息间发生了相互作用才会触发认知；认知不是对观察到的感知信息间的相互作用的简单存储，而是在对它们的计算，并转化为知识加以记忆。认知是一个学习系统，理解世界的知识还可以通过学习直接获取并加以记忆；认知是一个输入/输出系统，输入量是需要完成的任务，输出量是完成任务的方法，而完成任务是通过改造世界来实现的；认知是一个反馈系统，改造世界中方法的有效性会校正理解世界中的知识。所以，定义认知是人类观察世界、理解世界、改造世界的完整过程，如图1-6所示。

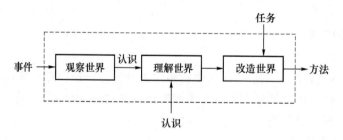

图 1-6 基于过程的认知

上述定义中，触发人类认知的是外部世界的事件，而事件就是人类感知信息间相互作用的逻辑表达；观察世界是对触发认知的事件进行计算，并转化为认识，而认识就是知识的一种表达；理解世界是对观察世界转化的认识进行记忆，同时理解世界还可以通过学习直接接收外部世界已有的认识加以记忆，体现了认知是一个学习系统的思想；改造世界根据理解世界记忆的认识，完成外部世界输入的任务，并向外部世界输出完成任务的方法，体现了认知是一个输入/输出系统的思想；改造世界中如发现完成任务的方法无效，还可以反过来影响理解世界中的认识，体现了认知是一个反馈系统的思想；而正是观察世界、理解世界、改造世界的完整过程构成了认知。因此，基于过程的认知定义能够体现认知的本质。

2. 认知科学的定义

认知科学是研究人类认知的本质及规律,揭示人类心智奥秘的科学。它的研究范围包括知觉、注意、记忆、动作、语言、推理、思考乃至意识在内的各个层次和方面的人类的认知活动。认知科学是建立在心理学、计算机科学、神经科学、人类学、语言学、哲学共同关心的交界面上,即为解释、理解、表达、计算人类乃至机器的智能的共同兴趣上,涌现出来的高度跨学科的新兴科学。

1.3.2 认知科学的研究现状

1. 认知科学的起源

认知科学起源于古代,当时基本上以思辨式的研究为主。早在古希腊时代,柏拉图和亚里士多德等都曾对人的认知性质和起源进行了探讨,并且发表了有关记忆和思维的论述。他们的一些论点后来发展成为经验论与唯理论之间的争论焦点。

从 19 世纪 80 年代开始,一批有远见卓识的科学家就已经开始了认知科学的基础研究。1879 年,德国人冯特建立了第一个心理学实验室,标志着把认知问题从思辨哲学的领域转移到实验研究园地。一般认为,"认知心理学"一词是 1967 年美国心理学家奈塞在他的《认知心理学》中正式提出来的。因此,心理学界公认他为"认知心理学之父"。现代认知科学是从认知心理学发展起来的。1973 年美国心理学家朗盖特第一次在论文中使用"认知科学(Cognitive Science)"一词。另外,"认知科学"这个词汇首次出现于公开发行物可能是在 1975 年 D. G. Bobrow 和 A. Collins 编著的 *Representation and Understanding*:*Studies in Cognitive Science* 一书中。1977 年,认知科学研究领域的权威期刊 *Cognitive Science* 创刊。1979 年,在著名的斯隆基金会的资助下,由心理学、语言学、计算机科学和哲学界著名的学者 R. Schank、A. Collins、D. Norman 等人发起,联合其他学科对认知进行深入研究,一些著名学者在加州共同成立了美国认知科学协会,并将权威期刊 *Cognitive Science* 确定为认知科学学会会刊。美国认知科学协会的成立标志着认知科学的诞生。从此以后,世界各国的名牌大学及科研院所纷纷成立认知科学的研究中心或研究所,并创刊了一批具有国际影响力的认知科学学术期刊,如 *Cognitive Psychology*、*Cognition*、*Cognitive Neuroscience*。上述种种努力使得认知科学得到了迅速发展,并逐渐成为世界各国争相发展的前沿学科。同年,在加州大学圣地亚哥分校召开了第一届认知科学会议,比人工智能的达特茅斯会议晚了 23 年。在那次会议上,主持人诺尔曼(D. A. Norman)所作的报告《认知科学的 12 个主题》为认知科学的研究选择了目标,成为认知科学的纲领性文献。

2. 认知科学的发展

在认知科学几十年的发展历程中,其主要指导理论发生着变化,因此可以按照主要指导理论将认知科学的发展分为以下三个不同的阶段。

(1) 计算理论阶段

从 20 世纪 40 年代到 50 年代末,这一阶段认知科学的研究主要是基于"认知即计算"这一经典理论而展开的。其代表人物为丘奇(Church)、图灵、冯·诺依曼。美国数学家丘奇最早在他的论文《初等数论中的一个不可解问题》中,提出了人类的认知和其他任何具有输入输出关系的函数一样,都是可定义、可计算的;图灵在其著名的"图灵机"和"图灵测试"中,进一步表达了对认知和智力的理解,他认为认知和智力的任何一种状态都是图灵机的某一种状态,认知和智力的任何活动都是图灵机定义的可以表达的、可以一步一步地机械实现的"计算";冯·诺依曼在"冯·诺依曼体系结构计算机"中,将人类的大脑思维模拟为中央处理器对一系列指令序列的处理,而将人类记忆的认知信息和学习技能模拟为存储器中存储的数据和程序,将接收信息和改造世界模拟为输入/输出,从而将认知统一在"计算机"这一认知模拟器中,其中心思想仍然是中央处理器对指令的计算。

(2)符号处理理论阶段

从20世纪50年代末到80年代初期,这一阶段认知科学的研究主要基于"认知是对符号的计算机处理"的理论,又被称为"计算机处理经典符号阶段",因为它和当时逐渐发展起来的计算机科学紧密相关。符号处理理论实际上是"认知即计算"理论的延伸和拓展。既然认知是计算,所以它一定是个信息处理系统,并将描述认知的基本单元定义为"符号";而不同的认知活动都可以模拟为一个计算机程序;因此,人类的认知就是计算机程序对符号的一系列处理,包括输入符号、输出符号、存储符号、复制符号、建立符号结构及条件性转移,从而实现智能。艾伦·纽维尔和赫伯特·西蒙是这个阶段认知科学研究的杰出代表,他们将任何可被人类感觉器官感知、智能系统分辨、认知功能实现的有意义的认知模式,如图像、声音、文字、语言、意识等,都编码为物理符号,而将人类的某个认知活动模拟为一个计算机程序。基于这种思想,他们合作开发了最早的模拟人类认知的启发式程序"逻辑理论家(Logic Theorist)",并在著名的达特茅斯会议上发布,引起了认知科学研究领域的极大轰动。他们进一步研究人类认知中求解难题的共同思维规律,开发出能够求解11种难题的著名计算机程序"通用问题求解器(General Problem Solver)",从而将符号处理阶段的认知科学的研究发展到了一个顶峰。

(3)多理论阶段

从20世纪70年代到今天,三种主要的指导理论引领着认知科学的发展,它们分别是人工神经网络理论、模块理论、环境作用理论。

人工神经网络理论又称连接主义理论,该理论把人类的认知模拟为多个人工神经元所组成的神经网络来处理信息,是一种信息处理系统。信息是交互作用的人工神经元的激活模式,并不存在于特定的神经元中,而是存在于神经网络的连接中或权重里,通过调整权重就可以改变网络的连接关系并进而改变网络的功能。

模块理论由福德(Forder)首次提出,受计算机硬件和软件中的模块化思想影响,福德认为人类认知的主体——大脑在结构及功能上实际都可以划分为若干个高度专业化并相对独立的认知模块,这些模块的结合及相互作用实现了人类的认知功能。因此,认知科学研究的重点应该是大脑功能模块的划分及相互作用机制的研究。

环境作用理论认为,认知科学的研究不应该仅仅局限在表达(Representation)和推理(Reasoning)等认知方法和理论的研究中,还应该从系统的角度来研究,尤其注重认知体所在的环境及现场对认知的影响。人类的认知不只是认知个体大脑的思维活动,还取决于环境,发生在个体与环境的交互作用之中。这方面研究的代表人物是MIT的Brooks教授,他的《没有表达的智能》《没有推理的智能》等一系列论文强调了认知体与环境交互作用对认知的重大影响,并以研究成果"人造昆虫"将这一理论推向了高峰。

认知科学的发展得到国际科技界尤其是发达国家政府的高度重视和大力支持。认知科学研究是"国际人类前沿科学计划"的重点。在世界各国的"脑科学时代"计划中,脑的认知功能及信息处理的研究是重中之重。包括知觉、注意、记忆、动作、语言、推理、思考乃至意识在内的各个层次和各个方面的人类认知和智力活动都被列入研究重点,将认知科学和信息科学相结合来研究新型计算机和智能系统也被列为该计划的三个方面之一。

美国海军支持认知科学的规划——"认知科学基础规划"已有几十年的历史。"认知科学基础规划"的基本目标包括五个方面。

① 确定人类的认知构造。

② 提供知识和技能的准确认知结构特性。

③ 发展复杂学习的理论,解释获得知识结构和复杂认知处理的过程。

④ 提供教导性理论以刻画如何帮助和优化学习过程。

⑤ 利用人类行为的计算模型,提供建立有效的人—系统交互作用的认知工程的科学基础。

21世纪初,美国国家科学基金会和美国商务部共同资助了 个雄心勃勃的计划——提高人类素质的聚合技术,将纳米技术、生物技术、信息技术和认知科学看作21世纪四大前沿科技,并将认知科学视为最优先发展的领域。

世界一流大学都已经开展了认知科学的研究,并在各自的研究范围内取得了丰硕的成果。目前,世界上颇有影响力的认知研究机构有哈佛大学、加州大学圣地亚哥分校认知科学系、加州大学伯克利分校认知科学研究所、麻省理工学院脑与认知科学系、布朗大学认知与语言科学系、华盛顿大学的 PNP 研究中心、伊利诺依大学贝克曼学院、英国医学研究理事会认知与脑科学所等。它们对认知科学的研究情况如表 1-7 所示。

表 1-7 世界一流大学或研究机构对认知科学的研究情况

大学或研究机构	脑与认知研究情况
哈佛大学	将心智与身体、社会、地球、太空、技术并列为 6 大研究分类
麻省理工学院	将"神经与认知科学"作为重要研究领域,强调"神经科学与认知科学是麻省理工学院今后 10～20 年最重要的增长领域",学院设有"脑与认知科学系""麻省脑科学研究所"等机构,并出版杂志《认知神经科学》
加州大学圣地亚哥分校认知科学系	主要从事以下三个领域的研究工作:①脑,强调对神经生物学过程和现象的理解;②行为,注重心理学、语言学和社会文化环境的研究;③计算,结合计算机制的研究,考察各种认知能力及其限制。该系既进行实验室控制情景下的认知研究,也进行日常生活中自然情景下的认知研究,并对两类情景下的认知活动建模。下设知发展实验室和发展认知神经科学实验室,这两个重要实验室专门针对认知的动态变化过程进行研究
加州大学伯克利分校认知科学研究所	研究在实际生活中的认知行为,并试图对这些现象给予理论上的说明;提出了许多有特色的认知理论,如 Lakoff 等人的原型理论和心象图式、Fillmore 等人的格语法和构造语法、Slobin 的语言获取的操作法则、Feldman 的整体平行连接网络等。这些理论在认知科学研究领域产生了广泛的影响
麻省理工学院脑与认知研究系	有以下五个重点研究领域:①分子和细胞神经领域;②系统神经科学领域,研究问题包括感觉刺激的转换和编码、感觉运动系统的组织、脑与行为的循环交互作用等;③认知科学领域,主要研究心理语言学、视知觉和认知、概念和推理以及儿童认知能力的发展等;④计算领域,主要研究机器人技术和运动控制、视觉、神经网络学习、基于知识的知觉和推理;⑤认知神经科学领域
布朗大学认知与语言科学系	美国最早建立的认知科学系之一。该系的教授有着不同的学科背景,分别来自应用数学、计算机科学、神经科学和心理学等。例如,视觉研究组可以同时采用计算、心理学和生态学三种研究方法对知觉和行动进行研究;言语组则同时从实验、发展、神经语言学和进化论的观点来研究言语知觉。视觉和言语是该系的主要研究领域

大学或研究机构	脑与认知研究情况
华盛顿大学的 PNP (Philosophy Neuroscience Psychology)研究中心	创立于 1993 年,最初是一个创新项目,2003 年成立 PNP 研究中心。PNP 项目将哲学、神经科学与心理学结合在一起研究,该项目现在不仅包括研究生的培养计划,也扩展到本科生的培养计划,已经取得一批在认知科学和相关学科中具有重要的学术价值和影响的研究成果
伊利诺依大学贝克曼学院	目前有三大研究板块:①生物智能(Biological Intelligence);②人-机智能交互(Human-Computer Intelligence Interaction);③分子与电子纳米结构(Molecular and Electronic Nanostructure)。贝克曼学院是融合物理科学、计算机科学、工程学、生物学、行为研究、认知和神经科学为一体的跨学科研究实体,在认知科学的交叉领域取得了众多令人瞩目的研究成果,包括著作、论文、专利和各种奖励
英国医学研究理事会认知与脑科学所	主要有四个研究方向:①注意,主要研究选择性注意的基本过程和这些过程依赖的分布式脑系统;②认知和情绪,主要研究唤起和调节情绪的基本认知和神经过程的性质;③语言和交流,把人类语言看作一个涉及认知、计算和神经的复杂系统进行研究;④记忆和知识,主要从事记忆的理论与临床研究
美国国家科学基金会	组织的"跨部门太空脑科学实验计划"利用对环境的操纵——太空飞行——来观察人类神经系统的反应以及人类行为、知觉和学习所受到的影响,从而试图阐明神经发育、信号处理和感觉运动整合之间的基本联系

其他如斯坦福大学、剑桥大学、东京大学等也都在积极开展这一领域的研究。如今,北美和欧洲已有 60 多所世界知名大学成立了认知科学系或研究中心。

我国对认知科学的研究也很重视,已建立了若干个与认知科学和智能信息处理密切相关的国家重点实验室和一批省部级重点实验室,形成了包括若干个知名院士和一批优秀中青年科学家在内的研究队伍,相关实验室的软硬件装备已接近或达到世界先进水平。我国在认知科学和智能信息处理方面的整体研究实力正在迅速提升,并在世界上有一定的影响。1988 年,在北京成立了"中国科学技术大学北京认知科学开放研究实验室"。1996 年,实验室与北京磁共振室联合成立了"中国科学院-北京医院脑认知成像中心",这也是我国首个脑成像研究实体。我国于 2001 年正式成为"人类脑计划"的会员国之一;国内认知科学界组织了 2001 年在北京召开的第三届国际认知科学大会,一批国际认知科学界最有影响力的学术带头人出席了这次会议。2005 年,国家科技部批准成立了两个与智能科学有关的国家重点实验室,一个是脑与认知科学国家重点实验室,依托单位是中国科学院生物物理研究所;另一个是认知神经科学与学习国家重点实验室,依托单位是北京师范大学。我国认知科学界已建立了广泛而实质性的国际合作与交流。脑与认知科学国家重点实验室的研究得到了"国际人类前沿科学计划"的资助;中国科学院自动化所模式识别国家重点实验室在我国和法国政府的支持下,建立了中法联合实验室。

2009 年 12 月,由北京大学、清华大学、中科院生物物理所等 25 家科研单位共同发起成立中国认知科学学会。2013 年中国认知科学学会在北京正式成立。2018 年 8 月来自首都医科大学、北京理工大学、首都师范大学、中国科学院自动化研究所、中国科学院心理研究所、医学科学院北京协和医院、北京医院、中日友好医院、航天中心医院和磁共振成像杂志社等多学科领域的专家作为会员齐聚北京理工大学,出席了北京认知神经科学学会(Beijing Cognitive

Neuroscience Society,BCNS)第一次会员大会暨北京认知神经科学学会成立大会。

1.3.3　认知科学的研究内容

认知科学是一门正在形成的科学。D. A. Norman 在《什么是认知科学?》一文中指出,认知科学是心理的科学、智能的科学、思维的科学,并且是关于知识及其应用的科学。认知科学是为了探索了解认知,包括真实的和抽象的、人类的或者机器的,其目的是了解智能、认知行为的原理,以便更好地了解人的心理,了解教育和学习,了解智力和能力,开发智能设备,扩充人的能力。

H. A. Simon 主张认知科学是探究智能系统和智能性质的学科。智能系统既包括人,也包括机器。他在《认知科学:人工最新的科学》一文中指出:"直到最近,智能的提法经常与脑和心理联系在一起,特别是与人的心理联系在一起。但是,人工智能和人类思维计算机模拟研究程序已经教会我们怎么样去建造非人的智能系统,以及如何从人脑和显示智能的电子箱的硬件中抽取智能行为的必需品和标志。"

当前,国际上公认的认知科学的学科内容结构如图 1-7 所示。它基于美国科学家 Z. Pylyshyn 提出的六角形认知科学的学科结构图,分布在六角形六个顶点上的是心理学、计算机科学、神经科学、语言学、人类学、哲学六大核心支撑学科,体现了认知科学是上述六大核心支撑学科共同关注的交界面。这六大核心支撑学科之间互相交叉,又产生出 11 个新兴交叉学科,分别是控制论、神经语言学、神经心理学、认知过程仿真、计算语言学、心理语言学、心理哲学、语言哲学、人类学语言学、认知人类学、脑进化。

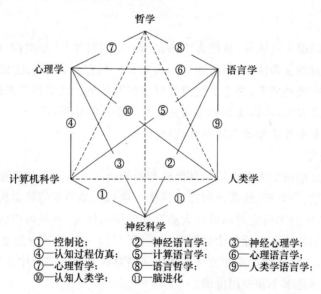

①—控制论;　　②—神经语言学;　　③—神经心理学;
④—认知过程仿真;　⑤—计算语言学;　　⑥—心理语言学;
⑦—心理哲学;　　⑧—语言哲学;　　⑨—人类学语言学;
⑩—认知人类学;　　⑪—脑进化

图 1-7　认知科学的学科结构图

认知科学是研究心智和智能的交叉学科,是现代心理学、人工智能、神经科学、语言学、人类学乃至自然哲学等学科交叉发展的结果。认知科学旨在探索智力和智能的本质,建立认知科学和新型智能系统的计算理论,解决对认知科学和信息科学具有重大意义的若干理论基础和智能系统实现的关键技术问题。以知觉表达、学习和记忆过程中的信息处理、思维、语言模型和基于环境的认知为突破口,在认知的计算理论与科学实验方法与策略等方向实现原始创新;探讨创新学习机制,建立脑功能成像数据库,提出新的机器学习和方法。

表 1-8 对认知科学的几个研究方面进行了简要介绍。

表 1-8 认知科学研究的几个方面

认知科学的研究	具体研究内容
学习与记忆过程的信息处理	揭示学习心理学与神经生物学的基本规律,研究记忆过程中的信息编码、存储和提取问题
思维、语言认知问题	探讨多层次思维模型,讨论语言与形象表示的互补与转换性质,给出语言加工的认知和脑机制描述,以及相应的信息处理模型
基于环境的认知	探讨多主体的构造、通信和行为协调的新理论,在群体智能进化的实现、自组织、自适应与环境认知方面获得突破
计算认知学的感知信息获取与处理	研究新的脑认知成像信息获取的新手段与新装备,建立具有自主知识产权的脑成像数据库,提出脑认知成像数据、视听觉感知数据的数学建模与分析方法(形成了我国独创而由外国人再跟进的原创性科学成果)
意识问题	意识是生物体对外部世界和自身心理、生理活动等客观事物的知觉或体验。意识具有从感觉体验(视、听、体感觉等)到非感觉体验(意志、情绪、记忆、思维等)的多种因素。意识研究的内容可以包括神经生理机制、意识模型、人工模拟和机器再现

当前,认知科学的研究方向主要集中在与计算机科学相关的认知模型、大脑存储模型及认知计算的研究上。

1. 认知模型

认知模型是指模拟人类认知,从而人工构建出的认知对象、认知架构、认知模拟的统一体。考虑到认知科学研究的复杂性,要想在知识的表示、学习、存储、搜索、优化、预测、计划、判断、自适应等方面取得突破性成果,必然要把研究目标拓宽到整个认知科学的理论、实验和实证中去。摒弃认知的许多表象,而将认知的实质简化在一个认知模型(Cognitive Model)中,并通过对认知模型的研究来发现认知的本质及其规律。

2. 大脑存储模型

大脑存储模型是指仿生人类大脑的存储机制而构造出的人工存储模型。人类的大脑是迄今为止已知的最复杂、最合理、最高效的存储系统。模拟大脑的存储机制构建一个大脑存储模型,以这个大脑存储模型为研究对象进行大脑存储的深入研究,不但可以解决以真正大脑为研究对象进行研究面临的诸多生理和伦理困难,而且可以以一个全新的角度提出大脑存储研究的科学理论和方法,并将这些理论和方法应用于人造存储系统的实践中。因此,大脑存储模型的研究有着很高的理论水平和应用价值。

3. 认知计算

认知计算(Cognitive Computation)是指仿生人类大脑在认知过程中,对所有认知数据连续进行处理时所采用的全部算法。借助于认知计算,我们不但可以将外部世界纷繁复杂的信息进行量化、融合、转达,而且还可以把人类的认知机制建模在一个适合认知科学研究的认知模型中,开展认知实验,记录认知数据,计算认知性能指标,发现认知的本质和规律,并最终构建一个具有人类认知功能的"认知机"。

1.3.4　认知科学的研究方法

认知科学对于认知现象的研究,按方法论大体可以归纳为三种:认知内在主义方法、认知外在主义方法和认知语境主义方法。以下将简要介绍认知内在主义和认知外在主义的方法。认知内在主义是指从心智内在因素的关联中研究认知问题,不考虑外在因素对心智的影响的方法论。

认知内在主义主要有四种:来自物理学的还原主义、来自计算机科学的功能主义、来自现象学的内省主义或知觉主义以及来自人工智能的认知主义。

计算机科学的功能主义立足于功能角度,强调心理活动的功能表现,认为心智是机体与环境之间的中介。心理上的因果关系就是一种功能关系。功能主义是某种形式的实证主义,其主张功能即深入解决问题的语境中。它强调功能分析方法,认为可以从心理事件之间的功能关系来研究心理现象,智能的功能就是机体对环境的适应。功能主义可分为本体论功能主义、功能分析主义、计算表征主义功能主义和意向论功能主义。

人工智能的认知主义方法的核心思想是认知的信息加工理论,西蒙和明斯基是认知主义的代表。其中心命题就是智能行为可以由内在的认知过程进行解释,对人来说就是由理性思维过程来解释。它将心智与计算机相类比,把认知过程理解为信息加工、处理同化的过程,把一切智能系统理解为物理符号运算系统。这种研究方法汲取了控制论、信息论和系统论的精华,又兼顾了内省主义和行为主义的长处,使人们能从环境到心智到环境的信息流中来分析问题,使心智问题研究具有实验上的严格性和理论上的一贯性的特点,但其机械性的缺陷也十分明显。心智是极其复杂的,人类的信息加工与机器的信息加工方式有根本上的不同。例如,人具有在语境中灵活地处理歧义的能力,机器则要求不受语境约束的精确性,即要求与语境无关。这种明显的矛盾是认知主义最大的困惑。

认知外在主义方法是指从心智之外的行为、文化等因素来解释心智的功能的方法论。认知语境主义方法是指从心智的内在和外在因素整合上认识心智的方法论,这种整合也即相关认知多因素的整合,表现出认知内在主义和认知外在主义方法的整合。

认知科学的研究思路可从以下几个方向考虑。

(1) 认知心理学(Cognitive Psychology)路径

把人脑与计算机进行类比,将人脑看作与计算机相类似的信息加工系统。用计算机的一般特征来解析人的心理;人对知识的获得,如计算机一样,也是对各种信息的输入、转换、存储和提高的过程。人的认识的各种具体形式就是整个信息加工的不同阶段。但这种类比只是机能性质的,而不考虑脑的生物细胞和电子元件之间的区别。这类研究采用从上向下(top-down)的策略,也就是先确认一种心理能力,再去寻找它所具有的计算结构。

(2) 人工神经网络(Artificial Intelligence)路径

将人的认知看作神经网络的活动,但这种神经网络模型是人工的,与真正的神经及突触连接并不相同。该研究采用一个从下向上(bottom-up)的策略,先建立一个简单的或理想化的神经网络模型,然后再考察这个模型所具有的认知功能。从最简单的模型入手,不断增加它的复杂性,就有可能模拟出真正的神经网络,最终再现人脑工作机理,了解认知的真相。

(3) 认知神经科学(Cognitive Neuroscience)路径

采用从下向上的研究策略,但与人工神经网络不同,它立足于功能定位和神经元理论。它从真正的大脑工作入手,运用一些技术手段(如脑功能成像)来研究。各种无损伤技术手段(如 ERP、MEG、PET 和 fMRI)的出现使研究者可以直接观察到大脑活动的功能区域、加工过程及特点。

1.4 脑与认知科学的研究前景

虽然计算机技术有了突飞猛进的发展,但是以"认知即计算"的认知计算理论为基础的、关于智力的基本概念和理论却没有大的变化。要在认知科学领域有实质性突破,应当注重研究一个比符号处理更本质的问题,应当重新思考作为计算机科学基础的、图灵意义下的计算概念在认知和智力过程中的意义,特别是重新思考把认知和智能本质上看成是计算的、目前占统治地位的"认知的计算理论"。这方面基础理论的核心问题大概可以概括成"计算与智力(认知)的关系问题"。一方面,由于我们对离散的计算已经有了理论上相当成熟的理解,要科学地研究和正确地理解图灵意义下的计算在认知和智能中的作用和意义。另一方面,我们要研究人类认知和智力与认知的计算理论可能存在的基本区别,从而探索认知和智力的新的原则和概念模型。

近年来,越来越多的学者开始从不同的角度、不同的层面关注计算与智力的关系。诺贝尔奖获得者 G. M. Edehron 教授从进化论的角度明确声称图灵机不是人类进化和认知的恰当模型;斯坦福大学的 T. Wiongrad 教授对认知的计算理论和理论基础提出了引起广泛关注的批评;加州大学圣地亚哥分校认知科学系主任 D. N. Aormon 教授及其同事从"认知的人工制品"对人的认知作用的角度,认为把由人脑产生的"计算"的概念看成是人脑的全部功能的观点是本末倒置的。认知科学的最新发展趋势突出地反映在"认知神经科学"的研究方向和"基于环境的认知"研究方向,这些新的发展趋势表明,仅仅基于计算的、把大脑的认知活动跟环境隔离开来的认知研究是不够的。因此,强调认知和智力的大脑的生物学约束、强调大脑和环境的相互作用的约束对于理解认知和智力的本质十分重要。"通过人工神经网络,连接主义者看到机器体现的思维如何从连接的各种模式中以一种涌现的方式产生。"

当前,计算机和人脑相比还有很大的差别。平均约 1.5 kg 重的人脑中总共有万亿(10^{12})个神经元,每个神经元有上千个突触,每一个突触都有运算功能。有人认为一个神经元相当于一台微型计算机。而一片超大规模集成电路只有数百万个晶体管。但是,突触的反应速度只有千分之几秒,计算机门电路的开关速率可达每秒数十亿次;神经中电脉冲的传导速度只有每秒几十米,而计算机中电信号的传播速度接近于光速。随着速度更快、集成度更大、消耗功率更少的计算机元件的研制成功,计算机的能力还将大大提高。有专家认为,当前机器人的智能相当于昆虫,或接近于爬虫类动物。预计到 2030 年前后,机器人的智能可以和老鼠相比,到 2040 年可以和猴子相比,到 2050 年机器人的智能和行为就可以和人相比了。不知这个预言是否真的可以实现,但是我们必须认识到以下两点。

第一,人是一个有机的整体,是生物长期进化的产物。除大脑以外还有分布全身的无数感觉细胞为大脑收集信息,还必须有各种功能的器官相互配合、相互支持。也正因为如此,人类才得以在大自然的环境中进化发展成为高度智慧的现代人类。大脑不可能孤立地发展,只有大脑而没其他器官的生物是难以想象的。

第二,社会是人类发展中不可忽略的因素,每一个人都是社会的人,离开了社会,也不可能发展成现在的人类。从猿人进化到有人形的人类大约在 10 万年以前，从生物学的角度来看，当时大脑就已定型，不再有质的变化。但在这 10 万年中，人类通过个体和社会的各种活动，不断开发大脑，越来越聪明。有人认为，人的大脑还只是被开发了一小部分，人类将在未来的漫长岁月中不断开发大脑中更多的部分，变得比现在更聪明。

计算机的计算能力将会变得更强大，功能也更完善，成为人们研究大自然、为人类造福的有力工具。科学家正在努力设计和发展有高度智能和学习能力的机器人为人类服务。机器人会越来越像人类那样思想和行动。这需要计算机科学家、心理学家、神经生理和脑科学家、语言学家、哲学家和人类学家等诸多领域的专家共同努力。

本 章 小 结

本章论述了智能、自然智能、人工智能的概念及三者之间的关系，给出智能科学的基本概念以及智能科学、脑科学和认知科学三者之间的关系，详细介绍了脑科学与认知科学的研究现状、研究内容及研究方法，展望了脑科学与认知科学的研究前景。

习题与思考

1. 什么是智能科学、脑科学、认知科学、人工智能？它们之间的关系是什么？
2. 什么是 NBIC？
3. 什么是人类智能？人工智能与人类智能的关系是什么？
4. 脑科学的研究内容是什么？认知科学的研究内容是什么？
5. 脑科学与人工智能的关系是什么？
6. 脑科学与认知科学的实验技术有哪些？
7. 简述认知科学的研究方法和思路。
8. 认知科学的定义是什么？
9. 认知科学的发展经历了哪几个阶段？
10. 当前认知科学的研究方向主要集中在哪些方面？

参 考 文 献

[1] 鲍军鹏,张选平,等.人工智能导论[M].北京:机械工业出版社,2010.
[2] 李国勇,李维民,等.人工智能及其应用[M].北京:电子工业出版社,2009.
[3] Rolf Pfeifer,Josh Bongard.身体的智能——智能科学新视角[M].俞文伟,陈卫东,杨建国,等,译.北京:科学出版社,2009.
[4] 廉师友.人工智能技术导论[M].西安:西安电子科技大学出版社,2000.
[5] 史忠植.智能科学[M].北京:清华大学出版社,2006.
[6] 张淑华,朱启文,杜庆东,等.认知科学基础[M].北京:科学出版社,2007.

[7] 史忠植.认知科学[M].合肥:中国科学技术大学出版社,2008.

[8] 刘泉喜.智能科学的三部曲[J].福建电脑,2009(4):55-56.

[9] 中国科学院心理研究所战略发展研究小组.认知科学的现状与发展趋势[J].中国科学院院刊,2001,16(3):168-171.

[10] 严启英,欧阳常青.西方脑科学研究的进展及其对教育的启示[J].广西梧州师范高等专科学校学报,2001,17(1):54-56.

[11] 蔡曙山.认知科学研究与相关学科的发展[J].江西社会科学,2007(4):244-248.

[12] 蔡自兴,贺汉根.智能科学发展的若干问题[J].自动化学报,2002,28(增刊):142-150.

[13] 中华人民共和国国务院.国家中长期科学和技术发展规划纲要(2006—2020 年)[Z].2006.

[14] 裴刚.NBIC 会聚技术:中国的新机遇?[J].世界科学,2005(9):241-245.

[15] 安书城.脑科学研究的现状与展望[J].中学生物教学,1997(1):5-8.

[16] 向渝梅,章波."NBIC 会聚技术"对学科会聚的影响[J].科技管理研究,2006(10):137-138.

[17] 姜虹.认知科学的兴起及其发展路径[J].学术交流,2009(9):28-30.

[18] 中国科学院心理研究所战略发展研究小组.认知科学的现状与发展趋势[J].中国科学院院刊,2001,16(3):168-171.

[19] 李德毅,刘常昱.人工智能值得注意的三个研究方向[EB/OL].http://www.paper.edu.cn.

[20] 顾凡及,齐翔林,郭爱克,等.日本脑科学的现状及发展战略[J].生物物理学报,1999(1):13-15.

[21] 潘笃武.认知科学的内容[J].自然杂志,28(2):116-119.

[22] 王志良.人工情感[M].北京:机械工业出版,2009.

[23] 周昊天,傅小兰.认知科学——新千年的前沿领域[J].心理科学进展,2005,13(4):388-397.

[24] 史忠植.展望智能科学[J].科学中国人,2003(8):47-49.

[25] 谭永梅,王小捷,钟义信."脑与认知科学基础"教学研究[J].计算机教育,2009(11):81-85.

[26] 王万森,钟义信,韩力群,等.我国智能科学技术教育的现状与思考[J].时代的呼唤,2009(11):10-12.

[27] 冯康.认知科学的发展及研究方向[J].计算机工程与科学,2014,36(5):907-909.

[28] 蒲慕明.脑科学研究的三大发展方向[J].智库观点,2019,34(7):3-6.

[29] 中国神经科学学会.脑科学发展态势及技术预见[J].科技导报,2018,36(10):7-10.

[30] 孙涛,李信晓.脑科学研究——生命科学最大的挑战[J].宁夏医科大学学报,2019,41(1):2-3.

第2篇 脑 科 学

　　脑科学是研究人脑的结构与功能的综合性学科。大脑是人类的核心,是人类高级于其他物种的本质所在,是人类的智能发源地。人类的一切思维、行为都受到脑的控制。目前,脑科学研究已取得重大进展。分子神经生物学从基因和生物大分子的角度,对神经活动基本过程的分子调控机制进行了探索。通过在细胞水平上对神经元网络结构与功能之间的关系进行研究,对突触传递及神经系统可塑性以及神经元与神经胶质之间的相互作用有了更深入的了解。脑功能成像技术的出现使在正常状态下整体研究脑的高级功能活动成为可能。高级脑功能的研究,如感觉信息加工、学习与记忆的机理、抉择的神经经济学、语言文字的理解等方面,也都取得了重大进展。

第 2 章

脑科学基础知识

人类大脑已经成为美国(大脑十年计划和行为十年计划)、日本(国家重大科技计划)和欧洲等发达国家竞相研究的对象,随后中国也积极参与其中。本章将依次论述脑的基本构造、脑的工作原理、神经系统的基本构造及工作原理、脑科学的研究技术等内容。

2.1 脑的基本构造

人脑是由上千亿个神经元组成的复杂巨系统,这个系统超过了单纯的医学或心理学研究的概念范畴,为人类提供了知觉、运动、注意、记忆、思维、语言、情感、意识等重要的高级功能的认知行为。

在对大脑基本构造探索的道路上,已经开展了许多研究工作,并且也取得了很多标志性的研究成果,其中比较典型的研究项目有以下几个。

【举例 2-1】 美国科学家着手绘制人脑图谱,曾计划 5 年内摸清主要回路

2010 年,美国研究人员尝试在 2015 年之前绘制出人脑的图谱。一个由华盛顿大学医学院和明尼苏达大学的科学家领衔的联合团队启动了一个名为"人脑回路图谱"的项目,试图绘制出健康人脑的所有主要回路。这是有史以来第一个此类项目,可以为人们了解大脑的正常运转机制(以及不正常运转的原因)奠定基础。可惜的是,到目前为止这个项目离建立人类大脑神经回路的完整连接体还有很大的差距。

这项工程极其浩大。人脑中共有 150 万亿个突触将 900 亿个神经元连接在一起,负责在它们之间传输信号。这些联络线构成了大脑中的回路,使得大脑中的任意一个部分能够与其他部分进行"交流"。"人脑回路图谱"项目要绘制的正是这些回路。相比之下,"人类基因图谱"项目则只需要绘制构成人类 DNA 的 30 亿个碱基对。

整个项目预计将产生 10^{15} 字节的数据。这些数据将存储在华盛顿大学的一台新型超级计算机上,供有资格的研究人员免费使用。这将是一个极其庞大和复杂的数据库。

【举例 2-2】 史上最详细、最高分辨率的动物大脑连接图——连接组

2020 年 1 月 23 日,Google 的科学家研究团队发布了史上最详细、最高分辨率的动物大脑连接图及其三维模型,该模型可以追踪 2 000 万个突触,连接果蝇大脑中的大约 25 000 个神经元。这是迄今为止最大的大脑连接图。Google 的科学家研究团队花了 12 年时间和至少 4 000 万美元,绘制了一个大约 250 μm 的果蝇大脑区域(大约两根头发的厚度)连接图。这张大脑连接图

被称为"连接组",如图 2-1 所示,它覆盖了大约 1/3 的果蝇大脑。它是连接组学领域的一个新的里程碑,使用详细的成像技术来绘制大脑的物理路径。

这一壮举需要来自生物学、计算机科学、物理学等不同学科的数十名研究人员的努力。它还涉及许多艰苦的步骤:切片样品,使用聚焦离子束扫描电子显微镜(FIB-SEM)对其进行成像(一种利用带电粒子缓慢切碎组织块的技术),并识别和标记神经元和突触。最后一步是与谷歌的机器学习算法结合在一起进行从而生成大量的数据。下面是比较详细的步骤。

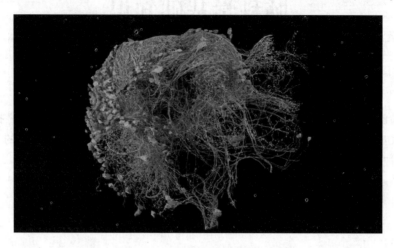

图 2-1　连接组

第一步是将果蝇的大脑切片切成 20 μm 厚的碎片,大约是人发宽度的 1/3。果蝇是连接学中的常见研究主题,因为它们的大脑只有一粒罂粟种子大小,但是却表现出诸如求爱、舞蹈之类的复杂行为。

然后用来自扫描电子显微镜的电子流轰击这些大脑切片,使它们成像。生成的数据包含约 50 万亿个 3D 像素或体素,这些像素使用跟踪每个单元格路径的算法进行处理。科学家花了两年时间来"校对"3D 模型。

尽管谷歌具有强大的算法能力,但仍然需要大量的人工来检查软件的工作。据称,科学家花了两年零十万小时"校对"3D 地图,并使用虚拟现实和定制的 3D 编辑软件来验证 2 000 万化学突触中每一个的路径。即使这样,生成的地图也只覆盖了果蝇大脑的一部分,即半脑。果蝇的大脑总共有 10 万个神经元,这离建立一个完整的神经通路连接体还很远。

【举例 2-3】　中国人 3D 结构脑谱——Chinese 2020

在中国人 3D 结构脑谱"Chinese 2020"开发之前,由于缺少统一的正常中国人标准脑图谱,只能将中国人的脑图像配准到西方人的标准脑图谱。但是东西方人的大脑形态存在显著差异,常导致脑功能和结构定位的误差甚至错误。直到"Chinese 2020"的开发才改变了这一现状。中国人 3D 结构脑谱由首都医科大学宣武医院放射科李坤成教授团队与香港中文大学威尔斯亲王医院医学影像计算研究中心的王德峰教授和石林教授团队共同开发,并被命名为"Chinese 2020"。同时,这个联合团队定义了中国人标准脑空间,标记了相应的 AAL 脑区,为不同年龄段和性别的中国人群构建了概率脑图谱,如图 2-2 所示。

该脑图谱基于一组多中心大规模数据,因而具有广泛的代表性,可提供关于中国人群客观、准确的影像学信息;同时,该脑图谱是动态的,针对不同年龄、性别有不同的脑图谱,因而可支持进行有关大脑发育、老化理论的验证和比较。对于中国人群的脑成像研究,与配准到西方人脑图谱相比,配准到 Chinese 2020 的形变更小,功能和结构定位的灰质占比更高;与基于 AAL 图谱的海马分割相比较,基于 Chinese 2020 的分割准确率更高。以上结果说明,Chinese 2020 可以更好地表征中国人群的大脑形态学特征。目前,Chinese 2020 已可供全球研究人员免费下载使用(www. chinese-brain-atlases. org),是首个实际可用的中国人 3D 结构脑图谱。Chinese 2020 已被应用于阿尔茨海默病、帕金森病、脑血管病、睡眠障碍等神经精神疾病的影像学研究,被用于静息态/任务态功能 MRI、形态学分析等多模态 MRI 数据分析。

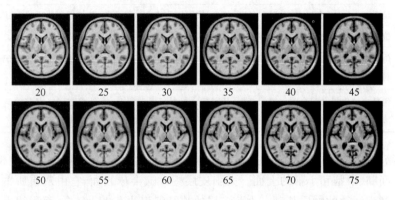

图 2-2　不同年龄段的中国人 3D 结构脑图谱

2.1.1　大脑的组成

认识脑,首先要从脑的基本知识出发。脑和脊髓一样,是中枢神经系统的一部分,而脑又由端脑(大脑和基底神经节)、间脑、中脑、脑桥、延髓和小脑构成,如图 2-3 所示。脑干包括中脑、脑桥和延髓三部分。延髓连着脊髓,像是脊髓的延长,故称延髓。

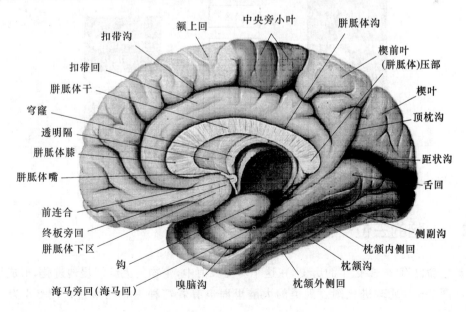

图 2-3　大脑的组成示意图

大脑各部分功能参见表 2-1。

表 2-1　大脑中枢神经系统各部分的主要功能

部位	功能
脊髓	中枢神经系统的最尾侧部。控制四肢和躯干运动,接受由四肢和躯干皮肤、关节及肌肉传入的感觉信息并进行加工
延髓	位于脊髓上方。内有许多与生命相关的自主性中枢,包括消化、呼吸及心率控制
脑桥	位于延髓上方,把有关运动的信息传向小脑
小脑	位于脑桥后方,有 3 对小脑脚与脑干相连,控制运动的力量与范围,并与运动技巧的学习有关
中脑	位于脑桥的嘴侧,控制许多感觉及运动功能,包括眼球运动及视、听反射的协调
间脑	位于中脑的嘴侧,包括丘脑及下丘脑两部分。丘脑加工从脑的其他部分进入大脑皮层的信息;下丘脑调节自主性、内分泌及内脏功能
大脑	包括大脑皮层及三个深位置的结构:基底神经节参与运动调节;海马参与记忆存储的某些方面;杏仁核群协调与情绪有关的各种自主性及内分泌反应,它也是恐惧性条件反射的中枢之一

其中,大脑由左右大脑半球组成,两半球占人脑重量的 60%,其体积为整个中枢神经系统的 1/3,它覆盖在间脑、中脑和小脑的上面。大脑皮层指大脑半球表面,它由灰质所覆盖,人类的大脑皮层是人类意识活动的物质基础。大脑皮层的神经细胞约有 140 亿个,面积约为 $2\,200\ \text{cm}^2$,大脑皮层凹凸不平,布满深浅不同的沟,沟与沟之间的隆起称为大脑回。每个半球以几条主要沟为界,分为不同的脑叶。而在各脑叶区域内,有许多小的脑沟,其中蕴藏着各种神经中枢,分担不同的任务,形成了大脑皮质的分区专司功能。大脑的结构示意如图 2-4 所示。

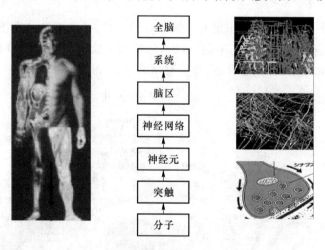

图 2-4　大脑的结构示意图

2.1.2　人脑的三位一体学说

地球生命已有 30 多亿年的历史,在这个历史长河中,生物的大脑缓慢地进化,形成了今天的样子。图 2-5 为地球进化图。人类的大脑里面也有着这种进化的痕迹。图 2-6 为人类进化图。

根据脑结构、皮质的类型和作用的不同,科学家提出了人脑的三位一体学说,即大脑有三个部分:古脑,也叫作爬行脑;旧脑,也叫作哺乳脑;最后一个是新脑,也就是大脑的新皮层,如

图 2-7 所示。这三个大脑部分一个覆盖着一个，在进化的阶梯上逐步形成，并且后形成的部分掌管之前形成的部分。

爬行脑位于最底部，是一个状似爬行动物的脑的结构，爬行动物就已具备了这种脑结构，已有 2 亿年的历史。爬行脑的主要部分就是脑干，主要负责人类的非随意性行为，即那些不受思想制约的无意识的生理性活动，如调节心跳和呼吸等维持生命活动的基本功能等。此外，爬行脑在人类本能的身体反应中也起着重要的作用。

哺乳脑在爬行脑的上面，没有爬行脑那么古老，但也有 6 000 万年之久。它的结构类似于老鼠的大脑结构，是哺乳动物共有的。哺乳脑的功能比较复杂，它掌管着繁殖、吃喝的节律，还是情绪的发起中心和操纵平台，控制着人类复杂的情绪和情感活动。与爬行脑一样，它所掌管的那些功能也不受思想控制。人遇到危急情况时的紧张、受惊吓时的恐惧以及各种微妙的情感波动都是哺乳脑的功能活动。

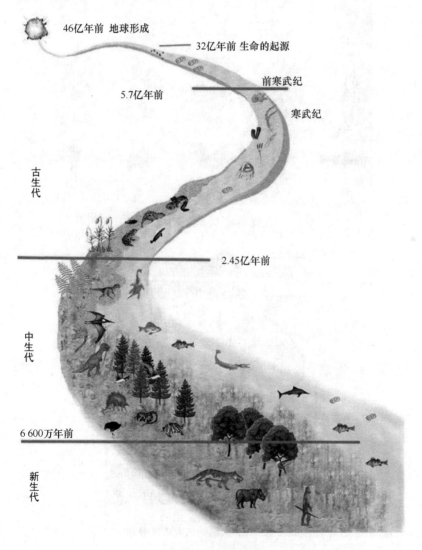

图 2-5　地球进化图

新皮层是人类独有的。从进化上看，人类的大脑皮层包含了几种不同的成分。在种系演化上,最早出现的皮质是嗅觉性的,主要的功能是调节内脏的活动,这种皮质在鱼类就已经出现,叫作古皮质。从爬行类开始,非嗅觉的新皮质出来了,在以后的进化过程中,新皮质的面积不断增加,发展迅速。到了哺乳类,特别是高等哺乳类,新皮质已占据了主导地位。在人类的大脑中,新皮质占了全部皮质的96％,而古皮质则剩下很小的部分。新皮层是人类进行思维的部分,它负责人类的各种高级认知机能,如言语、记忆、判断、推理、计划、组织以及各种有意识的行为。由于新皮层是在爬行脑和哺乳脑的基础上发展起来的,所以它对于它的前身具有调控作用。

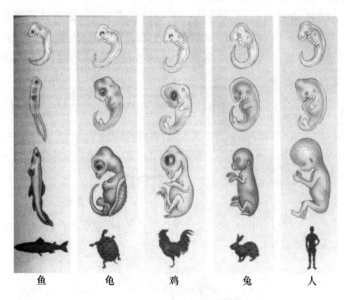

| 鱼 | 龟 | 鸡 | 兔 | 人 |

图 2-6　人类进化图

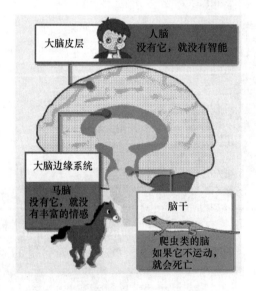

图 2-7　人类大脑的三大组成部分

2.1.3　左脑与右脑

1. 左右脑的结构与功能

人脑由左半球和右半球构成,其结构几乎完全一样,如图 2-8 所示,但两者有着不同的功能,分管人的不同行为。

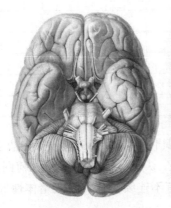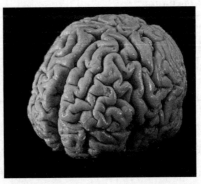

图 2-8　左右脑示意图

人体的许多器官都是不完全对称的,有的很明显,如心、肝、肺、脾等,有的仔细检查才可发现两边的不对称性,如眼的大小、嘴唇的边缘以及面肌的运动等都有细微的不对称性。人们在致力于探索左右半球功能差别的同时,也在力图寻找左右脑形态方面的差异,并试图使其与功能方面的差异联系起来。

自从 19 世纪 60 年代法国医生布罗卡提出左额下回受损可导致失语症以后,大脑半球功能一侧化的问题引起了人们极大的兴趣。为了弄清楚左右大脑半球的功能差别,人们进行了大量的研究。时至今日,相当多的人认为,大脑左右半球的功能差别已研究得相当透彻,它们各司其职。

从图 2-9 中可以看到部分功能区在左半球所处的位置。

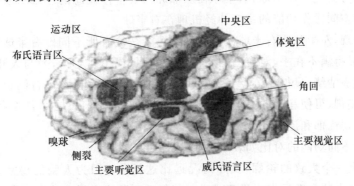

图 2-9　大脑左半球分区功能

1988 年,Bryden 总结了三种病例的利手与语言倾向的关系。结果表明,三组利手者 95%以上的语言倾向在左半球,且无双侧语言代表区。左利手者三组差异较大。Carter 等人报道,左利手者语言代表区在双侧半球的达 66%,而 Segalowitz 和 Bryden 报道,61%左利手者语言代表区在左半球。虽差别较大,但都认为相当数量左利手者的语言代表区在双侧半球,如表 2-2 所示。

表 2-2　语言倾向与利手的关系

利手		语言倾向(%)		
		左半球	双侧半球	右半球
右利手	Carter 等人	99	0	1
	Segalowitz 和 Bryden	95	0	5
	Rasmussen 和 Milner	96	0	4
左利手	Carter 等人	23	66	11
	Segalowitz 和 Bryden	61	20	19
	Milner	70	15	15

右脑控制左半身活动,它是处理表象和进行具体形象思维、发散思维、直觉思维的中枢。它主管人的视知觉、复杂知觉、模型再认、形象记忆、认识空间关系、识别几何图形、想象、做梦、理解隐喻、音乐、节奏、舞蹈以及态度、情感等,具有不连续性、弥漫性、整体性等功能,称为"情感半球"或"形象半球"。

右脑是用表象进行思维的,它在再认识和处理复杂知觉模型方面占有极大的优势。它的判断不是一步一步地作出的,而是瞬间就可以作出;它能根据整个表象同时考虑大量数据,而不是单独考虑每一个因素;在整个判断过程中它不需要语言和逻辑作为思维的工具,因而也不能用语言加以解释。对于那些难以转换成语言和难以按逻辑步骤理解的任务,右脑可以发挥出其特有的作用。例如,它可以在人群中扫一眼就将某张脸再次认出,而左脑则不行。左脑只能一次一步地逐一对照面部特征,然后才能加以确认。又如,右脑可以毫不费力地估计空中来球的速度和轨迹,甚至可以同时考虑到风向的影响和地面的斜度,指挥手臂将来球准确地抓住,而左脑就做不到了。

有人从对割裂脑病人进行知觉能力的测验中发现,右半球在按图样拼搭积木、绘画和临摹各种图形的能力方面优于左半球;右半球在从部分构成整体概念的思维活动能力方面也较左半球强。这说明空间操作功能的主要神经机理在右半球。

临床观察发现,左半球或右半球受损病人的情绪往往有所不同。右半球受损的病人常有积极情绪,往往显得满不在乎,对自己的病情轻描淡写,或予以否认,爱与人开玩笑;左半球受损的病人常有消极情绪,显得痛苦、绝望或愤怒。有实验显示,正常人右侧颈动脉内注射异戊巴比妥(一种抑制剂,可使注射的一侧大脑半球麻痹)后常出现欣快感,甚至爆发一阵大笑,而左侧注射后常出现忧郁和流泪。

左脑和右脑不同功能的对比如表 2-3 所示。

当然,这只是一个大致的轮廓,实际情况远比这复杂。因为人脑的秘密是世界最后的秘密。如今,人们对人脑内部运作的机密或机制仅仅看到了冰山露出的一小角。

脑科学研究发现,一般儿童到 2 岁之后,左脑开始慢慢发育,言语中枢逐步发达,此前基本上是生活在右脑形象世界里;到 3 岁左右,对于言语运用已达到一定程度的自如;4～6 岁是幼儿在自己的形象库内选择语言的时期,是语言头脑进一步发展的重要时期,但 6 岁以前,幼儿仍是以具体形象性的右脑思维为主。

表 2-3　左脑和右脑功能对比

	左脑	右脑
功能	控制身体右侧活动	控制身体左侧活动
	控制右部视觉	控制左部视觉
	相继处理输入的信息	同时处理输入的信息
	感觉局部	感觉整体
	感觉时间	感觉空间
	主司言语技能	主司形象化技能
	逻辑分析	直觉和动觉
	思维	知觉和表象
积极的技术	公式化	视觉化
消极的习惯	紊乱	空想

大脑左右半球在功能上各有分工,正确评价大脑左右半球的功能可以为临床诊断提供精确的依据。当大脑受到意外伤害时,医务工作者和有关人员通过各功能的受损情况来判断大脑损伤的部位,即到底是大脑左半球还是大脑右半球受到损害,以此提高治疗效果。

2．左脑与右脑的区别与联系

大脑两半球功能的不对称性又称大脑两半球功能的专化(Functional Specialization)或功能的单侧化(Functional Lateralization)。人们曾对大脑半球的功能不对称性方面的研究倾注了很大的热情,甚至有人希望它能作为打开大脑"黑箱"的钥匙。随着研究的逐渐深入,人们认识到,大脑左右半球的分工并不是那么泾渭分明,功能的单侧化只具有相对的意义,左右半球既有相对的分工,又有密切的协作,人的许多重要的心理功能都需要左右半球的密切协作才能完成。

3．左右脑协调工作的机理

大脑两个半球的功能一侧化和所谓的优势概念都只具有相对的意义。任何一种心理活动都是双脑协调活动的结果。双脑协调活动的概念与功能的一侧化不能绝对对立。在不同的条件下,大脑左右半球既独立分工,又密切合作,并且其分工与合作的情况与刺激的性质、场合、人的心理特点等都有一定关系。

【举例 2-4】"半脑人"如何思维?

虽然左右脑各自具有独特的功能,并在不同任务上各有侧重地分工合作,但在出现损伤的情况下,左右脑具有很强的代偿功能,这使得"半脑人"也可以维持一定的智慧功能。

在幼年期,人脑有很强的适应能力。如果一侧脑受到损伤甚至被切除,对侧脑就能接管它的功能。当孩子长大以后一般没有明显的脑功能受损症状。有的孩子生下来只有一个脑半球,但这个半球完全能够承担起日常生活所需的任务。有的孩子生下来后缺少连接大脑两半球的胼胝体,但在绝大多数情况下,他们都能正常地生长发育,而没有脑功能异常的表现,似乎大脑能够通过脑的较低部位的通路重新建立起左右半球之间的联系,以代偿缺失神经结构的功能。

在神经传导的运作上,两半球相对的神经中枢彼此配合,发生交叉作用:两半球的运动区对身体部位的管理是左右交叉、上下倒置的。左半脑主要具有语言、分析、计算、抽象、逻辑、对时间感觉等思维功能;右半脑具有表象、综合、直观、音乐、对空间知觉和理解等思维功能。在思考方式上,左半球是垂直的、连续的、因果式的;右半球是并行的、发散的、整体式的。在这两个功能不同的大脑半球之间有2亿多条神经纤维束——胼胝体相沟通,从而使两半球的功能互相配合、互相补偿,以保证大脑功能的高度统一。

(1) 左脑与右脑沟通的桥梁——胼胝体

在正常情形之下,大脑两半球的功能是分工合作的,在两半球之间,由神经纤维构成的胼胝体(如图2-10所示)负责沟通两半球的信息。胼胝体是由2亿多条神经纤维组成的“束”,大脑皮层的每一部位都有神经纤维进入胼胝体,以每秒40亿个神经冲动的速度在两半球之间传递信息。这就使得两半球总是息息相通、高度统一协调,构成了一个统一的控制系统。创造活动正是在这个统一的控制系统的基础上实现的。Sperry的研究表明,胼胝体“缺失”会降低人脑右半球中专门化的非言语和空间定位的正常能力,同时左半球的言语和意志活动能力也会受到极大的影响。Sperry认为,左右两半球处于“共生”的整体之中,在正常状态下,它们紧密结合,如同一个单位进行工作,而不是一个开动着,另一个闲置着。大量的研究也表明,两半球在功能上不仅有分工,而且还有一定的互补能力,它们在一些具体功能上虽然存在主次之分,但都是相对而言的,而不是一种“全或无”的关系;它们既各司其职,又密切配合。例如,言语功能在词意和连续性方面依赖于左脑,但其声调还需要由右脑来控制。因此,左右脑类似于一个不同类型的信息加工、控制系统,两半球间存在着密切的相辅相成、协调统一的工作关系。正是由于有胼胝体沟通左右两半球的这一连接功能,才会有大脑两半球的协同合作,才会形成既具有抽象的性质,又具有形象特征的“顿悟”或“灵感”,才能保证人类创造得以成功。创造活动离不开左右脑两半球的沟通,它是大脑左右两半球的整体功能,是整个大脑的整合作用。

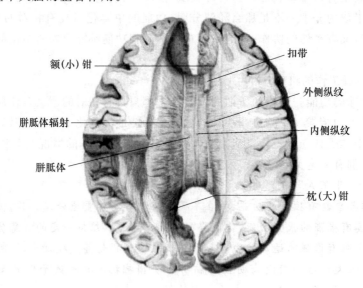

图2-10 胼胝体(上面观)

(2) 左脑与右脑的功能差别

近年来的脑科学研究成果证明,右半球在很多方面明显优于左半球。人类许多较高级的认知功能,如具体思维能力、空间认知能力以及对复杂关系的理解能力等,都集中在右半球。右半球与人类的创造活动也有密切联系,因为在创造过程中起重要作用的想象、直觉和整体综合等都是右半球的功能。

科学家指出,强调右半球的功能,绝不是贬低左半球的作用。事实上,在人类的一切活动中,只有大脑左右两半球的功能平衡发展,人的创造力才能得到最好的发挥。实践证明,许多具有高度创造才能的人,不仅大脑左半球发达,右半球也特别发达,而且两者的活动十分和谐。这使得他们既善于抽象分析,又善于具体综合,还具有丰富的想象力。

【举例2-5】

多年来科学家一直认为,人类使用大脑的右半球处理情感,甚至杰出的画作《蒙娜丽莎的微笑》似乎也在支持这种理论。如果仔细观察就会发现,蒙娜丽莎的神秘微笑是在她的左半边脸上浮现出来的。根据已有的理论,大脑的右半球控制着身体左半部分的行动,这说明,源自大脑右半球的情感导致了画作左半边脸的活动。但是最近的研究显示,事情并非如此简单。新的解释为:"当一个人在处理情感问题时,大脑的左半球和右半球都处于活跃状态,至少当人在用语言表达情感时肯定是如此。"盖伊·温厄霍茨是比利时根特大学的一名神经学教授,他和同事们一起研究得出了上述结论。"当大脑的右半球察觉到一条情感信息中起主导作用的音调时,大脑左半球则开始解读它的意思。"温厄霍茨说,"当我们注意到一条信息时,我们大脑的左半球正在做绝大多数的工作,即使这条信息是情感信息也不例外。"温厄霍茨解释道:"看起来,我们的大脑在判断情感是'什么'和'怎样'表达出情感时,具有不同的活动模式。"

这一发现刊登在《神经心理学》杂志上,它并不违反传统的大脑左半球主管语言的理论,但显然较原有研究前进了一步。当表示情感的载体是语言时,大脑的右半球不能单独工作,它的工作必须借助于大脑左半球对情感信息的准确解释。

"分清大脑左半球和大脑右半球的不同功能是一个陈旧的想法。"丽兹·菲尔普支持温厄霍茨的观点,"我们必须超越这种思想。实际上,人类拥有一个统一的大脑,大脑的左半球和右半球在同时工作。"

2.1.4 男脑与女脑

1970年以来,一些科学家发现,雄性金丝雀能够唱歌而雌性金丝雀不能唱歌,其原因与雄性激素有关。在胚胎期,雄性激素使雄金丝雀的脑发育更好些。假如给雌鸟注射了这种激素,雌鸟也会唱歌。由鸟及人,许多学者认为男女之别与雄性激素有关系。据研究,男胎儿要比女胎儿早4个星期显示出性别。正是雄性激素的较早和较多的分泌,才抑制了左脑和促进了右脑的发育。

英国遗传学家安妮·莫伊尔认为:男女大脑有区别,因而男女能力也有差异。例如,男孩长于学习数学,女孩长于学习语言;男孩讲话比女孩子晚,女孩口吃也比男孩子少得多;女孩的同情心和理解别人的本领往往高于男孩;男孩做事比较专一,手眼运动也胜于女孩。凡此种种,均与女孩的左脑较发达,左右两脑的沟通较紧密,而男孩的右脑较发达,两脑分工相对比较严格有关。

美国的一项研究显示,男子的脑细胞死亡速度要比女子的快。根据对年龄在18~80岁的34名男子和女子的研究,男子脑细胞的死亡量要比女子高2~3倍。女子左右脑失去的细胞数量大体是相等的,可男子左脑失去的细胞要比右脑失去的大约多两倍,功能更高级的大脑皮层细胞的丧失比稍为原始的中央部位脑细胞更多。这表明,在同等条件下,男子的智力衰退要比女子的早一些。果真如此的话,那么单就智力方面考虑,或许应要求男子比女子更早退休。总体来说,女子的大脑就如同她的躯体一样,要比男子的小10%~15%,然而她脑中管理较高层次意识,如语言等的区域,却可能充满着更密集的神经细胞。

典型的,男脑与女脑在生理构造上的区别表现在如下几个部位。

(1)胼胝体

胼胝体是连接两侧大脑半球的新质纤维。女性胼胝体的后部比男性的大且呈球状,男性的较小且呈管状。胼胝体是负责左右脑信息交流的,后部主要掌管视觉信息。这也是为什么女性可以不费力地观察到很多男性总是注意不到的细节的原因。

(2)前连合

前连合是连接左右半球的古旧皮质(在进化上发育更早的皮质),与人类的本能行为和情绪活动关系密切。女性的前连合比男性的大,包含的神经纤维多,这就导致女性比男性在情感反应方面更为敏感,情绪活动多,也相对较为复杂。

(3)颞平面

在大脑左右半球的颞叶里面,左半球的颞平面是和言语感知机能密切联系在一起的。女性左侧大脑的这个部位明显大于男性。颞平面的两性差异在胎儿时期就已经存在,并不是后来造成的。

男脑与女脑在生理结构上有区别,相应地造成男人与女人的行为也有所不同。以下是男女行为相区别的几个常见的表现模式。

(1)女人更爱动脑筋

"无论女人在做什么——甚至仅仅是动了动她们的大拇指——她们的神经细胞活动都会更剧烈地散布到整个大脑。"精神病和神经病学家马克·乔治说。

当一个男子把脑筋用在工作上时,神经细胞往往集中于大脑的某些特定区域,而当女人用脑工作时,她的脑细胞却点亮了一大片范围,乍一看,像拉斯维加斯的夜景。

然而,至少在某些时候,男人认真专注起来比女人有更好的表现。这可以解释为什么一个丈夫在电话铃声大作或狗吠不止时依然能沉浸在一本书或一叠报纸里。

(2)女人更易动感情

当乔治观察男女在回忆情感经历期间各自大脑的变化时,他发现,两性对情感尤其是对忧伤的反应差异极大。尽管都被相同类型的经历所感动,然而忧郁感能在女脑中的更大区域内激活神经细胞,比男脑中神经细胞"动起来"的区域大8倍。人们的大脑对悲伤的积极反应,至少在理论上,会增加受抑郁症袭击的概率,而女子患抑郁症的人数果然达到男子的两倍。

(3)女人天生会说话

女孩子们一般总是说起话来"抢",读起书来"快"。原因可能是女性在阅读时将神经中枢的两边都调动、利用起来了——耶鲁大学小儿科和神经科教授多尔斯·赛丽与本纳特·沙维兹介绍说。相反,男性言语时只牵动大脑左半球的神经区域。

成人之后,女性也倾向于成为更熟练的"口语专家"。在测试中,女性总能想出更多的以某个字母开头的单词,总能罗列出更多的同义词,并且总能比男人更快地说出颜色或形状的名称。

或许更重要的是,大脑的"双球语言处理系统"还帮助那些遭撞击或大脑受伤的女性更容易地康复。"因为女子说或读时调动的神经网络比男子大,"乔治说,"如果部分大脑受损,她们受影响较小。"

(4)女人一路看风景

在路上,女人把更多的注意力集中在她们所看到的东西上,特别是路标性质的东西,如拐角的咖啡店或操场那端的教堂。当重走某条路线或为别人指方向时,女人就依靠这类"路标",而男人脑中却只有方位与距离("往西一千米,然后向北两千米")。

"我怀疑男人从娘胎里带来某种生理成分,给他们以得天独厚的完成空间任务的优势,"科普作家德波拉·布鲁姆说,"男人在诸如'三维空间转动物体'等智力操练中总能得更高的分。"这可以解释为什么男人能把一辆货车停妥在"比邮票大不了多少"的空间里。

(5)女人记性特别好

在每一年龄,女人的记忆力都比男人的要强,心理学家托马斯·克洛克说。他是心理学会——美国一家测试了超过5万名男女记忆力的研究机构——的主席。他说:"女人有比男人更厉害的看面孔联想名字的能力,而且她们在背条目方面也做得更好。"

"人们记得最牢的事件都与某种情感相关联,"克洛克说,"由于女性更多地运用她们的右脑,而右脑承载感情,所以她们可能自然而然地就做到了这一点。"

(6)女脑老化比较慢

一项在《神经学档案》上报道的研究发现,男脑萎缩快于女脑。其结果包括:记忆力差,集中思想能力减弱,情绪更压抑以及由此而造成的更爱发火。"没错,男人随着年龄增长会变得脾气坏,"鲁本·居阿说,"你可以在他们的大脑里找到根源。"

【举例2-6】 女性或许更聪明

科学家发现,女性大脑某些部位的细胞密度比男性高,女性重感情,能耐心听人倾诉,有不寻常的记忆力与思考能力。

加拿大马克斯特大学教授魏德逊在研究中指出,女性大脑额叶的细胞密度比男人高,这些细胞能进行更多的神经连接,尤其是负责情绪的边缘系统。

因此,一般来说,女性记忆力及语言测验成绩比男性好。额叶的高细胞密度使得女性多愁善感,也容易陷入精神上的困境,如忧郁、恐慌等。

不过女性的脑袋比男性的小些。女性到了更年期,一些"多"出来的脑细胞会加速死亡;到60岁后,便与男人没有多大差距了。

科学家用功能磁共振扫描仪测试人的大脑语言思考部位后发现,右脑负责情感,左脑负责语言表达;他们还发现女性同时使用左脑与右脑进行思考,而男性则大多只用左脑,所以男性的收听感受比女性差。你大概听到过这样的抱怨:"男人都不用心听。"其实人们从小到大所受的教育都可说是左脑教育,这对男性的影响特别大。这个发现也可以解释为什么发生脑中风伤害左脑,男性又比较容易失去语言能力,而女性不会受到那么大的伤害,并且语言能力恢复得快。有关大脑结构的研究还发现,女性的大脑胼胝体比男人的稍长且大些,胼胝体有神经纤维辅助连接,就像一条大电线内又有成千的小铜丝。胼胝体能使左右脑互通、学习与记忆。这一连接使得女性的思考常常是"全脑"运作,尤其是语言的表达能力。

美国斯坦福大学的研究也发现,女人对情绪的影像及相关事物的记忆特别深刻。太太比先生更能记得第一次约会、上一次旅游及争执的许多细节。

虽然女性有比较好的左右脑连接,但"全脑"运作也有短处:女性对视觉空间的把握与方向感比不上男性,譬如男性开车与把车停放在狭窄小巷的技巧要比女性高明一些。男性看地图的能力也比较强,如果让女性描述一个她去过的地方在哪儿,她多半说得含混不清。这其中的一个原因是把握方向感在右脑,而女人的那一部分已经用作语言表达了。

2.2 脑的工作原理

人脑是最复杂的系统,它控制着人类所有的行为。那么人脑是如何工作的呢?

1. 脑的微观世界

在只有大约 1.3 dm³ 的人脑里,居住着比地球人口多几十倍的"公民"——神经细胞和神经胶质细胞。神经胶质细胞只负责脑的营养供给工作。而站在工作一线的则是上百亿个神经细胞,它们是神经系统的结构与功能的基本单位,负责接收刺激与传导活动。

神经细胞由细胞体以及细胞体发出的轴突和树突两部分组成。树突短而多,与树枝相似,故名树突;轴突长而似轴,故名轴突。树突与细胞体一起组成细胞的感觉区,接收其他神经元或感觉细胞从四面八方传来的冲动。轴突及其末梢则负责向其他神经元或肌肉等发送神经冲动。

神经冲动也叫作神经兴奋,表现为一种电冲动,是沿着整个神经纤维,从一点到另一点运行的短促电兴奋波。神经冲动是细胞内信息传递的方式。

每个神经细胞的轴突末梢与另一些神经细胞的树突和细胞体接触,这个接触区叫作突触。突触由突触前膜、突触后膜以及前后膜之间的间隙组成。突触按其所连接的细胞上的部位可以分为两种类型,一类是轴突-树突型突触,另一类是轴突-胞体型突触。神经冲动就是从轴突通过这两类突触传到下一个细胞的树突和细胞体,信息因此在细胞间得以传递。前一个神经细胞的电冲动有可能直接跨越小的间隙向下传递,这种突触叫作电突触;但在大的间隙之间,只能借助各种化学物质进行传递,这种突触就叫作化学突触。高等动物特别是人的脑内,突触的主要类型是化学突触。化学突触其实起了类似电话的作用:两个人距离很近时,可以直接交谈;距离远时,我们可以通过电话,将声音转化为信号后,最后再将信号还原为声音。不过,突触并不是起简单的还原作用。神经兴奋在突触传导时会受到加强和减弱,外界的各种信息在突触处得到了初步的整理。

信息沿着一个神经细胞的纤维传导,在突触处从一个神经细胞传递到另一个神经细胞,这就是脑内信息传递的基本过程。脑归根结底不过是神经细胞的一系列相互连接而已,神经细胞和突触是脑的整合功能和可塑性的物质基础。

2. 脑的神经活动

自从路易吉·尔瓦尼在 18 世纪末期发现了肌肉和神经是由某一种类型的生物电驱动之后,电流成为神经科学研究中最有价值的一种工具。动作皮层、感觉皮层的发现,耳朵功能的发现,脑电波图的发明与发展都有电流的功劳。但是神经细胞能够产生电信号的确切机制仍然是一个谜。直到两名英国科研工作者开始研究鱿鱼的神经时,在解答这个谜题上才有了重大突破。这两名科研工作者是安德鲁·赫胥黎(Andrew Huxley)和阿兰·霍奇金(Alan Hodgkin)。他们选择鱿鱼作为他们的研究对象,是因为这种动物拥有巨大的轴突,一根粗大的神经纤维贯穿了它们的身体。赫胥黎和霍奇金利用一种被称为"电压钳制"的技术可以很好地研究这种粗大的神经。简而言之,他们能够利用这种技术改变轴突的电压,测量不同化学物质是如何改变电压的,尤其是一种被称为"离子"的带电粒子,这些离子可以进入和离开神经细胞。两位研究者从 1935 年开始了他们的研究,他们的工作因为第二次世界大战而中断数年。当和平再度降临之后,德国出生的伯纳德·卡茨(Bermard Katz)在 1952 年完成了更加深入的研究,他的科研团队发表了研究结果：大多数时间，神经元什么也不做，但是当需要神经元传递信号时，它们会利用钠离子、钾离子和氯离子创造一个沿着轴突传递的大幅电位。一旦该电位形成，那么这个过程就不会停止，因此这个过程也被称为"全或无"的反应。

科学家认为，人的所有活动，从某种意义上讲，其本质都是脑工作的结果。人的感觉、情感、动作，包括不能意识和控制的体内活动，都受头脑中的电化学、生物活动左右。脑神经通过电脉冲——神经兴奋传递信息。

神经细胞的电脉冲比肌肉的电脉冲更微妙，它遵循"全或无"的原则。如果向一个单一的神经细胞施加一连串微小的电脉冲并逐渐加大脉冲强度，在脉冲强度达到某一特定水平时，神经细胞会突然激发出一个脉冲并沿着神经纤维传导下去。这个特定水平就是神经细胞的激活阈值。如果刺激低于阈值，神经细胞就不会有反应；而对于任何高于阈值的刺激，它的反应都是具有某一固定强度的脉冲。

这个"全或无"的原则在脑的工作中起着重要作用。人类复杂的视觉或拉小提琴的动作中所包含的复杂手指反应都与此有关。例如，一个视神经含有许多条纤维，其中可能有一些被激发了，而另一些没有。激发有可能是一连串地快速进行，也可能是缓慢进行。这样视神经对刺激的反应就可能有许多种不同的组合。视神经的反应方式随着刺激的变化而连续变化，脑可以对这个不断变化的反应方式进行扫描并作出解释。

但是目前科学家还没有弄清楚脑如何解释神经的不同反应方式。科学家认为脑在这种活动中充当了一个译码机的作用。视神经受到刺激产生了一个编码，脑收到这个编码，用它的密码表将其翻译，作出解释。在这一点上，计算机的工作原理其实与人脑相似。大多数人都知道，计算机程序使用的是一种机器密码。这种密码是由一连串 1 和 0 组成的数字序列。这些数字序列千变万化，可以代表不同的数据、用户的输入指令以及机器的输出信息。而且，它们也代表了控制上述命令的处理器是如何掌控这些变化的。虽然这些工作现在还仍然停留在纯理论阶段，但是却已经形成了我们对于大脑的疑问：大脑执行功能也是依靠某种特定的"神经密码"吗？也就是说，神经密码在神经系统中沿着一个神经元传递到邻近的神经元，这种信号传递模式现今已经得到了明确的证明。另外我们还知道，一个"上游"的神经元可以刺激"下游"的邻近神经元，从而引起下游的神经元释放信号反作用于上游神经元，抑制或中止上游神经元继续释放信号，或者促使上游神经元释放其他信号。曾经有学说认为，神经信号的变化是通过神经元信号频率的改变来实现的。高频率的神经冲动比低频率的神经冲动效果更显著。但是，现在有观点认为神经元可以调节激活频率。神经细胞可以调节每一次有效电冲动之间的时间间隔，这些时间间隔往往只有几毫秒，这是神经细胞进行信息编码的一种手段。正如现在需要进一步深入了解大脑的硬件一样，对大脑的软件也需要更深入的研究。

2.3 神经系统概述

神经系统（Nervous System）是机体内起主导作用的系统，它在维持机体内环境稳态、保持机体完整统一及其与外环境的协调平衡中起着主导作用。在社会劳动中，人类的大脑皮层得到了高速发展和不断完善，产生了语言、思维、学习、记忆等高级功能活动，使人不仅能适应环境的变化，而且能认识和主动改造环境。内、外环境的各种信息由感受器接收后，通过周围神经传递到脑和脊髓的各级中枢进行整合，再经周围神经控制和调节机体各系统器官的活动，以维持机体与内、外界环境的相对平衡。

　　神经系统是由神经细胞和神经胶质组成的。本节将介绍神经细胞、神经胶质、神经网络与神经系统。

1. 神经细胞

　　神经细胞(Nerve Cell)是高度分化的细胞,数量庞大,形态多样,结构复杂,在生理功能上具有能感受刺激、传导冲动(进行分析综合)、产生反应的特点。信息处理就是由这类细胞进行的。神经细胞又称为神经元(Neuron),因为它是人脑信息处理的基本功能单位。神经元具有独特的构造,它分为胞体和突起两部分,突起又分为轴突和树突两种,如图 2-11 所示。

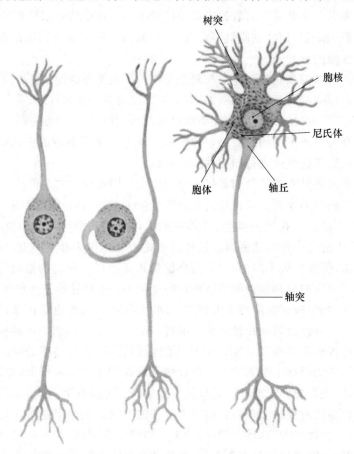

树突

胞核

尼氏体

胞体　　　轴丘

轴突

图 2-11　神经细胞的结构

　　神经元的胞体位于脑和脊髓的灰质及神经节内,其形态各异,常见的形态为星形、锥体形、梨形和圆球形等。胞体大小不一,直径为 $5 \sim 150 \ \mu m$。胞体是神经元的代谢和营养中心。突起中,突起数量比较多、个头比较小的叫作树突;突起比较长、个头也比较粗大的叫作轴突。这些突起与信息传导有密切的联系,树突是负责接收信息的,而轴突是负责传出信息的。

　　神经胶质(Neuroglia)的数目是神经元数目的 $10 \sim 50$ 倍,胞体较小,突起无树突、轴突之分,胞浆中无神经原纤维和尼氏体,不具有传导冲动的功能。神经胶质对神经元起着支持、绝缘、营养和保护等作用,并参与构成血脑屏障。

2. 神经网络

　　神经细胞是人体细胞的一种,同其他细胞一样,它也有一个从小到大、生老病死的过程,但是与其他细胞不同,它的胞体不能再生,不能像其他细胞一样死了一个再补充一个,细胞的总数大致维持不变。神经细胞的数量在人类出生后的几个月里基本就固定下来了,以后也不再增长。这里所说的单指神经细胞,胶质细胞是可以再生的。

虽然神经元不能再生,但是它上面的突起却可以再生,并且总是在进行互相连接的活动。正是有这种活动,才使神经细胞之间建立起各种联系,使神经系统成为神经网络这样一个机能活动系统,如图 2-12 所示。事实上,脑的机能并不取决于脑细胞的绝对数量,而是与脑细胞之间建立起来的网络的复杂性密切相关。神经网络是脑的功能系统的框架,神经系统的复杂性使得人类的各种高级心理活动成为可能。而神经网络形成的物质基础是突触,突触是具有强大的可增长性的。

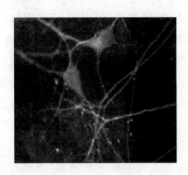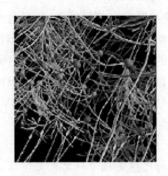

图 2-12　神经网络示意图

3. 神经系统

神经系统由中枢神经系统和周围神经系统两部分组成(如图 2-13 所示)。脑和脊髓构成中枢神经系统,脑神经、脊神经和内脏神经系统(自主神经系统)组成周围神经系统。周围神经一端与脑或脊髓相连,另一端通过各种末梢与身体各器官、系统相联系。

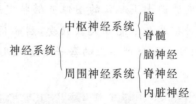

图 2-13　神经系统的结构(按位置和功能)

神经系统的基本功能如下。

(1) 协调人体内各系统器官的功能活动,保证人体内部的完整统一。

(2) 使人体活动能随时适应外界环境的变化,保证人体与不断变化的外界环境之间的相对平衡。

(3) 认识客观世界,改造客观世界。

① 感受机能:神经系统对体内外刺激的感受机能。

② 运动机能:神经系统对躯体运动的调节和内脏器官平滑肌、心肌运动及内分泌腺分泌活动的调节。

③ 高级机能:神经系统的高级整合机能把机体的各种神经活动协调起来。学习、记忆、情绪、行为等均为高级功能。

2.4 脑科学的研究技术

2.4.1 脑科学的研究手段

1. 脑电波图与脑功能成像技术

构成大脑的神经元具有生物电活动。这些活动经过不同组织的传导最先可在头皮表面引导出来,然后将这些微弱电信号放大,再通过专门的仪器设备,最终可得到脑电波图。通过观察脑电波图可以推测大脑活动的方式。德国精神病学家伯格(Hans Berger)于20世纪初发明了记录脑电活动的仪器——脑电波图机(如图2-14所示),他可记录个体在进行心理活动时大脑电位的变化。目前,脑电波图广泛应用于许多疾病的诊断与治疗中,但由于脑电波图功能有限,从脑电信号中提取有用的信息非常困难,因此脑电波图相对于人的心理活动来说过于粗糙,不能得到太多有价值的信息。

【举例2-7】 脑电波图机的发明故事

伯格小时候的理想是成为一名天文学家,但是在大学第一学期后,他选择了退学并加入了军队。在一次演习中,他险些被一门巨型加农炮的轮子压扁,幸运的是他毫发无损。在伯格与死神擦肩而过的同时,伯格的妹妹内心感觉到了一阵恐惧,并且发电报告诉了伯格。这次神奇的心灵感应改变了伯格的一生。他立志要找出"心灵力量"在脑中的发源地。最终,他研制出第一台记录人类大脑电活动的功能脑电波图。伯格将他发明的装置命名为"心灵之镜",由于他自己也无法完全解释脑电波图的工作原理,所以引起了很多精神病学家以及神经科学家对脑电波图的质疑。伯格认为脑电波图上下起伏的图像能够特定地代表了某一个人的人格,就如同是人灵魂的指纹。虽然这种描述并不能让大众接受,然而伯格却始终坚信他的观点。渐渐地,脑电波图得到了大家的认可。如今世界上的每一所医院几乎都拥有一台他发明的"心灵之镜"。

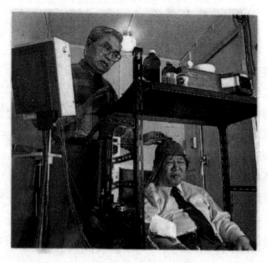

图2-14 脑电波图(马克拉姆"蓝脑"计划)

随着计算机技术的发展,脑功能成像技术应运而生。与常规脑电波图相比,它的一个重要特点是电极数量的增加。脑功能成像具有无创伤性的特点,因此特别适合心理学研究。对脑电信号进行计算机分析的技术也有很多种,其中有一种脑地形图技术于 20 世纪 80 年代得到普及。这一技术是对脑生物电进行测量,将测量值在一个近似头颅表面的、形状规则的几何平面上进行内插值计算,并在这个平面上用颜色或灰度来表示生物电的空间分布,从而形成脑地形图。它的特点是可以进行脑电信号空间分析。还有一种特殊的脑电处理技术——诱发电位技术。1965 年,萨通(Sutton)等人关于认知过程中 P300 波的发现是诱发电位研究的一项重要进展,有人将其称为认知波。此外,希尔雅德等人在选择性注意研究中获得了可以高度重复的、稳定的成分,这标志着诱发电位技术在脑功能研究中是一项有较高应用价值的技术。诱发电位研究在 20 世纪 80 年代进入了相对成熟的阶段。

2. 功能性磁共振成像(fMRI)技术

磁共振成像(MRI)技术是通过无线电脉冲,以一定方式干扰在外加磁场下排列的氢质子,当氢质子被脉冲激惹后再恢复到弛张状态时,便发出可检测的无线电信号,这种信号就是用来反映人体内氢原子数量和状态的 MRI 信息。1991 年,科研人员证实 MRI 可以检测到反映局部脑区活动水平的脑血氧饱和度的功能性变化,即功能性磁共振成像(fMRI)技术,如图 2-15 所示。fMRI 的成像信息直接来自脑功能信号,不需要放射性同位素,且空间分辨率高于 PET 和 CT,并易于形成结构信息和功能信息的理想结合;缺点是时间分辨率不够。直接测量脑电活动的 EEG 则有高的时间分辨率(毫秒级)但低的空间分辨率。因此,这两个技术是互补的,可以用来同时记录脑的活动。在磁共振系统中记录 EEG 信号,从技术上讲是一个挑战。如果有了同时记录的 EEG 和 fMRI 数据,最后的障碍是如何把两套数据加以汇聚,因为每套数据都是用不同算法重组的,它们会遇到不同的畸变。汇聚两者需要想办法,技术上有相当的难度。fMRI 除了有其明显的方法学优点以外,还有其文化方面的优势。接受 PET 作为一种技术,一定会遇到电离辐射的问题,一定要有知识精英参加,他们必须有特长,例如要有核医学的经验,要有医疗执照,或两者都要有。而 fMRI,由于它天生地没有生物危害性,可以在比较低要求的环境中配置起来,例如一个大学的心理学系也可以安装该设备。实质上讲,fMRI 的引入使得研究活体人脑的强有力技术变得大众化了,允许有宽广的学科交叉,以达到新的目标。这一发展使得神经成像学论文的发表呈实质性的指数式增长,而所研究的大部分是人类的认知问题。

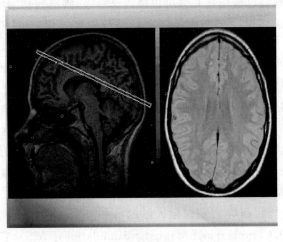

图 2-15　功能性磁共振成像

3. 正电子发射断层摄影术

正电子发射断层摄影术(PET)可以定量测定大脑的生理生化过程。其原理是将某种分解时可发射正电子的特殊葡萄糖(放射性核素或放射性示踪剂)由静脉注入人体(进入人体会成为生物学活性分子的一部分),脑神经细胞的活动需要葡萄糖的分解提供能量,因此活动越强的部位,葡萄糖放射的正电子就越多,将放射性探测器的测查结果进行计算机处理,即可查明放射性部位在三维空间中的位置。

如果用来做 PET 的具有生物学活性的分子是氟脱氧葡萄糖(Fluorodeoxyglucose,FDG,一种葡萄糖类似物),那么被成像的示踪剂浓度将表示组织的代谢活性,因为它反映了局部葡萄糖的摄取。应用此种示踪剂,可以检测肿瘤是否扩散到身体其他部位,这使 PET 扫描在医学方面用得最多,几乎有 90% 用于这个方面。在其他较少数情况下,放射活性示踪剂用于PET,是为了检测成像组织内其他感兴趣分子的浓度。

PET 神经成像应用于神经病学,是基于一个假定,就是高放射活性的区与脑的活性有关。真正间接地检测到的是流经脑不同部位的血流。一般来说,两者被认为是相关的,因此可以运用 ^{15}O 来检测。从应用上看,因为正常脑应用葡萄糖是很快的,而在脑的病理状态如阿尔茨海默病中,脑的葡萄糖和氧代谢就大大降低,所以标准的 FDG 可用于脑的 PET,以测量局部的葡萄糖运用,利用这一点可以成功地把阿尔茨海默病和其他痴呆过程区分开来,也可以用于阿尔茨海默病的早期诊断。用 FDG 进行 PET 成像,也可用于定位癫痫的发作部位。在发作间期进行扫描时,癫痫位点似乎是低代谢的。

4. 弥散张量成像

弥散张量成像(Diffusion Tensor Imaging,DTI)是 MRI 的另一种应用方法,可以补充fMRI,它实际上不是功能成像,它的目的是为了看到脑解剖结构的一些特征。DTI 方法测量的是水分子在脑内可以弥散多远。由热激动而引起水分子在溶液里面的自由位移(也即布朗运动),其服从一个统计学定律,这是爱因斯坦(A. Einstein)在 1905 年加以描述的。

在均匀介质中,分子自由移动距离与时间的平方根成正比而增加。在体温条件下,68% 的水分子在 50 ms 内的运动距离应该短于 17 μm。当有大分子或细胞膜存在时,水分子的移动距离还要缩短。

人们早就知道,可以用 MRI 来测量水弥散程度的差别,这个方法叫作弥散性 MRI,它依赖于脑的解剖学。弥散性 MRI 最成功的临床应用是对中风的控制。M. Moseley 在 1990 年发现,如果实验性地阻断脑血液流动几分钟以造成脑缺血,则缺血性脑组织里面的水弥散减少得相当明显。弥散性 MRI 现在已经成为一个标准的诊断手段,用来评价、监视中风病人的情况。

DTI 最先进的应用是纤维束追踪。就现在所知,这是可以用来特征化脑内神经连接的唯一非侵入性方法。纤维束追踪就是对 DTI 的测定结果进行计算机分析,其基本看法是找到各向异性的通路,也就是从脑的一个点到脑的另一个点的纤维束。但它存在精确度和精密度方面的缺陷。现在经常可以把 DTI 跟 fMRI 联合起来应用,来特征化人脑连接程度发育,以鉴定多种神经疾病情况下脑功能及脑联系的细微异常(如多发性硬化症、阿尔茨海默病)。该方法也应用于脑的发育异常(如阅读障碍),以及精神性疾病(如精神分裂症)的诊断。

5. 经颅磁刺激技术(TMS)

脑成像技术并不是当代研究者们探索人脑的唯一方法。还有一种近年来颇受欢迎的方法,叫作经颅磁刺激技术(Transcranial Magnetic Stimulation,TMS),它是在头部的某个区域上放置一个电磁线圈,这样可以对该区域下方的脑部神经活动产生临时的干扰作用。这种方法可以用来在脑部制造一处所谓的"虚拟病变"。于是研究者们可以暂时使某一特定脑区停止运作,从而可以观察其对心理功能有何影响。fMRI 显示的是脑活动与心理功能有何关联,而 TMS 的优势则是可以展示某个特定脑区的活动对于心理功能来说是必需的。以前,科学家在研究大脑某个特定部位的作用时,不得不通过中风或者肿瘤的手段让大脑的某部分不工作,这样的手段是有很大的风险的,而且不具有可逆性。但有了 TMS 后,我们就可以随意打开或关闭大脑的特定部分。通过在大脑一个特定点注入磁能,只需通过观察一个人行为的改变,便可以确定它的功能。但是 TMS 也是有缺点的,磁场强度随着距离衰减很快,这就造成了磁场不能到达大脑内部很深的地方。TMS 在关闭贴近颅骨的这部分大脑时是很有用的,但是不能够到达如边缘系统这些在大脑内部的脑区。这也是下一代 TMS 技术急需解决的问题。

6. 脑研究的新技术

脑涨落图技术(ET)是一项新建立的脑研究技术,它是在完全自然和绝对无损伤的条件下,对调制在原始脑波中的涨落信息进行分析,非线性地对人脑进行超慢波扫描,能揭示传统脑波所不能揭示的很多规律,可用在所有与神经介质活动有关的研究中。ET 还能与 CT、PET、MRI 等无创伤技术结合使用,以便更全面地了解人脑在结构和功能上的变化,此项技术定会对脑科学的研究作出巨大贡献。

新型整体透明成像技术使用一种凝胶取代脂质分子,能保持神经元、其他脑细胞及细胞器完整,通过消除脂肪可使大脑组织透明,从而使错综复杂的大脑结构呈现出来。可以预期,整体透明成像技术和新型染色方法,如 CLARITY 及类似 Scale 试剂或 SeeDB 光透明法等将开启脑研究成像的新时代。

功能性磁共振成像(fMRI)是在整体动物中进行脑功能检测的重要手段,光遗传学如何与 fMRI 联用,也即用 fMRI 来读出,显然是一项重要的技术。现在,这项技术已经建立起来,被称为光学 fMRI(optical fMRI,ofMRI)。可以把 ofMRI 看作新的成像研究工具,它反映的是大体的、一群细胞的活动,也就更有利于鉴定与疾病相关的神经回路的活动,而这是用微电极所不能做到的,因为在 ofMRI 的情况下,特定局部的细胞或特定的轴突投射到远处的细胞,可以直接用宏观 BOLD 信号成像加以鉴定,而微电极是做不到这一点的。这样就有可能实现对大块脑组织活动的准确光遗传学操控,这一点与神经-精神疾病研究特别有关。因为有这样的情况:许多神经-精神疾病常牵涉分布性的神经活动异常或紊乱,也即大块脑组织活动变化,所以应用 ofMRI 这种适宜于大块脑活动的研究方法,对于鉴定神经-精神疾病的神经基础是极为有用的。

2.4.2 事件相关脑电位技术

1. 事件相关脑电位技术在脑科学、认知科学研究中的作用

大脑对人体的控制是通过神经来实现的。神经纤维某一点受到刺激,如果这个刺激的强度是足够的,这个点对刺激的应答是极性发生变化:Na^+ 流入,K^+ 流出,原来是正电性的膜表面,现在变成了负电性。这就使它和它的左右邻(正电性)之间都出现了电位差。于是左右邻的膜也都发生透性变化,也都和上述过程一样地产生动作电位。如此一步一步地连锁反应而出现了动作电位的顺序传播,这就是神经冲动的传导。

脑诱发电位是由刺激引起的神经冲动在脑干听觉传导通路上的电活动,能客观敏感地反映中枢神经系统的功能。20 世纪 60 年代,Sutton 提出了事件相关电位的概念。事件相关电位(ERP)是一种特殊的脑诱发电位,通过有意地赋予刺激特殊的心理意义,利用多个或多样的刺激所引起的脑的电位。它反映了认知过程中大脑的神经电生理的变化,也被称为认知电位,指当人们对某课题进行认知加工时,从头颅表面记录到的脑电位。

这种电位可在头皮表面记录到,并以信号过滤和叠加的方式从脑电波图(EEG)中分离出来。ERP 主要包含外源性成分和内源性成分。外源性成分是人脑对刺激产生的早成分,受刺激物理特性(强度、类型、频率等)的影响;内源性成分与人们的知觉或认知心理加工过程有关,与人们的注意、记忆、智能等加工过程密切相关,不受刺激的物理特性的影响。内源性成分为研究人类认知过程的大脑神经系统活动机制提供了有效的理论依据。

ERP 被广泛应用于脑功能的研究,在心理学、生理学、认知科学及其他生命科学相关领域具有很高的应用价值,对于人工智能和人工心理研究领域也是一种重要的研究手段。ERP 是一项无损伤性脑认知成像技术,它的定义是:凡是外加一种特定的刺激,作用于感觉系统或脑的某一部位,在给予刺激或撤销刺激时,在脑区所引起的电位变化。这种电位变化是人类身体或心理活动与时间相关的脑电活动,可在头皮表面记录到,并以信号过滤和叠加的方式从脑电波图中分离出来。

近年来,随着认知神经科学研究的突飞猛进,ERP 更是受到脑科学界更为广泛的关注。就认知神经科学而言,ERP 的优势是具有很高的时间分辨率(微秒到毫秒)。此外,ERP 便于与传统的心理测量指标——反应时间有机地配合,进行认知过程研究,且具有无创性,可以精确地评价发生在脑内的认知加工活动。

2. ERP 的提取原理

自发脑电(也称自发电位)以及从 EEG 中提取出的事件相关脑电位(亦称诱发电位,Evoked Potential,EP)都可提供心理活动时脑的实时信息。特别是 ERP,它可以记录心理活动引起的真实的脑电实时波形,时间分辨率可精确至微秒级,是卓有成效的脑科学研究方法。但是它的空间分辨率不够高。PET、fMRI 等是神经代谢测量技术,它们可提供与心理活动相关的脑组织的精确定位,空间分辨率很高,但是时间分辨率不够高。因此,将 ERP 与 PET 或 fMRI 的数据融合分析,从而可以得到最高时空分辨率的数据,是洞察心理活动脑机制的强有力方法,目前已开始在实验室实施。近年又出现了 ERP 与 PET 同时记录的设备,可进一步提高研究工作的效率。

EEG 的谐波成分相当复杂,只是在偶然情况下才出现正弦状波形。EEG 经过技术处理,虽然可以显示为二维脑功能成像图形,但观察到的只是频率或不同频段的波幅域数值(如功率谱等),丢失了与脑功能相关的时间与波形特性。在这种经典的自发电位频率简单分析水平上,并没有观察到脑的高级功能活动所产生的脑电信号本身。脑的高级功能活动所产生的脑电信号通常比自发电位小,它被淹没在自发电位中而难以观察。采用计算机叠加技术可将这种信号波形从自发电位中提取出来。图 2-16 显示了 EEG 与听觉 ERP 的波形及两者的关系。上部显示 EEG 从头皮引出后,经过放大器放大后直接获得的 EEG 波形,叠加前,刺激所诱发的 ERP 被淹没在 EEG 中而无法观察到,两者构成小信号与大噪声的关系。为了从 EEG 中提取出 ERP,需对志愿者施以多次重复刺激"S"。将每次刺激产生的含有 ERP 的 EEG 加以叠加与平均。由于作为 ERP 背景的 EEG 波形与刺激间无固定的关系,而其中所含的 ERP 波形在每次刺激后都是相同的,且 ERP 波形与刺激间的时间间隔(潜伏期)是固定的,经过叠加,ERP 与叠加次数成比例地增大,而 EEG 则按随机噪声方式叠加。若刺激次数为 n,则叠加 n

次后 ERP 增大 n 倍,而 EEG 只增大 $\sqrt{n}$ 倍,信噪比提高 $\sqrt{n}$ 倍。若叠加前 ERP 波幅为 EEG 波幅的 1/2,ERP 被淹没在 EEG 中难以观察,经过 100 次叠加后,ERP 增加 100 倍,EEG 增加 10 倍,叠加后的 ERP 波幅是 EEG 的 5 倍,于是 ERP 就从 EEG 背景中浮现出来了。叠加后的 ERP 数值除以叠加次数,其平均值为还原一次刺激的 ERP 数值,因此 ERP 又称为平均诱发电位。通常所谓的"平均"实际就意味着是叠加后的平均。这就是提取 ERP 的基本原理。

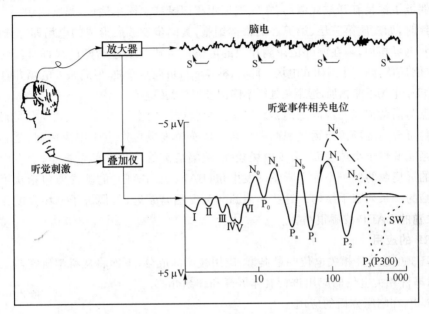

图 2-16 EEG 与听觉 ERP 的波形及其关系示意图

ERP 含有一系列正波与负波,可根据刺激通道分为听觉 ERP、视觉 ERP 和体感觉 ERP 等,可根据潜伏期分为早成分、中成分、晚成分和慢波,可根据刺激性质分为外源性(即生理性)与内源性(即心理性)成分。以听觉 ERP 为例,其早成分、中成分、晚成分和慢波的潜伏期范围分别为 10 ms 以内、10～50 ms、51～500 ms 和 500 ms 以上。早成分是由脑干产生的,中成分是由初级感觉皮质产生的,晚成分和慢波一般认为是由次级感觉皮质及其以后的神经活动产生的。图 2-16 所示的下部即为听觉 RRP 早成分(Ⅰ～Ⅵ)、中成分(N_0、P_0、N_a、P_a、N_b)、晚成分(P_1、N_1、P_2、N_2、P_3)和慢波(SW)的示意图。在实际工作中可以以波的极性字母和峰潜伏期数值命名。例如,P300 表示在刺激后 300 ms 左右达到峰值的正波,N_{27} 表示在刺激后 27 ms 左右达到峰值的负波。外源性成分的潜伏期和波幅是由刺激的物理属性(如刺激强度和刺激速度等)决定的。内源性成分的潜伏期和波幅是由心理因素决定的。早成分和中成分属于外源性成分,一般的晚成分和慢波属于内源性成分。外源性成分可以不受心理因素的影响。内源性成分对任务的认知功能敏感。例如,P300 与注意相关,伴随性负波(Contingent Negative Variation,CNV)与心理负荷有关,运动预备电位是运动发生前意动的产物,N400 则是语言加工所产生的。心理因素不但可以决定内源性成分的潜伏期和波幅,而且可以决定其头皮分布。

目前一般认为,经典 EEG 节律主要是由皮质大量神经组织的突触后电位同步总和所形成的。这就是说,电位主要来自突触后电位变化,即胞体和树突的电位变化。对于 EEG 的主要节律来说,轴突的动作电位变化过快,难以成为 EEG 的主要成分。由于单个神经元的电活动过于微小,实际上只有神经元群的同步电位才可以被记录到。其中,某些同步化作用来自丘脑非特异投射系统。ERP 则与 EEG 不同,除了皮质突触后电位以外,还含有皮质下组织活动及轴突动作电位成分。无创伤的 EEG 与 ERP 记录不能精确确定其脑内信号发生源的位置。通过偶极子的数学推导、手术中的颅内记录、脑损伤或脑局部切除术患者的颅外记录、动物模型等方法,可得到 EEG 与 ERP 脑内源空间定位的较为可靠的资料,从而弥补无创伤 EEG 与 ERP 记录在定位上的不足。

只有偶极子源具有开放式电场,才能被远距离记录到。简单地说,当脑组织中神经元的排列方向一致时,如皮质第三层、第五层的锥体细胞,其同步发放所形成的电场即是开放式电场,此时神经元电场相加,可在颅外记录到相应的电位。当缺乏上述清楚的局部神经元解剖学基础时,如内侧丘核,则产生封闭式电场。此时,神经元虽可同步发放,但局域外电场方向不一致,互相抵消,偶极子电场不能相加,远距离处则不能记录到有关的电位。

记录点与活动神经元源的距离是影响头皮电位强弱的主要因素。头皮电位的颅内神经元发生器(源)可分为近场源与远场源两类。初级体感诱发电位产生于中央后回,是近场源的例子。其神经元源位于半球表面,头皮电场较强,波幅最高处位于顶部电极点,恰在中央后回之处。典型的远场源的例子是脑干听觉诱发电位(BAEP)。BAEP 的脑内源包括从第Ⅷ对脑神经到下丘脑的一系列脑干结构。这些脑内源与头皮距离颇远,其偶极子电场强度在头皮上很弱,所记录到的 BAEP 波幅很小。

3. ERP 的应用

目前,P300 是事件相关电位中最典型、应用最广的成分,下面将从科学研究与工程应用两个方面,对事件相关电位的应用进行具体展开和详细介绍。

(1) P300 在临床方面的应用

① 精神分裂。精神分裂症的主要症状为情感障碍、记忆力缺陷、认知功能损害等,P300 能准确反映精神分裂症患者的认知能力。相关研究表明,精神分裂症的病理核心是注意力涣散,存在 P3a、P3b 潜伏期延长的现象。目前,P300 电位已被应用于研究精神分裂症患者的认知情况。青海省第三人民医院在一项研究中,通过测量、分析 30 例首发精神分裂症患者治疗前后的 P300 电位,发现 30 例患者经过 4 周足量利培酮治疗后,认知功能有所提高,精神状态明显改善,而同时 P300 潜伏期明显缩短,且波幅增大。

② 阿尔兹海默病(Alzheimer's Disease,AD)。人们利用事件相关电位在阿尔茨海默病的研究领域取得了比较丰硕的成果,实际上现在国际上公认 AD 患者事件相关电位的潜伏期会随病情加重而明显延长。同时 AD 患者脑部海马形态、体积也随之变化,事实上医学上已经尝试使用事件相关电位评测与磁共振波谱检测相结合的方法对 AD 进行诊断。深圳市罗湖区人民医院神经内科的张明之等人将 2015 年 1 月到 2016 年 1 月间收治的 60 例 AD 患者(轻度 30 例,中度 18 例,重度 12 例)作为研究对象,实施核磁波谱分析及听觉事件相关诱发电位检查,发现 AD 的严重程度与事件相关电位潜伏期有着较为明显的负相关性。该研究表明,事件相关电位或可为 AD 的诊断提供支持。另外,事件相关电位技术的应用为针灸治疗 AD 的疗效评价供了客观指标。贺丹等人使用 P300 机器相关指标为依据对接收针灸治疗的 AD 患者进行效果评估,治疗前后结果对比显示,向百会穴注射脑复活因子的治疗有效率为 78.3%。

③ 脑外伤。P300 信号可用于研究脑外伤造成的认知功能损害。寇振芬等人的研究表明,脑外伤导致的精神障碍患者相对于健康者,其 P300 信号潜伏期明显延长,且波幅减小。国外学者研究发现,严重脑外伤患者在亚急性期(2 个月)P300 潜伏期相差显著,在 4.5 个月后随着患者逐渐恢复,与正常人的 P300 信号的差距虽然仍存在,但失去了统计学上的有效

性。而有的学者发现损伤严重患者(尤其是对外界刺激无法做出及时反应的)的事件相关电位会出现明显的异常。

(2) P300 在工程上的应用

① 文字输入。通过事件相关电位进行文字输入的基本原理为:计算机屏幕"伪随机"地闪烁字符,如果用户希望输入某个字符(如"A"),就会注视屏幕上该字符出现的位置,那么其他字符对于用户而言就是"大概率"的,因此不会引发"响应",而目标字符出现时,对于用户而言"奇异事件"或者说小概率事件发生了,因此用户的大脑皮层会产生相关的响应,也就是 P300 信号的产生。如果能够在用户的脑电波图上发现 P300 波峰,并在波峰出现前约 300 ms 处发现字符出现的"标记点",那么就可以认为该用户希望输入这个被标记的字符。因此,该技术的关键在于如何识别人的 P300 信号。

② 轮椅移动。与文字输入类似,轮椅移动功能实现的关键在于如何识别波峰并前溯 300 ms 定位刺激。例如,可以通过屏幕来显示若干个移动信号,如前、后、左、右和停止,这五个信号随机闪烁,当希望轮椅向前移动时便注视前进信号,这时前进信号就成为"靶信号"。如果系统在脑电信号中检测出了事件相关电位,向前追溯 300 ms 左右发现了系统发出的前进信号,就可以认为用户需要轮椅向前移动,系统便会向轮椅发出具体的控制信号。

③ 刑侦测谎。P300 电位可用于刑侦测谎,其基本原理为:向被测者展示一系列与案件相关(作为靶刺激)或无关(作为非靶刺激)的信息,被测者通过按下"yes"或"no"向测试人反馈他们是否熟识该信息或对该信息知情。若被测者对某个与案件相关的信息知情,可在其脑部检测到一个波幅较大的 P300 信号;相反,若被测者不知情,则在其脑部检测到的 P300 信号与展示无关信息时相似。应用 P300 电位,可以较快速、准确地区分嫌疑人和无辜者。目前,P300 测谎技术正在刑侦界迅速发展。

本 章 小 结

本章首先介绍了脑的基本构造,包括大脑的组成及人脑三位一体学说,介绍了左右脑的联系及其协调工作的机理,以及男脑与女脑的区别。接着,对大脑的工作原理和神经系统的基本构造进行了论述。最后,介绍了现阶段脑科学的基本研究手段。

习 题 与 思 考

1. 大脑的每个半球以哪几条主要沟为界?这几条沟将大脑分成了哪几个叶?各部分具有怎样的功能?
2. 神经元由哪些部分构成?
3. 简述大脑半球的五个功能区的功能。
4. 简述人脑的三个组成部分及其功能。
5. 试列举几个女脑区别于男脑的最重要的模式。
6. 试列举几种脑科学研究的手段,并简述其原理。

参 考 文 献

[1] 王志良.人工心理[M].北京:机械工业出版社,2007.

[2] 王志良.人工情感[M].北京:机械工业出版社,2009.

[3] 唐孝威,陈学群,杜继曾,等.脑科学导论[M].杭州:浙江大学出版社,2006.

[4] 董奇,陶沙,等.脑与行为[M].北京:北京师范大学出版社,2000.

[5] 思力.蒙娜丽莎笑问科学家——解读信息左右脑有几多合作模式[N].大众科技报,2003-02-13(4).

[6] 乔治娜·古斯廷.科学家启动绘制人脑回路图谱的艰巨工作[N].华盛顿邮报,2010-10-24.

[7] 虹雨.女性或许更聪明[N].大众科技报,2002-12-17.

[8] Dolan R J. Neuroimaging of cognition:past, present, and future[J]. Neuron, 2008, 60:496.

[9] Kandel E R, schwartz J H, Jessell T M, et al. Chapter 20:Functional imaging of cognition [M]\\Princples of neural science. 5th ed. New York:McGraw-Hill, 2013:426-447.

[10] 李坤成,梁佩鹏.中国人脑图谱的现状、进展及展望[J].中国医学影像技术,2019,35(01):2-3.

[11] Yizhar O, Fenno L E, Davidson T J. Optogenetics in neural systems[J]. Neuron, 2011, 71:9.

[12] Tye K M, Deisseroth K. Optogenetics investigation of neural circuits underlying brain disease in animal models[J]. NR Neurosci, 2012, 13:251.

[13] Lee J H, Durand R, Grandinaru V, et al. Global and local fMRI signals driven by neurons defined optogenetically by type and wiring[J]. Nature, 2010, 465:788.

[14] 陈宜张.脑研究的前沿与展望[M].上海:上海科学出版社,2016.

[15] 张明之,蔡晓斌,朱治山.听觉事件相关诱发电位与磁共振波谱分析在 AD 患者诊断中的临床应用[J].黑龙江医学,2017,41(07):609-610.

[16] 贺丹,李瑞利,李凤鸾.脑复活因子穴位注射疗法治疗阿尔茨海默病疗效观察[J].脑与神经疾病杂志,2000(02):109-111+103.

[17] 寇振芬,穆俊林,李玉凤,等.P300 对颅脑外伤所致精神障碍的认知功能评价[J].中国神经精神疾病杂志,2006(05):412-414.

第3章

脑科学知识的应用

在本章中,我们将学习如何应用脑科学的基础知识来科学地指导我们的生活,提高我们的各种能力和技能。本章主要分为4个小节:"脑与学习"论述有关学习、记忆、脑开发等方面的知识;"脑与意识"主要论述三个层面的意识,并对梦进行探索;"脑与行为"论述人脑对行为的影响等;"大脑的保养"论述大脑保养的科学方法。

3.1 脑 与 学 习

3.1.1 学习

1. 学习的基本概念

人们通常习惯把读书、听讲、练习或进行实验等活动叫作学习。其实,在社会和生活实践中使人的思想认识、行为习惯发生变化的过程,无一不是学习。学习是由日常生活经验引起的相对持久的行为变化。需要注意的是,这个定义里不包括因为动机、疲劳、成熟、疾病、受伤或者药物产生的暂时性的行为变化,虽然行为因为这些因素发生了改变,但是不能称为学习。

为了更深入地理解"学习"这一概念,需要了解学习的前因和后果是什么。在心理学中,引起反应发生的事件被称为"前因"(Antecedent),随着反应出现的效应被称为"后果"(Consequence)。在心理学上,一般认为学习产生的原因为经典条件反射和操作条件反射。

从生理过程分析,学习可分为两大基本类型:一类是以巴甫洛夫的条件反射方法进行实验的条件学习;另一类是以桑代克、斯金纳的问题箱等方法进行实验的试行学习,即操作性条件反射。一些学习虽然与条件学习或试行学习有关,但又各具独特规律,如刻印化学习、模仿学习、潜在学习、洞察学习等。

操作条件反射同经典条件反射有几点重要区别:第一,前者没有所谓的条件刺激,也不是靠条件刺激与无条件刺激相结合而形成条件反射,它的形成源自动物的一种随意活动,而且是欲求行为(Appetitive Behavior)的结果。所谓欲求行为,就是在动物生理需求驱动下的一种行为表现,如饥饿驱使动物到处觅食,性欲驱使动物积极向异性求偶等。第二,在操作条件反射的建立过程中,刺激和反应都必须先于报偿(Reward),即先接受刺激,作出行为反应,最后才得到报偿,这一点区别很重要。

接下来分别对这两种条件反射进行介绍。

（1）经典条件反射

反射分为两种：无条件反射和条件反射。无条件反射是动物和人生下来就具有的，在系统发育过程中所形成而遗传下来的，对外部生活条件特有的稳定的反应方式，其神经联系是固定的。在心理发展的早期阶段，这种遗传下来的简单行为占据了遗传的优势地位，逐渐成为本能。本能是满足生物需要相联系的行为。例如，初生的婴儿会吮吸乳汁，因鼻子有细小东西侵入而打喷嚏，这都是无条件反射，也就是本能。条件反射是动物和人后天获得的，是个体生活过程中适应环境变化并经过学习学会的反射。其神经联系是暂时的。

凡是吃过梅子的人都会知道梅子的味道又酸又甜，一听到"梅子"两个字便会有馋涎欲滴的心理感受，流出口水。为什么会发生这类现象呢？巴甫洛夫做过一个典型的实验，每次给狗喂食物时伴以一定的铃声，过了一段时间，食物还未拿到狗的面前，只有响铃声，狗也会流出口水。这是因为铃声已成为狗进食的一种信号，铃声已转化为条件刺激，这种反射就是条件反射。

条件反射既是生理现象也是心理现象，所以巴甫洛夫有时又把条件反射称为心理反射或信号反射。

① 经典条件反射的特征

经典条件反射（Classical Conditioning）的原理最早是被俄国生理学家巴甫洛夫阐明的，他的主要兴趣是研究狗的消化活动，最初是对狗在渴望得到食物时大量分泌唾液进行观察。他认为，狗在实际得到食物之前分泌唾液不太可能是一种先天反应。有足够的理由认为，此时动物已经学会了把某种信号或食物的气味与食物本身联系起来，分泌唾液正是由于这种学习引起的。因此在渴望得到食物时，狗就会对一个预示着食物即将到来的新刺激做出流唾液的反应，这是在旧反应和新刺激之间形成的联系。

此后，巴甫洛夫便开始研究，所采取的实验方法是先把 1 条饥饿的狗固定在实验台上并给予各种刺激。其中的一个刺激是食物，当把食物送入口中时，狗会分泌唾液。接着在给食之前先提供一个原本不会引起流唾液的刺激，如灯光或铃声。相隔数日后，继续先给灯光再给食物。最后，只提供灯光，并观察狗是否流唾液。如图 3-1 所示，虽然灯光起初不会引起狗分泌唾液，但经过 30 次与食物结合后，只有灯光刺激而没有食物时也会引起唾液的分泌。随着实验次数的增加，唾液分泌量也会增加，但使狗做出反应的时间却会缩短。

当"铃声响起—唾液分泌"过程被重复多次以后，条件反射发生了，即狗听到铃声就开始分泌唾液。巴甫洛夫把这种学习称为条件反射。这一概念在心理学的经典理论发展阶段有着重要地位，因此，被称为经典条件反射或巴甫洛夫条件反射（Pavlovian Conditioning）。

用心理学术语来描述这个实验：铃声起初只是一个中性刺激，即不能引起某种特定反应的刺激。后来，铃声变成了一个条件刺激，即由于学习而引起了某种反应的刺激。肉是一个无条件刺激，即能引起某种内在反应的刺激，狗对无条件刺激的反应是天生的，而不是通过学习获得的。条件反射的建立过程如图 3-2 所示。

一般情况下，反射行为或者不随意情绪反应只在无条件刺激出现时才产生。由于这种反射行为是"内在的"，因此被称为无条件反应，或非习得性反应。在巴甫洛夫的研究中，分泌唾液是无条件反应。在铃声单独出现就会引起分泌唾液的反应时，它引起的反应就不再是非习得性反应了，而是变成了一种条件反应或习得性反应。

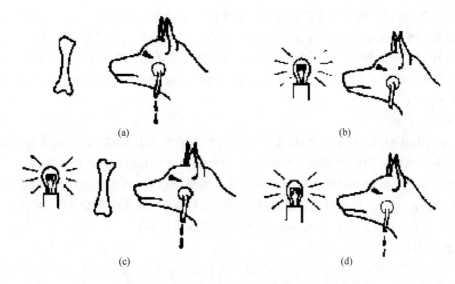

图 3-1　狗的条件反射形成过程

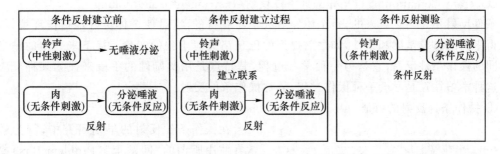

图 3-2　条件反射的建立

② 经典条件反射的原理

如果一个刺激原本是不会引起动物做出反应的,但它在无条件刺激之前多次重复出现后便能引起动物做出反应了,那么这个新刺激就叫作条件刺激,这一整个过程就叫作条件反射,甚至软体动物门头足纲八腕目的章鱼也能形成条件反射(如图 3-3 所示)。

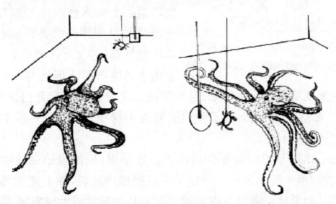

图 3-3　章鱼能够学会把一个条件刺激(方的或圆的图形)与食物(螃蟹)联系起来形成条件反射

③ 条件反射正负强化作用

当条件反射的建立是靠把一个陌生刺激与一种报偿(如获得食物、得到温暖或获得自由等)结合在一起时,可以称之为正强化作用。如果使一个刺激与一个痛苦的或不愉快的事件相结合,那就是一种负强化作用。例如,可以把某种声音同电击狗的左爪垫联系起来,经过多次结合之后,狗一听到这种声音即使在没有电击的情况下也会把左脚抬起来;鸟类在吃了1～2次味道不好的有毒昆虫之后就能学会躲避它们。这就是在自然条件下形成的有利于动物生存的条件反射。

④ 条件反射消退

如果条件刺激(如灯光或铃声)频频出现而其后没有无条件刺激(如食物或其他报偿)出现,那么这两种刺激之间的联系就会逐渐消失。例如,对于狗看到灯光就分泌唾液这一条件反射来说,如果不是不断地同时给予食物刺激它就会慢慢衰退,直到完全没有反应,这种现象就叫作消退(Extinction)。但消退后重新再建立同一条件反射,其速度就会快得多,这说明消退并不意味着完全消除了当初的学习所得,而是使它受到了抑制。

(2) 操作条件反射

1938年,心理学派的动物行为学家斯金纳(B. F. Skinner)发表了一部重要著作《生物的行为》。他一生都在实验室内研究动物的学习行为,但构成他研究学习行为基础的就是操作条件反射(Operant Conditioning),又称工具条件反射(Instrument Conditioning)。

条件反射不是与生俱来的,是个体经后天学习获得的,它是使个体更好地适应环境,与环境取得平衡的重要基础和条件,如之前提到的巴普洛夫对于狗的实验。接下来介绍的则是与之不同的操作条件反射,它是另一种学习过程,其特点是用奖励性的手段来强化某种反应方式。这种学习往往是学会一种操作过程,故称操作条件反射。

① 操作条件反射的特征

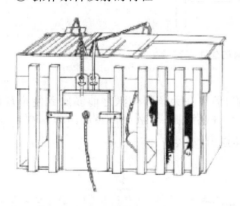

图3-4 研究操作条件反射的"问题箱"或斯金纳箱

在操作条件反射的早期研究中,行为学家常常使用所谓的"问题箱"(Problem Box)或斯金纳箱(Skinner Box),意思是人为给动物制造一个问题让其解决,并观察动物解决问题的能力、方法和速度。例如,可以把猫放到一个问题箱(如图3-4所示)里,此时它就会想方设法逃出去,它会到处冲撞,试图找到出口。最后,它可能因某一个偶然性动作而踩踏了1块木板,门便通过人为设计的机关自动打开了,于是猫便逃出箱外获得了自由(即得到了报偿)。如果把逃出去的猫再关入问题箱,使这一过程不断重复,猫就能越来越快地从问题箱中逃出来,最后猫便能学会把踩板和开门这两件事联系起来。此时,如果再把猫放入箱中,它就会为了开门而直接去踩板。操作条件反射就是这样建立起来的。

桑代克(E. Thorndike)是美国最著名的动物心理学家,他的理论在动物心理学和教育心理学中占统治地位长达半个世纪之久。他做了一系列经典试验,如上述训练猫为了出笼而踏板或拉绳等。他认为,如果动物做出反应后得到的是某种报偿或生理满足,那么这种反应出现的概率就会增加,但如果反应后得到的是一种相反的不愉快后果,那么这种反应出现的频率就会下降。马戏团驯兽员一直用操作条件反射的原理训练动物。

操作条件反射的训练主要是在迷宫和斯金纳箱中进行的。迷宫实际上是一个道路系统,在每一个岔路口都只有一个正确的选择可以通向最终的目标,其他所有选择都会把动物引向一个盲端。起初,动物是随机选择道路的,但只有到达最终的目标才能得到报偿(食物或返巢等)。检验动物学习能力的一个重要标准是看动物需要多少次训练才能毫无错误地(即不会走进死胡同)达到最终目标。迷宫的难度取决于岔路口的多少,即动物需要选择道路的次数。最简单的迷宫是丁字形迷宫,动物只面临 1 次选择。施奈拉(T. C. Schneirla)曾把一种蚂蚁放入一个含有 6 个选择点和许多弯道的迷宫中(如图 3-5 所示),迷宫的尽头是蚁巢,因此该迷宫的报偿是返巢。经过 28 次训练后有 8 只蚂蚁毫无错误地返回了蚁巢。8 只大白鼠经过训练也能学会走同一类型的迷宫。试验数据表明,大白鼠的学习行为与蚂蚁很相似,但学习速度比蚂蚁快。此外还有更重要的区别,当蚂蚁学会了在一个复杂的迷宫中认路后,再让它反过来走这个迷宫,它就只能从头学,就好像这是一个新迷宫一样。相反,大白鼠在同样情况下则能从以前的经验中获益。

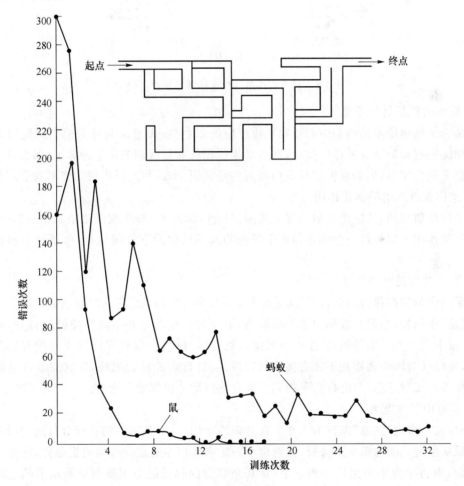

图 3-5　蚂蚁走迷宫

斯金纳箱是 Skinner 为研究动物的学习行为而设计的实验装置,箱内可放置实验动物,并含有一个操纵系统(如可供鸽子啄击的圆盘或可供大白鼠去压的杆)和一个自动递送食物的系统(提供报偿以鼓励学习)。利用操作条件反射可以训练动物学会各种新的甚至是很复杂的技能,如小兔弹琴、鸭子套圈和鸽子打乒乓球等(如图 3-6 所示)。鸽子学会打乒乓球的动力是谁把球推送到对方乒乓球台的底线处,谁就能自动获得食物报偿。

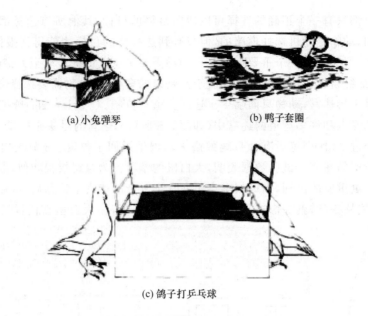

(a) 小兔弹琴　　　　　　　(b) 鸭子套圈

(c) 鸽子打乒乓球

图 3-6　利用操作条件反射使动物学习技能

② 操作条件反射的原理

如果一个物体原本是不会引起动物做出反应的,但它在无意碰到开关逃出问题箱并多次重复后便能引起动物对开关作出反应,即当动物作出反应后得到的是某种满足,那么这种反应出现的概率就会增加,但如果做出反应后得到的是惩罚,则这种反应出现的概率就会降低。

③ 操作条件反射的强化作用

与条件反射相同,当操作反射的建立是靠把一个操作与一种生理满足结合在一起时,可以称为正强化作用。如果使一个操作与一个痛苦的或不愉快的事件相结合,那就是一种负强化作用。

④ 操作条件反射的消退

如果动物频频操作,而其后没有满足出现,那么这两种刺激之间的联系就会逐渐消失。例如"问题箱"中的猫,当把踏板和门的关联取消,猫发现踩踏踏板并不能再使笼门打开,多次重复以后,就不会再去踩踏踏板;放生的马戏团动物在野外时,会发现完成操作但没有生理或食物满足,所以马戏团的动物并不能直接放归野外,应进行野外放归训练,令它们将在马戏团学到的操作条件反射遗忘,学会自己寻找和获取食物以后才可以放归野外。

2. 学习中的注意力

平时,人们多把"注意"理解为人在主观意识的作用下,对某一事物进行有目的的探求的现象。如果从生理功能的角度来分析,注意则不一定必须以主观意识作为前提条件,它是一种感觉的倾向,即将感觉集中到某一两点上,对其余刺激的感觉能力下降到最低水平的过程。例如,在教学中如果教师引导有方,学生不会因为与学习无关的刺激的出现受影响而不能集中精力听课。因此,对注意的注释,除针对外界刺激的反应外,还要考虑神经系统的整体性活动。

应该说"注意"是学习的前提条件,或者说,学习是从注意活动开始的。因此,注意与学习的关系至关重要。

(1) 注意力的表现

无论感觉上的注意,还是思考上的注意,一般都表现为内部的生理活动与外部表情相协调的一定特点。这些特点是在一定的情境下,由大脑皮质发动引起的,皮质的兴奋相对地集中在某些点时,便形成了注意中心。由注意中心引起有关部位活动强度、灵敏度的增加,同时,对那些影响注意的各种活动的能力减弱。例如,当我们注意听一些比较微弱的声音时(感觉上的注意),由于中枢的作用,会使鼓膜张力加大,听觉感受器的灵敏度提高,此时,与听觉无关且有影响作用的呼吸运动减弱,甚至暂时屏住呼吸,以增加听的感觉能力,其表情则给人以倾听的印象。又如,当一个人精力高度集中思考问题时(思考上的注意),多半凝视远方或闭目沉思。此时的视力、听值都会大大下降,平时人们所说的“视而不见,听而不闻”就是如此。在思考注意时,有的人脉搏频率还会改变,甚至出现一些多余的动作,如搓手、轻摇双腿等。

在同一时间内一个人能够注意到的范围叫作注意广度。实验结果表明,它和记忆的广度大体接近。当然,随着个人的学习、训练不同,个人之间的注意广度是有差别的。例如,汽车司机既要注意路面以及前后左右的车辆情况,又要注意方向盘以及仪表、刹车等情况,同时还要注意发动机的声音是否正常等。汽车司机与只管一种仪表记录的工人相比,前者的注意广度要比后者宽广得多。这是与长期工作环境的影响有关的。

对同一事物不同侧面的注意力的分配也是不尽相同的,并且从时间的先后、持续时间的长短到注意的深入程度等,都会随个人的工作经验、主观意识等而不一样。例如,一个文学工作者与一个生物科学工作者一同坐在电视机前观看“动物世界”栏目,他们所得的印象与感受不会相同。这正是对同一事物不同侧面的注意力的分配各异所致。

注意力的表现一般是处于稳定与不稳定的相互转化与变动之中,这是正常的中枢兴奋性的表现。持续在一个较长时间内的相对稳定注意,是由于人的意志或一定的心理倾向参与作用的结果。

(2) 注意的种类及对学习的影响

① 有意注意

有意注意是通过一定的意志来完成或达到某一目的的注意。有意注意往往是比较被动的注意,例如,人类的学习即是从被动转变为主动的注意过程。所以,通过一定的意志与稍带强制的任务感,对所学内容进行有意注意是开始学习必不可少的条件。以后逐渐由知之不多到知之较多,也就产生了兴趣,此即从被动学习转化成主动学习。由被动学习逐步产生的兴趣,称为间接兴趣,以区别出于本能的直接兴趣。

有意注意的发动一般不决定于外界事物的刺激作用,主要是由大脑皮层活动所致。也就是说,无论外在刺激能否引起注意的反应,在某种注意的支配下同样能完成其注意活动。例如,在教学中教师提醒学生注意时,即是让学生进行有意注意。但这种注意的保持时间不会很久,经常容易受到干扰而涣散,或是在注意过程中,因发现不了他自己认为值得注意的内容而厌烦,即使有较强的意志,也容易疲劳。“口而诵,心而惟”是加强记忆的方法,它也是通过不同渠道来维系有意注意的一种方法。例如,当你看一本书时,边看边摘录要点,即使内容枯燥,也可以在比较高的注意力水平下读完;又如,背诵外语单词,边念边写的效果要好得多。相反,速记容易使人疲劳,对记忆是很不利的。这主要是因为速记员把注意完全放在记录讲话的原词上了。由此可见,由于有意注意对注意的分配不同,会有不同的学习效果。

② 无意注意

无意注意事先没有一定的目的,也不需要一定的意志去发动,能够比较自然而然地对某些事物产生注意反应。

在环境突然变化,出现了新异现象时,人们往往会看一看、听一听或摸一摸,了解一下这个突然的新异刺激是什么,有什么意义。所以,无意注意是与本能的好奇心联系在一起的探索反应。开始并无大脑皮质的参与,只由感觉器官对新异刺激的反应所发动,而后才经皮质的感觉中枢和联合中枢的活动使注意继续下去。所以说,引起注意的开始是无意的,一旦进行观察、探索,则是有意的了。

对新异刺激的反应因人而异。使甲感兴趣的新异刺激对乙可能无所谓;甲可能认为有必要继续注意下去,乙则可能认为没有继续注意下去的必要。所以,个人的经历、受教育程度以及求知态度等都是形成无意注意的内部因素。因此,培养广泛的兴趣,增强对知识的渴望与追求,对学习者来说是十分重要的。

实际上,无意注意与有意注意在学习与生活中是难以严格区分的,经常是在无意注意中含有有意注意,在有意注意中含有无意注意。例如,人在悠闲安静的状态下,注意力多是分散的,此时各个感受器的灵敏度都有不同程度的提高(处于有意注意的预备阶段),此时,很可能对某些微弱的声音、微弱的光亮、阵阵的幽香产生反应(无意注意),当其中某一两种刺激与个人的记忆或影响个人情感的事物相吻合时,就会感到分外亲切而倍加注意(两种注意的并存)。

(3) 注意力的保持及高峰期

由于对生物节律研究的日益深入,人们越来越清楚生命活动的强度与能力经常处于有节律的变化之中。尽管节律周期的长短可以有所不同,但节律变化的事实是存在的。例如,人体神经活动的表现,每日肯定有相对固定时间的困倦与睡眠,也有相对固定时间的兴奋周期性变化。据调查,一个青年学生在一天内可以有 3～4 个学习效率的高峰期(如图 3-7 所示)。白天的3 个高峰期(图 3-7 中的实线)比较固定;晚上的高峰期(图 3-7 中的虚线)能否出现,则要看晚饭前后的状况而定。如果晚饭前后适当地散散步或活动活动从而放松一下,一般在晚上 8—9时,可出现一次学习效率高峰期;如果晚饭前后始终处于学习或工作的紧张状态之中,晚上的学习效率高峰期则很难出现。

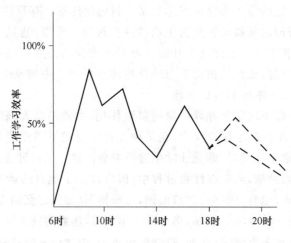

图 3-7　学习效率的周期性规律

主动集中注意力的持续时间随年龄的不同而异。一般童年期持续时间较短,5～7 岁时在15 min 左右;14～15 岁时可提高到 30 min;成年人约 40 min,即使自我克制能力很强的人,也不太可能超过 1 h。在注意力集中的每一高峰之后,经过休息后的第二高峰的持续时间要短于第一高峰,缩短多少时间与休息的方式和休息的时间有关。所以,在集中于某项活动的中间,能插入一些其他事项,效率反而更高。因此,从提高学习效率、工作效率来考虑,应该是集中注意与分散注意交替进行较为适宜。

即使在短短几分钟之内所维持的集中注意,其注意程度随时都有小的变化。这就是所谓的"注意保持的波动学说"。实验结果表明,大的趋势是一开始的几分钟内注意程度稍差些;以后逐步提高,到一定程度又稍有下降;再次提高,再次下降;到最后的几分钟与最初的几分钟差不多,都是较低水平的(如图 3-8 所示)。

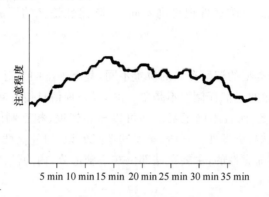

5 min 10 min 15 min 20 min 25 min 30 min 35 min

图 3-8　注意力的变化

3. 学习中的记忆力

学习是从外部世界获取知识的过程,记忆是存储这些知识的过程。记忆是指学习过后,信息在大脑中保持一段时间,并在特定的时间和地点将其提取出来加以运用。能够学习的唯一证据就是记忆,记忆是学习的重要组成部分。研究工作表明,不同类型的记忆和大脑的不同区域相关联,进一步讲,不同类型的记忆被存储在大脑的不同部位,因此,在学习的过程中,在学习不同科目时也会刺激大脑的不同记忆部位。

(1)记忆的分类

记忆有几种分类方法,根据时间可分为长时记忆和短时记忆;根据神经回路可分为陈述性记忆和非陈述性记忆。

① 长时记忆和短时记忆

顾名思义,长时记忆就是指长时间的记忆,这种记忆可以长达几年、几十年;短时记忆持续时间短,可能只有几分钟或者几小时,而且容易被破坏。短时记忆的内容会逐渐通过一个记忆巩固过程而转变成永久存储,然而长时记忆并不全是短时记忆转化来的,也就是说记忆巩固过程并不一定需要短时记忆作为中介,两种类型的记忆可能同时平行存在。

短时记忆有一定的局限性,一些研究发现我们的短时记忆只有有限的记忆容量,实际上短时记忆是一个发展过程,个体越成熟,短时记忆的容量就越大。研究表明,儿童 3 岁时具有一个单位的记忆容量,之后每隔一年,容量增长 1 个单位,直到容量到达 7 个单位为止。有时候,容量可能会增加或减少两个单位,这取决于个体的兴趣水平和背景知识。长时记忆指几天、几个月或几年前存储的信息仍能再现的记忆。但并非所有的记忆都会被长期存储。长时记忆中所含信息的存储时间是不确定的,一些研究者认为,脑会丢弃那些无法提取的记忆信息;还有一些研究者认为我们永远不会遗失长时记忆,只是会失去提取它们的能力。

② 陈述性记忆和非陈述性记忆

当人们了解事情是什么时,获得的知识是人、地点和事件,那是有意识的,这种记忆被称为陈述性记忆,陈述性记忆与边缘系统和认知性记忆有关;当一件事需要运动和感知技巧,而不需要意识时,这种记忆被称为非陈述性记忆,非陈述性记忆与基地神经节有关。通常,陈述性记忆是有意识的回忆,而非陈述性记忆则不是。即使没有有意识的回忆过程,人类学会的技巧反射和情感也可以顺利地展现出来。例如,对于学习骑自行车这一事件,人们可能无法记得是哪一天学会的骑自行车,因为这是属于记忆的陈述性部分,但一旦骑上自行车就会记得如何骑车,这属于记忆的非陈述性部分。非陈述性记忆通常被称作内隐记忆,一般源于直接经历,而陈述性记忆通常被称作外显记忆,因为它有更多的意识参与。这两类记忆的另一个区别是陈述性记忆易形成也易遗忘,非陈述性记忆则不同,非陈述性记忆的形成需要长时间重复的训练,且不易被忘记。

(2) 记忆的存储

研究结果表明,不同类型的记忆存储的位置不同,甚至于不同人对于相同信息的存储位置也会有细小的差别。一般的记忆存储都不是单一的,当一种信息传输到大脑中后,由多种记忆和多个存储位置共同记忆,而且不同记忆之间可以相互辅助、相互刺激。外显性记忆是随意的,其内容存储在海马区域,负责处理言语、事实和地点的记忆,外显性记忆包括语义记忆和情景记忆;内隐性记忆是非随意性的,主要存储部位在小脑部分,内隐性记忆包括程序记忆、自动记忆和情绪记忆。

① 语义记忆

语义记忆是指来自语言信息的记忆,大多数的教学都依赖于语义记忆。新信息通过脑干进入脑,传到丘脑之后再传送到海马体,海马是事实记忆的"档案柜"。海马会把信息带入短时记忆缓冲器——每个脑叶的暂时存储区域——以供核查。如果这些信息与传入的信息是有关联的,那么它将被送到前额叶皮层的工作记忆。工作记忆将进一步对所有旧的和新的信息进行分类和审查。借助先前的知识和兴趣的作用,这些新信息就可能与旧信息联系起来,形成更多的长时记忆。但长时记忆的形成必须受到联想、对比和类比的刺激才有可能形成,所以语义记忆会因为多种原因造成我们的学习以失败收场,这也就是为什么课堂讲课的学习效率是最低的,想要获得知识点的长时记忆单靠课堂学习是很难实现的。

② 情景记忆

情景记忆主要是指处理位置信息的记忆,也称为关系记忆或空间记忆。海马这个脑区包含两类存储信息,一类是语义记忆,另一类是情景记忆。情景记忆是指在学习某些东西的时候,会将学习过程和所在地点联系起来。情景记忆中有一个重要组成成分,叫作"无形信息"。例如,将在一间教室学习的学生分成两部分,一部分留在本教室考试,另一部分去另一间教室考试,在本教室考试的学生成绩普遍比换教室考试的学生要好,这就是无形信息的作用。

③ 程序记忆

程序记忆通常也会被称作"肌肉记忆",负责处理身体做出的和记忆相关的各种程序。存储这类信息的位置是小脑区。多年来,许多科学家认为小脑区这一脑结构仅仅是用来维持平衡和形成姿势的,但最新的研究成果显示,小脑负责的工作要多得多,其中就包括程序记忆。当程序形成规律时就被小脑存储起来。例如,刚开始学习开车的时候,踩刹车还是踩油门都要考虑考虑。当开车这个事情形成规律被小脑存储起来后,所有的动作就像程序运行一样被调动,不需要思考,一切动作都是下意识的"肌肉记忆"。而且,程序记忆的运行方式使得人们可以同时做两件事,例如边开车边打电话,小脑部分能够很容易地分配注意。

④ 自动记忆

自动记忆是指特定刺激对记忆或信息的自动激发,有时被称为条件反射记忆,同样也是存储在小脑之中。任何一个"自动化"的学习过程都有可能存储在自动记忆中。例如,当人们反复听同一首歌或者一句话时,尽管人们并没有刻意地记忆这些语句或者旋律,但当重复的次数足够多以后,人们还是会记住这句话或者这首歌。就像在课堂上一样,当一个重点被老师重复足够多次后,即使后排玩手机的同学也会记住这个重点。

⑤ 情绪记忆

情绪记忆总是优于其他任何一种记忆,脑总是赋予情绪最大的优先权。情绪记忆是通过位于前额叶内部、海马附近的杏仁核开启的,海马负责处理事实信息,杏仁核负责存储情绪信息。当信息进入脑内,到达丘脑的时候,如果信息是情绪性的,杏仁核便会截取其中的情绪信息,直接对这些信息进行加工。如果信息引起的情绪足够强烈,特别是恐惧,杏仁核就会引起应激反应,皮质醇之类的应激激素可能会阻断脑内部的信息传递,使人无法进行清楚的思考。例如,在上课时突然出现一声巨响,老师和同学们的思路都会被打断,此时就算及时回到课堂中也会忘记刚才讲课的内容和思路。

3.1.2 脑的开发

20 世纪 50 年代,诺贝尔奖获得者、美国加州理工学院的斯佩里教授对"裂脑人"进行了研究。通过一系列严密谨慎的科学实验,考察了"裂脑人"左右两半球各自的功能。结果证实,大脑两半球在各自的功能上具有高度的专门化,两者分工合作、各有所长、相互补充,共同完成大脑的整体功能。因此,他提出了"两侧大脑半球各有优势"的"双势理论"。这不仅打破了持续了一个世纪的"优势半球"的传统观念,而且为开发右脑提供了科学依据。

斯佩里通过著名的割裂脑实验证实了大脑不对称性的"左右脑分工理论",并因此荣获1981 年诺贝尔生理学医学奖。左脑控制右侧肌体的感觉和运动,主要司管语言、书写、抽象的分类、数学运算和逻辑推理等,承担着逻辑思维、分析思维、习惯性思维的功能,被称为"数字脑"。右脑控制左侧肌体的感觉和运动,主要司管空间直觉、音乐的感知与欣赏、图形识别、综合记忆和接收其他非语言的信息,即侧重于听觉、视觉的审美感知,承担着创造性思维、形象思维、综合性思维的功能,被称为"艺术脑"。这便是著名的脑功能不对称性理论。

1. 脑开发的基础原理

(1) 全脑模型原理

20 世纪 70 年代后期,美国科学家赫曼根据斯佩里的著名"裂脑实验"和麦连克"脑部三分模型"等研究所做的实验和分析,得出了更新的见解:大脑不仅分为左右半球,每一半球又分为上下两部分,整个大脑共分为四个部分(如图 3-9 所示)。这四部分的优势与劣势决定了一个人的才能与个性。左右上半球主导着推理、分析的功能;而左右下半球则管理情绪,促使动机的形成。逻辑性强、喜好分析、注重事实、强调量化者,多是左上半球发达功能的结果;富有条理、循序渐进、重规划、重细节者,多属于左下半球功能较强的结果;长于整体直觉、善于融会贯通、演绎推理者多有发达的右上半球;活泼好动、情绪主导、能言善

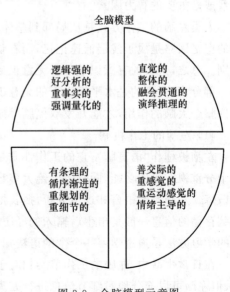

图 3-9　全脑模型示意图

辩者多有强大的右下半球。大脑又可以分为八种不同类型的智力,即语言智力、数学与逻辑智力、音乐智力、空间或视觉智力、运动智力或身体智力、人际智力、内在智力或内省能力、综合协调能力。其中,前两种在传统教育中受到高度重视,而对综合协调能力却缺乏开发。

（2）大脑两半球分工协作原理

脑科学研究表明,人的大脑左右半球既有明确的分工,又有一定的协作。以分工来说,大脑左半球主要负责语言及其他逻辑,对人的认知活动起主要作用;而右半球主要负责形象加工,对非认知活动起主要作用。在思考方式上,左半球是垂直的、连续的、因果式的;右半球是并行的、发散的、整体式的。它们在功能上不仅有一定的分工,而且有互补,在一些具体功能上有着主次之分,但这只是相对而言,并不是全无关系。大脑两半球既各司其职,又互相配合,互相补偿,从而保证大脑整体功能的协调统一。

（3）人脑潜能无限原理

英国作家、心理学家、教育家托尼·布赞指出:"你的大脑就像一个沉睡的巨人。"的确,研究表明,人脑有140亿个神经细胞,与银河系的星星数大致相等,可以储存1 015 bit的信息量。如著名科学家伊凡·叶夫里莫夫所指出的那样:"人类学、心理学、逻辑学的最新发现证实,人具有巨大的潜能,一旦科学的发展能够更深入地了解脑的结构和功能,人类将会为存储在脑内的巨大能力所震惊。人类平常只发挥了极小部分的大脑功能。如果一个人能够发挥一半的大脑功能,他就能轻易地学会40种语言,背诵整本百科全书,拿到21个博士学位。"越来越多的科学家认为,人类大约只发挥了其脑力的5%,尚有95%的脑细胞处于"休眠状态"。人脑这个沉睡的巨人等待人们去唤醒。

2. 大脑的工作机制

《美国心理学年度报告》曾说:"任何一个大脑健康的人与一个伟大的科学家并没有不可跨越的鸿沟,他们的差别只是用脑的程度与方式的不同,而这个鸿沟不但可以填平,甚至可以超越,因为从理论上讲,人脑的潜能几乎是无穷无尽的。"由此可见,人的大脑是可以开发的,是可以改变的。然而,长期以来,世界上绝大多数家庭和学校都把语言能力、计算能力、逻辑推理能力看成最重要的智力因素。

人类左脑的工作方式是从局部到整体直线的累积式,右脑是从整体到局部的并列式。左脑的记忆回路是属于浅层低速记忆,而右脑却可以"过目不忘",这两种记忆模式简直就是天差地别。总之,人类的有意识活动和无意识活动恰如海上漂浮的冰山,海平面上的只不过是小小的一部分,而更大的是水平面以下的无意识心理活动。只有充分利用大脑两半球的功能特性,发挥整个大脑的作用,才能开发双侧脑潜能,这是人才培养的必要条件。

（1）左脑的工作机制

左脑被称作"语言脑",它的工作性质是理性的、逻辑性的。平时日常生活和传统的文化教育十分重视左脑的功能,同时由于绝大多数的人都是右利手,经常使用右手使得左脑不断地得到锻炼。左脑善于语言和逻辑分析,擅长抽象思维和复杂计算,但是刻板,缺少幽默感和情感。左脑存储的信息一般是出生后输入的经历,在左脑处理过后存入右脑。左脑追求记忆和理解,它的学习方法是通过学习一个个的语法知识来学习语言。

在日常生活中,左脑的工作节奏相对于右脑要慢一些,左脑并不能短时间大量处理记录数据,但左脑可以充分地对细节信息进行处理,同时对收集到的细节信息进行延伸,左脑也会快速地将这些信息发送给右脑后删除这些细节信息,随时准备接收下一波信息。

（2）右脑的工作机制

右脑又被称作"图像脑"，右脑是用表象进行思维的，它的工作性质是感性的、直观的。它在再认识和处理复杂知觉模型方面占有极大的优势。它的判断不是一步一步地作出的，而是瞬间就可以作出；它能根据整个表象同时考虑大量数据，而不是单独地考虑每一个因素。对于那些难以转换成语言和难以按逻辑步骤理解的任务，右脑可以发挥其特有的作用。浅层记忆发生在表层大脑中，很快就会消失得无影无踪。而通过大量反复的朗读和背诵，就能够打开深层记忆回路，大脑的素质就会发生改变。深层记忆回路是和右脑连接在一起的，一旦打通了这个回路，它就会和右脑的记忆回路连接起来，形成一种"优质"的记忆回路。

右脑的工作节奏很快，能够最大量地记录信息数据。因此，速视、速听和速读对刺激右脑的活性化很有帮助。右脑不追求记忆和理解，只要把知识信息大量地、机械地装到脑子里就可以了。右脑具有左脑所没有的快速大量记忆机能和快速自动处理机能，它可以高速地处理所获得的信息。

而且研究发现，那些通过测验被划分为右优势脑和左右脑综合组的儿童的创造性更高。例如，那些右优势脑的儿童对未来生活的设想表现出更具创造性，而且对于一些假设的冲突情景也能提出更具有创造性的解决办法。因此，开发右脑是培养创新型人才的必要条件。开发右脑，发展形象思维，并非是想让每个人都能够成为伟大的艺术家、音乐家或作家，而是通过开发多种类型的智能，深入发掘每个人的潜在能力。

（3）艺术素质教育

根据我国国情制定的素质教育是当今社会教育的标杆，而艺术素质教育是素质教育中不可或缺的重要内容，对人们提高审美修养，丰富精神世界，培养创新意识，促进全面发展具有其他教育学科所不可替代的作用。艺术教育对人的培养和塑造具有不可忽视的力量。艺术教育如同一把开启人类心智与情感大门的钥匙，在塑造人类超越自我、超越功利、超越自然的崇高精神境界的同时，也孕育着人们对真、善、美的追求，所以有人把艺术教育形象地称为培养全人的教育。艺术教育不仅可以提高人的审美观念，而且对人脑的开发有着深远的意义。正如爱因斯坦所说：真正的科学和真正的音乐要求同样的思维过程。人们在科学研究中经常使用的是大脑左半球，而大脑右半球没有充分调动起来。这样时间长了，不利于大脑的发育。而艺术教育可以促进大脑两半球的协调发展，如音乐、美术、舞蹈等，都能锻炼大脑右半球。

① 艺术教育有利于丰富的形象思维能力的形成。

人们对各种事物的感知能力是形象思维的基础，只有丰富的表象积累才能为形象思维提供广阔的天地。艺术教育能够为形象思维的发展提供最富有的视觉和听觉的表象积累，这包括各种艺术要素的表象积累和各种艺术作品的表象积累，从而为丰富的形象思维能力的形成提供最基本的条件。

在艺术教育过程中，无论是音乐（演唱、演奏、作曲、欣赏等）、视觉艺术（绘画、雕塑、建筑等）还是富有想象力的写作（诗歌、散文、小说、戏剧等），都需要丰富的联想和想象力。运用联想和想象，依据丰富的表象积累，在头脑中形成形态各异的艺术画面。因而，在艺术教育的过程中不断得到锻炼和发展的联想和想象的能力为右脑形象思维能力拓展了极大的发展空间。

综上可以看出，艺术教育能促进右脑的听觉和视觉机能的发达，开阔人们的精神视野，丰富人们的联想和想象，对形成丰富的形象思维能力有着极其重要的意义。

② 艺术教育有利于创造性思维能力的培养。

人们常把艺术及艺术教育中涵盖的创作、表演与临摹、欣赏分别称作"一度创作"、"二度创作"和"三度创作",这无疑是对艺术教育活动与创造性思维之间存在的密切关系的有力肯定。

毫无疑问,"一度创作"是具体的创造性活动。在这个艺术活动中,创作者较多地运用感性(形象)思维,将灵感、直觉、想象表现成艺术的形式。"二度创作"的表演和临摹又是一个创造性思维锻炼、发展的过程。在这个过程中,人们在艺术原作的基础上,通过自己的联想、想象,对原作进行深刻的理解和把握,再将原作创造性地再现出来。艺术教育中的欣赏是表象积累的重要途径,它同样需要创造性思维的发挥。"一万个观众心中,就有一万个哈姆雷特。"这就是"三度创作"——艺术欣赏的创造性思维的体现。

③ 艺术教育有利于综合性思维能力的发展。

人脑的两个半球是既分工又合作的一个整体,既有高度的专门化,又具有高度的协同互补性。只有左右脑同时得到充分的开发和利用,才能使人具有高度的智慧和完整的人格。只要提到达·芬奇的名字,人们马上就会联想到他的《蒙娜丽莎》和《最后的晚餐》,想到他作为艺术大师的历史地位。绘画方面的巨大光芒掩盖了他作为科学巨匠的成就。事实上达·芬奇在光学、解剖学、透视学和天文学等自然科学方面都有过超越前人的思考,他是世界上第一位将科学与艺术结合起来进行缜密思考的人。达·芬奇致力于研究生理学和医学,绘制了人体解剖图,详细介绍了人体各部分的结构。他设计过桥梁、教堂、圆屋顶建筑和城市下水道。他对水利学的研究比意大利的学者克斯铁列早一个世纪。为了排除泥沙,他做了疏通亚诺河的施工计划。他设计并亲自主持修建了米兰至帕维亚的运河灌溉工程。

众所周知,爱因斯坦的小提琴拉得不错。当然,莫扎特的小提琴奏鸣曲不会告诉爱因斯坦如何去解一个引力方程式,但优美、和谐的曲子会在他的脑海中产生一幅幅奇妙的画面,并形成他思考理论物理问题的背景,营造出一种创造心理学的最佳氛围。

3. 大脑开发方法

脑科学研究发现,幼儿在 4 岁时,大脑皮层突触的数量甚至已经超过了成人的 4 倍。同时40 岁之前人的大脑处于最活跃的时期,在此期间,大脑面临学业和工作上各种各样的挑战,不断地受到外界的刺激,慢慢不断地强大起来,40 岁以后由于工作上的稳定,大脑开始退化。因此,脑科学家们推断说:"这似乎表明,脑的工作与肌肉在很大程度上是十分相似的——你使用它越多,它就越生长,这就是所谓的'用进废退'原则"。

因此,任何在智力上具有挑战性的事情都有可能成为树突生长的刺激,而树突的生长则意味着它可以增加你的大脑的内存。当今脑科学研究还发现,在人的整个一生中,包括在老年阶段,脑都是具有可塑性的。

【举例 3-1】

一位初中女孩自认为在语言学习方面存在"障碍"。家长、老师对她的语文完全丧失了信心,女孩为此多次想自杀。后来,一位新老师发现女孩擅长跳舞,就有意识地帮助女孩认识自己的"长处"。这位老师允许女孩用自己的舞蹈动作来表达语文的学习内容,从字、词、短句逐步发展到段落和篇章。最后,教师和女孩的努力得到了家长和同伴们的认可和支持,伴随着这种特殊的表达方式,女孩逐步得到了外界认可和自我认可,终于战胜了自我,也获得了对语文学习的驾驭能力。

可见,只要找准了开发点,就能促进大脑功能的完善和发展。

(1)图片练习法

保加利亚心理学家洛扎诺夫创立的"启发式外语学习法",是把一系列有关知识用图片形式,在课堂上用听音乐、做游戏等方法进行教学。这种令人舒服而充满乐趣的学习可以使学生每天记忆 200～300 个单词,而用普通教学法,学生每天最多记 20～30 个单词。运用图片学习英语和课文,可以充分发挥右脑的作用,调动想象、思维、联想等能力。在这个过程中大脑要进行以下活动:眼睛要看图片上的图画和注解;大脑要记这些图画和注解;右脑想象、联想这些图画和注解;大脑要思考组合这些图画和注解;大脑要回忆这些图画和注解,在脑中形成图像;有顺序地复述或背诵这些图画和注解。

(2) 音乐入静冥想法

用轻音乐、心理暗示或冥想,使身心入静,从而诱导大脑活跃。研究表明,人类的脑电波型节律大致可分为 α 波、β 波、δ 波等几种。在处于 α 波状态时,多数脑神经处于休息状态,少数神经元保持清醒状态,此时人不但能振奋精神,还可以调节情绪。在这种积极愉悦的状态下,各种反应构成神经联系,经过多次重复强化固定下来,合成为一条"易化"的通路。也就是说,如果经常在一种积极轻松的状态下参与某种活动或学习某种技能,一旦有相应的信息输入,整个机体就会自动处于最佳接收处理状态。

(3) 想象法

想象法就是把枯燥的无生命的方面,通过组合、联想成为形象的、有生命的或拟人的关联事物。表象联想可使需要经过左脑才能进入右脑的信息,从一开始就直接记在右脑里。例如,记英语单词时可以视读:将一个单词认真盯住,费时 0.3～1.0 s,越快越好,越准越好;口读:在视读的同时,以最快的速度,尽可能地高声读单词的读音,不要一个字母的拼读,一般读 5～10 遍,费时 1～3 s,越快越好,声音越大越好;脑读:在口读的同时,在视读一瞬或二瞬后,眼睛不再盯住单词,将视线移开书面,双眼微闭,口中仍不停地高声读单词的读音,有意识地让头脑中闪现该单词的拼写整体,另外还闪现该单词的中文意义和相关的实物或动作以及该单词在单词表中的"地理位置"等。这种心读越快越好,越准越好。其中,视读是背记英语单词最为关键的一步,很多人觉得英语单词难记,就是少了这个环节,它充分利用了右脑想象,把自己的眼睛当成照相机,将单词整体照下来存入脑子里。

(4) 过度学习法

过度学习法就是不断地强化学习,可使左脑里的信息变得重要而向右脑传递。例如,读一本从来没有接触过的领域的书,也许只能看到一些难懂的词语罗列在一起,但可以尝试去阅读一下作者简介,了解一下作者生平,或者可以多看一些具有推理性质或者思考性质的电影、电视剧以及小说,这些都有助于促进大脑思考,锻炼左脑的逻辑思维能力。

3.2 脑 与 意 识

3.2.1 意识

意识既是哲学、心理学、人类文化学等人文社会科学研究的重要范畴,又是物理学、生物学、生命科学、人体科学、脑科学等自然科学关注的焦点。意识是脑的机能,这是生物学、心理学的观点。从一定意义上说,生物学、化学、生命科学、脑科学等都是物理学的延伸,现在物理学又回过头来,研究人类千百年来一直思考的问题——意识。本节将从心理学、神经科学等不同角度,探讨脑与意识的奥秘。

1. 意识的基本概念

意识(Consciousness)是人们对自身以及周围世界"感知"的心理现象。人的意识总是处于不同的状态,这与注意程度有关。由于不同时间和空间内注意程度不同,所以意识具有不同的层面。

- 焦点意识指个体全神贯注于某刺激时所得到的明确清楚的意识经验。
- 边缘意识指对注意范围边缘刺激所获得的模糊不清的意识经验。
- 下意识指在不注意或只略微注意的情况下所获得的意识。
- 潜意识指隐藏在意识层面下的感情、欲望、恐惧等复杂经验,因受意识的控制与压抑,个体不自觉感知的意识。
- 非意识指个体对内在或外在环境中的一切变化无所感知的状态,如心跳、脉搏均不能使人产生感知。
- 前意识的解释有两种,一种来自弗洛伊德(Sigmund Freud,1856—1939 年)的精神分析理论,指位于意识与潜意识之间的一种意识层面,处于潜意识下的一些被压抑的欲望或冲动,在到达意识之前,要先经过前意识;另一种是认知心理学解释,指以前存储在长期记忆中的信息。人们不使用这些信息时,并不会意识到这种信息的存在,只有在需要对它们检索时,才会对它们产生感知。

在哲学中,意识是指人所特有的精神活动,包括感性认识活动、理性认识活动以及感情、意志等一系列复杂的心理活动。意识是自然界长期发展的产物和社会的产物,它的本质是人脑的机能对存在的反映。人脑是意识的物质承担者。意识是对存在的反映,人脑并不能自动产生出意识来,只有当客观事物在人的实践过程中作用于人的感觉器官,反映到人脑并经人脑加工之后,才形成意识。人脑是个"加工厂",它通过对来自外部世界的"原材料"即各种信息,进行加工、改造、制作,才产生意识。所以,没有被反映者,就不可能有反映。意识的本质表明,它对物质有依赖性,是第二性的东西。无论意识的具体形式如何复杂多样,归根到底,是高度发达的物质——人脑对物质世界的某种反映。

2. 意识的产生

(1) 样本与样脑

样本是事物在脑中的代表符号。人们看到、听到、触摸到的事物都是通过感觉神经以信号的形式传递到脑中的。信号是杂乱的,其中包含多个事物,脑通过交换获得所需的事物。这个事物在脑中是用一系列的符号集合表示的,这就是样本。事物分为形象事物和抽象事物,样本也分为形象样本和抽象样本,形象样本是表示具体事物的样本,如物体的形状、结构、色泽等,抽象样本是思考问题、认识事物需要借助的样本,如语言、概念等。

丘脑(Thalamus)、脑干之外的脑都是样脑,包括大脑皮质、下丘脑、杏仁核、基底核、小脑等。样脑是由功能区、核团构成的,功能区、核团能够独立完成样本的交换产出功能,不同的功能区或核团完成不同的样本交换产出功能。

样脑的神经元中有遗传信息,样本是数个神经元的遗传信息的集合。少数样本是先天遗传的,大多数样本是后天通过学习建立的,是数个样脑神经元遗传信息的连接,是客观事物在脑中的代表符号。这些样本存储在功能区、核团中,是样脑交换传入样本、产出对应样本的参照依据。

(2) 丘觉的显现

丘觉,简单地说,就是丘脑神经元的觉醒。当数个丘脑神经元觉醒后,会显示一个意思,也就在脑中产生了意识。丘脑由神经元构成,每个丘脑神经元都通过遗传烙上特定的遗传信息,不同的神经元遗传信息不同,数个神经元合成能够表示一个意思,这个意思即为丘觉。神经元是构成丘脑的物质,遗传信息通过遗传而固定在丘脑神经元中。

当人们观看事物时,眼睛就如同摄像头,可以将图像转变为信号传到大脑枕叶视区,大脑皮质交换产出事物的样本,样本点亮丘觉,丘脑就显现了这个事物,"看"到了这个事物。

(3) 丘觉的发放与意识的产生

丘脑相当于一个意思显现器,当丘觉显现后,会立即发放出来,通过大脑联络区向外扩散,从而左右整个神经系统的活动,于是意识就产生了。大脑皮质的联络区是丘觉活动的场所,主要是大脑前额叶、大脑后部的联络区。大脑前额叶是丘觉汇集的场所,丘脑各个核团合成发放的丘觉在这里汇集、留存、斗争。当丘觉发放到大脑皮质联络区后,就能在这里获得暂时留存,并向外(其他脑、核团)扩散,等于告诉其他脑现在有一个这样的意思,其他脑会根据这个意思展开活动。

丘觉的合成发放有两条途径,一条是自由合成发放,另一条是样本点亮。自由合成发放是丘脑随意地、自由地进行丘觉的合成发放,产生各种想法以及想象、思维等主观意识。一般情况下,人们产生的是对外界客观事物的意识,丘觉是由样本点亮的,或者说丘脑的合成发放功能就是样本激活的。数个样脑神经元激活相应的丘脑神经元,也就是数个样脑神经元遗传信息激活了数个丘觉神经元遗传信息,丘脑将这些遗传信息合成为一个完整意思并发放出去,丘脑的唯一功能就是合成并发放丘觉。数个样脑神经元遗传信息就是样本,丘觉是样本点亮的。丘觉发放的意思与样本相对应,不同的样本点亮不同的丘觉。丘觉发放除了样本点亮丘觉这一种方式外,还可以自由发放产生意识,如平常所说的白日梦、幻想以及想象、联想等。

(4) 样本点亮丘觉的神经基础

丘脑被"Y"形内髓板分割为三大核群,分别为前核群、外侧核群和内侧核群,在"Y"形内髓板中还有板内核群(如图 3-11 所示)。内侧核群主要是背内侧核,前核群主要是前核,外侧核群有非常发达的丘脑枕及腹前核、腹外侧核、腹后核等。这些丘脑核与大脑、下丘脑(如图 3-11 所示)、纹状体以及杏仁核、小脑有对应的神经纤维联系。背内侧核与大脑前额叶、丘脑枕与顶枕颞叶联络区有着非常精确、密集的往返神经纤维联系;纹状体、小脑的神经纤维投射到腹前核、腹外侧核;下丘脑通过丘脑束联系丘脑前核,并与背内侧核、板内核相联系;杏仁核的传出纤维到背内侧核;传导听觉、视觉的神经纤维投射到丘脑内、外侧膝状体。

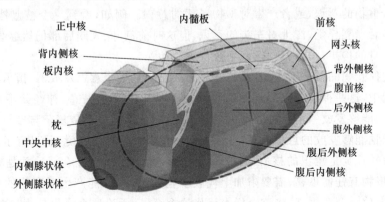

图 3-10　丘脑核团模式图

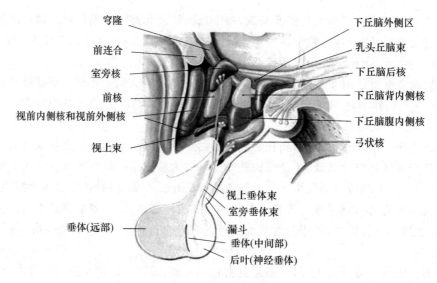

穹隆

前连合

室旁核

前核

视前内侧核和视前外侧核

视上束

下丘脑外侧区

乳头丘脑束

下丘脑后核

下丘脑背内侧核

下丘脑腹内侧核

弓状核

视上垂体束

室旁垂体束

漏斗

垂体(中间部)

后叶(神经垂体)

垂体(远部)

图 3-11　下丘脑核团模式图

　　下丘脑、杏仁核中的感受样本是先天的,神经纤维路径也是先天的,可以直接点亮丘觉。感觉样本也可以通过先天神经纤维路径点亮丘觉。但遗传样本点亮丘觉产生的是对事物个别属性的意识,即为感觉、感受,达不到知觉的水平。更为高级、复杂的意识是后天形成的。客观世界中的事物是复杂的,需要通过学习建立对应的样本和连接路径。当样本、连接路径建立后,以样本为工具,交换事物,产出对应的样本,点亮丘觉产生意识。大脑前额叶样本点亮背内侧核的丘觉,大脑顶枕颞叶样本点亮枕核的丘觉,下丘脑样本点亮前核、背内侧核的丘觉,纹状体样本点亮腹前核、腹外侧核的丘觉。

　　人们不能凭空产生对事物的意识,外界事物并没有跑到我们的脑子里,对事物的意识是事物在脑子里的映像。这个意识包含两个内容,一个是脑中代表事物的符号,即样本;另一个是指示这个事物是什么意思,即丘觉。样本是意识的外壳,是大脑、基底核、下丘脑、杏仁核、小脑等交换产出的;丘觉是意识的内核,是丘脑合成发放出来的。样本只是事物在脑中的代表符号,在脑中表示出这个事物的长、宽等形状外观,没有意义指示功能。事物的意义是丘觉发放、指示出来的,丘觉发放一个意思也就产生了对事物的感知,产生了对事物的意识。

　　每一个点亮丘觉的样本不是这个样本的全部,可以有多余,也可以有缺失。点亮丘觉,或者产生对几个事物的意识,或者产生对事物局部的意识。例如,看到一个被遮挡车身的车头,大脑后部交换后点亮丘觉,产生对车头的意识,但这时前额叶、大脑后部仍然继续交换,获得一种甚至多种车身的构想,指导我们正确采取行为活动。

　　丘觉是支撑意识的核心结构,是丘脑发放的。丘脑是一个意思发放器、指示器。丘觉遗传在丘脑神经元中,这些神经元已经通过遗传烙上了特定的遗传信息,神经元不同遗传信息不同,数个神经元能够发放一个意思的即为一个丘觉,丘觉是简单还是复杂与参与发放的神经元数量有关。丘觉能够发放的意思极其广泛,人们遗传了什么样的丘觉,就具有了在后天感知什么事物的能力。丘觉是意识的核心,丘觉发放什么,脑子就在想什么。丘觉是单纯的意思结构,本身不与事物有任何瓜葛,需要附加上代表事物的样本,才能产生对事物的意识。样本点亮丘觉,丘觉发放一个意思,就将这个样本认作这个意思,无论这个意思是否与事物相符,都将认为这个事物就是这个意思。样本与丘觉必须是意义对应的,才能正确认识事物,如果样本与丘觉的对应意义有偏差,就会错误理解事物。如果没有遗传与这个事物对应的丘觉,也就不能意识到这个事物,客观世界的许多事物是意识不到的,如人们不能看到紫外线、听到超声波。这是因为没有遗传这样的丘觉,因此不能通过学习看到紫外线、听到超声波。

丘觉平时处于潜伏状态,当被样本点亮时才能合成发放出来形成意识。在清醒时,丘脑背内侧核的丘觉能够一直被前额叶样本点亮,保持人们清醒时的意识状态。如果没有前额叶样本点亮丘脑背内侧核的丘觉,人们必然处于睡眠状态。大脑皮质的顶叶、枕叶、颞叶的样本点亮丘脑枕的丘觉,产生感觉、知觉,产生对事物的认识,是构成思维活动的主体。下丘脑、杏仁核的遗传样本点亮丘脑前核等多个核团的丘觉,产生情绪体验。在基底核、小脑的参与下,丘觉能够通过锥体束发放出去,指挥、控制、调节运动,人们的行为活动是按照自身意愿(即丘觉)进行的。

在一个反射弧中,样本、路径都是先天遗传的,遗传样本可以直接通过遗传路径点亮丘觉。初生婴儿可以产生简单的感觉、感受,可以看见外界事物的形状、颜色,听到外界发出的声音,还可以产生喜怒哀乐。通过反射弧点亮的意识极其简单,还不能认识事物的客观意义。初生的婴儿对外界事物都不了解,但初生婴儿通过遗传具有了样本学习功能,可以在样脑中建立表示事物的样本。在婴儿清醒时,丘觉自由活动,常常发放出来,这些丘觉表达的客观事物是婴儿不知道的,丘觉没有附上代表事物的样本,只是脑中纯粹的意思,这时的意识是不完整的,是一个只有意思倾向不与事物关联的意识。眼睛看到的景物、耳朵听到的声音在样脑中留下印象,从无到有一步一步建立代表事物的样本。当丘觉偶尔与样本符合时,样本与丘觉发生联系,联系增多并稳定下来,形成样本与丘觉的连接,样本就能通过连接路径点亮丘觉产生简单的意识。随着与环境接触的深入,由简到繁,建立起能够完全表示外界客观事物的复杂而庞大的样本库,点亮丘觉产生复杂意识。

神经纤维是点亮的路径,样本是经过神经纤维点亮丘觉的。代表事物的样本主要是后天通过学习建立的,样本点亮丘觉的路径也主要是后天通过学习建立的,脑中样本数量是极其庞大的,样本不能随意点亮丘觉,必须是感知(刺激)对应的样本与丘觉建立点亮路径,这样样本才能通过这个路径点亮所受刺激一致的丘觉。通常把通过感知(刺激)带来的对应的样本与丘觉建立的点亮路径称为连接。

(5) 丘觉是根据样本即时合成的

丘觉是根据样本即时合成的,合成的丘觉是临时存在的,并不会固定下来,当丘觉熄灭后,在丘脑中只有神经元遗传信息。丘觉的合成发放是根据样本动态变化的,因此意识也是不断转换的。丘觉的合成非常类似于物理学中的矢量合成,丘觉遗传信息相当于各个矢量,合成的丘觉是一个独立的矢量。矢量的合成是没有限制的,丘觉的合成理论上也是没有止境的,但丘觉的宽度、广度不能超越极限,否则只能产生混乱意识。当样脑神经元激活丘脑神经元后,丘觉遗传信息合成丘觉发放出来,表达的是一个完整意思,产生清晰完整的整体意识,而不是各个意思的汇合。我们不可能在不同时间获得完全相同的丘觉,也就是说,我们永远不可能有完全相同的两次思考,尽管这两次思考可能极其相似,似乎相同。

(6) 样脑的交换产出

当样本传入某个样脑的功能区或核团时,这个功能区或核团的功能被激活,将这个传入样本与自有样本进行对照,找出两者的异同后产出一个相应的样本,点亮丘觉或发送到另一个功能区、核团,这就是样脑的交换产出功能。由于大脑皮质等样脑具有极其强悍的交换产出功能,一般这个过程在极短的一瞬间完成,不会造成意识的停顿。

（7）意识的分类

意识可以分为两大类，一类是自由意识，是具有个人特点的意识，体现了人与人思想的差异；另一类是客观意识，是外界事物在脑中的反应，是不以人们的主观意志为转移的。主观意识在形成之初，是丘觉自由发放获得的，一旦形成主观意识，也就在脑中建立了样本，后期的主观意识以样本形式存在，进入意识样本点亮丘觉的再现。

3. 意识感知事物

事物是极其复杂的，样脑通过样本交换获得与目标事物对应的样本，点亮丘觉产生对目标事物的意识；每一个事物又包含着特征、特点、性质、用处、意义以及个人认识、见解、偏向、臆测、猜想等多个方面，这些都要进入意识才能正确地认识和对待事物，因此对一个事物的意识是样脑各个功能系统经过多波次的交换，产出许多相关样本，点亮丘觉产生的。

客观世界的事物是极其复杂的，当眼、耳等感觉器官接收到外界事物的信息时，样脑特别是大脑皮质对这些信息进行分析，也就是通过样本交换获得与事物相一致的样本，点亮丘觉产生对这个事物的意识。

每一个事物也包含极其复杂的各个方面，大脑皮质的不同功能区分析事物的不同侧面，通过多波次的交换传递产出与事物相关的各个样本，点亮丘觉产生对事物多个方面的认识。

下面想象一个情景——请你先闭上眼睛，我在你面前放了一支玫瑰，你睁开眼睛，看到一支玫瑰。你是怎么知道面前有一支玫瑰的？是眼睛看到的吗？不是。眼睛将视觉信息传到大脑枕叶 17 区（即视区），是大脑 17 区知道了面前有一支玫瑰吗？不是。传到大脑枕叶 17 区的是玫瑰吗？不是。眼睛已经将看到的玫瑰转变为"符号"，传到大脑枕叶 17 区的是一些"符号"（不同频率的信号），这些"符号"是代表玫瑰的，然后与这种"符号"相关的样本就被点亮了。

为什么眼睛看到的玫瑰不是直接出现在意识中？再次闭上眼睛，回答我：在玫瑰后面有什么？有一枚硬币吗？你这时的回答是没注意，睁开眼睛，就发现玫瑰后面有一枚硬币。眼睛看不到吗？不是。那么，为什么刚才不知道？眼睛已经看到了，并将已经看到的所有信息传到枕叶 17 区，玫瑰、硬币及其他多个物品的所有信息都传入枕叶 17 区，眼睛不能区分哪个是玫瑰，哪个是硬币，而是只要看到就都传入枕叶 17 区。眼睛就如同摄像头，不能将看到的事物进行区分，也就不能将事物分别传送到枕叶 17 区。

传入枕叶 17 区的信息包含了多个事物，枕叶的交换功能就是通过交换将各个事物分离，分离一个事物获得一个对应样本，事物在脑中是以样本形式存在的，一个事物对应一个样本。这个交换过程是极其短暂的，可以在一瞬间完成。当枕叶交换后获得玫瑰、硬币以及其他事物的样本时，我们关注的、需要的样本即玫瑰样本传到大脑后部联络区，即为样本产出。这时产出的样本点亮丘觉产生意识。

样本是代表玫瑰的符号，我们怎样知道这是玫瑰的呢？这是丘觉告知的，丘觉是先天遗传的，是先天具有的可以表示玫瑰的丘觉。我们遗传了非常多的丘觉，凡是能够意识到的事物，都必须遗传丘觉，没有遗传某种丘觉，就不能感知这些事物。你能看到紫外线、听到超声波吗？不能。能通过学习训练看到紫外线、听到超声波吗？不能。你没有这样的丘觉。但有极少数人能够听到超声波，这是因为他遗传了这样的丘觉。也许你一生都没有看到玫瑰，但你的丘脑中遗传了这个表示玫瑰的丘觉。你还有许多没有看到的事物，丘脑中预备了这样的丘觉。但丘觉是有限的，有许多事物你想知道，但你就是不能感知到，如暗物质、电磁波等，因为人们没有遗传这样的丘觉。

意识区是意识活动的场所，大脑后部联络区产出样本到意识区，丘脑发放丘觉到意识区，意识区显现样本,获得单独的玫瑰影像,丘觉告诉意识区这是玫瑰,支撑这个玫瑰意识。样本是意识的外壳,丘觉是意识的内核。

当然,也许有的人会产生这是月季的错误意识,这是为什么? 这是因为外界客观事物的样本不是先天存在样脑中的,而是在与事物的接触过程中,通过学习建立的。样本与丘觉的连接也是通过学习建立的,样本建立后,连接也有不正确的时候,这时样本点亮丘觉就会错误地认识事物。这种现象是经常发生的,也是可以通过学习校正的。

4. 意识的维持与障碍

目前普遍认为脑干网状结构、丘脑和大脑皮层在维持意识方面起着极其重要的作用,意识障碍的发生机制实质上就是网状结构-丘脑-大脑皮层系统发生器质性损伤、代谢紊乱或功能性异常的机制。

（1）脑干网状结构功能障碍

脑干网状结构是由交织成网状的神经纤维和穿插其间的神经细胞组成的,是保证大脑清醒状态的结构基础。意识的维持和意识障碍的发生均与脑干网状结构密切相关,上行网状激活系统(Ascending Reticular Activating System,ARAS)与上行网状抑制系统(Ascending Reticular Inhibiting System,ARIS)之间的动态平衡及其与大脑皮层的相互联系决定意识水平。ARAS 的投射纤维终止于大脑皮层广泛区域的各细胞层,其主要作用是维持大脑皮层的兴奋性,以维持觉醒状态和产生意识活动。由于 ARAS 在网状结构中多次更换神经元,通过的突触及牵涉的神经递质非常多,极易受到致病因素的影响而导致意识障碍。ARIS 神经元发出的上行纤维结构与 ARAS 大体一致,最终向大脑皮层投射,其主要功能是对大脑皮层的兴奋性起抑制作用。

（2）丘脑功能障碍

丘脑由许多核团组成,丘脑核团可分为特异性丘脑核和非特异性丘脑核。特异性丘脑核组成丘脑特异性投射系统,向大脑皮层传递各种特异性感觉信息。非特异性丘脑核接受脑干网状结构的上行纤维并向大脑皮层广泛部位投射,终止于大脑皮层各叶和各层,构成非特异性投射系统,参与维持大脑皮层觉醒状态。动物实验证明,此系统被破坏时,动物可长期处于昏睡状态。

（3）大脑皮层功能障碍

大脑皮层由神经元、神经胶质及纤维组成,是有机体全部功能活动的最高调节器。清晰的意识首先要求大脑皮层处于适当的兴奋状态,这种适当的兴奋性要有脑干网状结构的上行激活系统的支持,还取决于大脑皮层本身的代谢状态,尤其是能量代谢状态。多种因素可影响脑的能量代谢(如脑缺血、缺氧,生物氧化酶系受损等),导致大脑皮层功能低下而发生意识障碍,重者发生昏迷。

综上所述,意识的维持乃是脑干网状结构-丘脑-大脑皮层之间相互密切联络的功能活动的结果。网状结构主要与觉醒状态相关,而大脑皮层与意识内容相关。大脑皮层是完整意识的高级中枢,但大脑皮层必须在皮层觉醒机制的支持下才能正常工作。

5. 心脏活动对意识的影响

对现代人来说,一提起意识,都认为是大脑产生的。其实了解中国传统文化的人都知道,中国传统医学一直认为思维是由"心"产生的,"心主神志"。正是因为如此,汉字中凡和思维有关的字大多都和"心"字联系在一起,如思想等。虽然人们都知道思考是离不开大脑的,但是这不能说明心脏对思维就没有影响。

　　人体的神经系统分为两大部分,一部分是中枢神经系统,另一部分是自主神经系统。顾名思义,中枢神经系统直接受大脑活动的支配,而自主神经系统则不那么"听话",尽管它也附和着大脑的活动,但它也有着自己独特的运动规律。这种现象显然说明了一个问题,那就是大脑在人体中并不是绝对的中心。不过,从系统产生的规律来看,每一个系统都有一个中心,中心的稳定存在是这个系统秩序产生与发展的基础,因为没有中心,就没有中心要素按照整体意志对各个组成要素的优胜劣汰,系统的秩序就不存在了。但人体的真正中心在哪里呢?

　　其实,早在几个世纪以前,中国的医学家们就认识到,人体的中心并不是高高在上的大脑,而是以心脏为主的脏腑系统,大脑的变化是受控于以脏腑系统为中心的整体的。也正是基于这一点,医学家们才得出了"心主神志"的观点,而且依据其他脏腑对心脏活动的影响,提出了其他脏腑都影响着人的精神活动的观点。例如,"肝藏血,血含魂","脾藏营,营含意","心藏脉,脉含神","肺藏气,气含魄","肾藏精,精含志"。这显然体现了中医学独特的人体观——身心是有机的统一体。

　　人体的脏腑是由经络系统连接在一起的,这里的经络不仅包括神经血管,而且包括十四经脉等微循环系统。与中枢神经系统的开放性不同,围绕脏腑的经络系统是闭合的,人体各个部分对外在世界变化的反抗能量主要是通过这个系统有序地释放出来的。如果中枢神经断了的话,人体还能生存,但如果心脏停止跳动的话,人的生存就难以为继。由此可见,古人称脏腑系统为人体的中心是有一定道理的。

　　自主神经系统和中枢神经系统是连接在一起的,自然有理由相信,脏腑系统的变化信息会由这个神经通路传向大脑,大脑中任何意识的产生也都会通过这个通路影响到脏腑系统。不过,与中枢神经系统传递的与相应器官一一对应的信息不同,从这个通路传向大脑的信息反映的并不是单一脏腑器官的运动状态,而是整个脏腑系统的信息;反过来,大脑中每一个意识的产生影响的也不是单一的脏腑器官的运动,而是所有的脏腑同步运动。正是这个原因,整体才会在同一意识的支配下步调一致地进行活动。

　　中枢神经系统是一个开放的网络,类似于一棵树,中心就是大脑,它的主干就是脊髓,它的枝就是联系各感觉和动作部位的神经。大脑是人体信息处理的中心,大量的信息就通过神经传递到大脑,并在这里处理后再通过这些网络传到全身各处,从而使整体协调一致地运动。在感觉上,大脑似乎是通过定性的生物电信号来处理信息的,但神经生物学家精心的观察证实,所有神经细胞中的信号是一样的,根本分辨不出这个信息是来自动物神经的还是人体神经的,也分辨不出这个信息来自哪个具体的部位。原来,生物信息主要是通过同一种媒介——连续的水环境进行传递的,这里自由氢质子在水分子链上的周期递进是信息传递的基础,而包络在无机离子周围的有序水层的周期组织与离散是它的表现形式。有了这些离子体积的周期变化,无机离子就会周期性地在细胞内外流动,神经冲动就是这些离子内外通透的结果。显然,从神经冲动产生的机理来看,在神经中传递的各种信息只有量上的区别,不存在什么本质上的不同。与此对应,大脑也只可能从量上来辨别信息,而无论这个信息是来自内在的各组织器官,还是外在的各种感官,只要单位时间内作用量相等,大脑的反应就是一样的。

　　大脑的基本活动方式是反射,这是大脑各区域对相应的信息所作的一种有规律的反应。反射有无条件反射和条件反射。无条件反射是人先天具有的一种本能,如眨眼、吸吮、呕吐等;条件反射是在无条件反射的基础上,经过后天训练和学习建立起来的反射活动,如人们按交通指挥信号行动、按铃声或号声作息等。无疑,反射活动对人体维持生存、排除危险、避免伤害、延续后代是必需的。但如果用它来解释人体的意识活动就无能为力了。因为这种活动所对应的只是一种局部的活动,而意识所对应的却是步调一致的整体活动。

在已有的有关脑工作的理论中,反射理论曾经获得了很大的成功,它至今仍是说明脑工作原理的经典理论,特别是在巴甫洛夫发展出条件反射理论的时候,它一度为人们彻底揭开意识之谜带来巨大的希望。但在今天,人们更多的是看到了反射理论在说明脑机能上的局限性。不过,科学的发展是无止境的,特别是在脑科学突飞猛进之后,人们已经逐渐认识到,意识并不是某个区域独立的活动,而是全身的一种统一的活动。

6. 潜意识

潜意识和意识都是人们对刺激做出反应的心理活动,它们的区别就在于,意识可以被本人察觉,而潜意识不能。心理学家常用海上的冰山来比喻两者的关系:整个冰山代表人的全部心理活动,意识是浮出水面的那冰山一角,而潜意识则是隐藏在水下的巨大冰块。潜意识世界不像意识世界那样为人所知,然而却隐藏在生活中的各个时刻。

【举例 3-2】 潜意识的例子

在生活中,也许你会遇到这样的事情——课间休息时,你正在教室里看一本有趣的小说,有两位同学在你旁边聊天。由于你看得津津有味,并不知道那两位同学在聊什么,但你知道他们在聊天。当他们的谈话中出现了一个你很敏感的字眼时(比如你的名字),你马上就会意识到。在他们聊天时,尽管你的意识没有集中在聊天内容上,但你的潜意识却在对信息进行简单的加工。那些一般性的信息,由于没有在你大脑中产生足够的信号强度,所以没有转入你的意识中。在出现了你感兴趣的内容后,他们的聊天行为进入了你的意识,然后你就会对此做出一些行为,比如,仔细聆听或者与他们进行交谈。

由上述例子可以给出意识和潜意识的另一个重要而显著的区别:意识是要用来控制非本能行为的,而潜意识一般只是对意识产生影响,或者让你产生本能反应。举一个很简单的例子,你的计算机正开着一个杀毒软件,它被最小化到了任务栏,而你正在看电影,没去管杀毒软件的工作,此时杀毒软件的运行相当于潜意识。如果它突然向你发出病毒警告,而你不得不处理它反映的问题,这时它就从潜意识转到了意识,因为它需要得到用户的操作行为了。也就是说,意识和潜意识可以相互转化(如图 3-12 所示)。

许多人应该都有过这样的经历:刚开始学骑自行车时,需要花费专门的注意力和较多的精力来保持车体平衡。一旦车体发生倾斜,往往要经过一番思考,然后调转车头或扭动身体以维持车体的平衡。而在熟练以后,便不需要格外的注意力和较多的精力去保持平衡。这种运动技能从有意识监控到无意识监控的发展过程,其实就是意识控制向潜意识控制的转化。

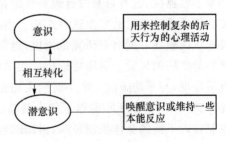

图 3-12 意识与潜意识

人的一些心理行为或技能经过多次重复后会转化为"自动化"的心理行为或技能习惯。在初次实现某一行为时,由于大脑中相关的突触连接还比较"陌生",因此速度比较慢,需要人脑意识水平的高度集中参与和监控来保证顺利进行。随着这种行为的多次重复,相关突触连接越来越紧密,实现这个行为所需要的意识水平也就降低了。也就是说,潜意识控制就能完成了。

3.2.2 睡眠

睡眠是高等脊椎动物的普遍的生理机制,睡眠机制非常不可思议。自从 1929 年发现脑电波图后,人类对睡眠有了更深入的了解。睡眠时除了机体发生一系列生理变化外,脑细胞本身也产生了一些活动,这些活动可以通过脑电波图记录下来,为睡眠研究提供资料。

1. 睡眠的意义

睡眠仍是一门不成熟的科学,还有许多亟待解决的问题。但是近年来我们逐渐了解了控制睡眠和清醒的大脑运行结构,这些知识对于人类的生存和发展非常有益。人的一生当中 1/3 的时间都在睡眠中度过。如果人生有 80 年,那么人类花在睡眠上的时间有将近 30 年,这比饮食和工作的时间都要长得多。

在野外,野生动物的生存环境恶劣,而睡眠中的动物面对外在危险处于毫无防备的状态。由此看来,根据达尔文的进化论,如果动物在进化的过程中可以摆脱睡眠的限制,那么在自然界的生存竞争中将会非常有利。可惜现实并非如此,无论是水中的鱼还是迁徙的候鸟都无法摆脱睡眠的束缚,仅仅是进化了睡眠的方式,即使这样它们也无法省去睡眠。

人类为什么要睡觉?人脑中的何种物质和机制控制着我们的睡眠?我们的睡眠、清醒又来源于何处?这些问题看似简单,但是以目前所掌握的脑科学和神经学知识,却无法给出答案。睡眠一直被看作是被动的休息。根据目前的科学结论,人的意识产生于大脑,而是睡觉时人的意识会消失;人在睡眠时,意识会进入奇妙的"梦境"中。很多人认为睡眠等同于休息,不休息会导致身体不适。这种观点中睡眠只是一种被动的休息状态,但事实真是如此吗?如果这种说法成立的话,那么当人们闭上眼睛时,就应该能得到和睡眠相同的效果,但真相却是闭眼休息完全无法取代睡眠的效果。

睡眠可以让身体与大脑休息,还可以主动调整和修复大脑的功能。早在 20 世纪 80 年代,美国芝加哥大学的研究小组在观察老鼠断眠后的变化时发现,断眠一周左右,小鼠并没有出现明显的变化;断眠两周后,老鼠开始脱毛,皮肤开始出现溃疡症状,运动机能下降,体温调节机制紊乱导致体温下降;当到了第三周和第四周时,老鼠相继死亡,死亡原因是体内的寄居菌感染诱发了败血症,这种自身没有致病性的微生物引发的感染叫作免疫缺陷性感染,一般在体内免疫功能严重受损时会发生这种疾病。由此可见,断眠对体温、体重调节机制的影响,以及对免疫系统的破坏。同时有研究也指出,睡眠不足会大大增加患代谢综合征、心血管疾病以及代谢异常等疾病的风险。美国哥伦比亚大学的研究小组对 18 000 名 32～59 岁的研究对象进行调查后发现,与平均睡眠 7 个小时的人相比,睡眠 6 小时的人肥胖率高 23%,睡眠 5 小时的人肥胖率高 50%,睡眠 4 小时以下的人要高达 73%。从该项研究中发现,人体的体重和食欲虽受控制体内平衡的身体机制影响,但睡眠也发挥着重要的作用。

睡眠对于动物特别是人类来说,是生存所必需的生理机制,而且对于保持大脑精密的信息处理功能有至关重要的作用。了解睡眠的本质,可以使现代社会中因为各种原因而忽视睡眠的人们更加的珍惜睡眠时间。

2. 睡眠的不同阶段

人类睡觉时,大脑都会经历几个重复的循环,这几个阶段之间的交替循环称为标准睡眠结构。正常人一般先从非快速眼动(Non-rapid Eye Movement,NREM)睡眠开始,在入睡 90 分钟后进入快速眼动(Rapid Eye Movement,REM)睡眠期,约持续 30 分钟,此后 NREM 期和

REM 期交替出现,每夜睡眠中反复出现 4~5 次,每次持续约半小时。

(1) 快速眼动睡眠

20 世纪 50 年代,法国人米歇尔·杜维(Michel Jouvet)将猫的整个大脑皮层去除,并试图测试其学习能力。在实验中,研究者记录了动物的肌肉活动以及无大脑皮层的脑电波图,结果发现,在行为上明显处于睡眠状态的猫能够产生高兴奋水平的脑电活动,而其颈部肌肉则完全松弛。Jouvet 将此种现象命名为异相睡眠(Paradoxical Sleep),因为这种睡眠在某些方面显示出深度睡眠的特征,而在其他方面则看起来不像睡眠,如此自相矛盾,于是就用"Paradoxical"一词来形容。同一时期,在美国学者克莱特曼(Natharliel Kleitman)和阿瑟林斯基(Ellgene Aserırlsky)的睡眠实验室中,研究人员以睡眠中被试的眼动作为睡眠深度的测量指标。原先他们简单地认为在睡眠过程中人的眼睛活动将会越来越少。起初研究者在每个小时中仅对被试作几分钟的眼动记录,之所以这样做,可能是因为他们并没有预料到在午夜会出现什么有趣的睡眠现象。然而当偶尔发觉被试在入睡几小时后出现几阵眼动现象时,他们以为是实验仪器出了故障。但实际情况并非如此,经过多次仔细观察和测量后,研究人员终于认定人们在睡眠中确实发生所谓的快速眼动现象,他们将此阶段的睡眠称为快速眼动睡眠。此后不久,他们又确定快速眼动睡眠就是杜维所称的异相睡眠。

在快速眼动睡眠或异相睡眠过程中,脑电波图呈现不规则的低振幅快波,提示此时的大脑活动比较活跃(与浅睡期的脑电状况相似),所以快速眼动睡眠又称快波睡眠。

快速眼动睡眠与非快速眼动睡眠相比,存在本质上的差异,尤其在脑活动方面极不相同。位于大脑根部的脑桥网状结构在快速眼动睡眠中起到积极作用,向脊柱神经发出信号,使身体固定不动,并使眼球产生快速运动。快速眼动睡眠可直接转化为觉醒状态,但觉醒状态却不能直接进入快速眼动睡眠状态。快速眼动睡眠有时会突然中断,往往是某些疾病发作的信号,如心绞痛、哮喘等病。

快速眼动睡眠有以下主要特点:①由于眼外肌的阵发性抽搐导致眼球快速地在水平方向上运动,在闭合的眼睑中可以看到眼球的左右移动,但人已进入熟睡中;②全身肌肉放松,尤其是维持姿态的肌群张力减退;③脑血流及代谢增加,引起心率加快,呼吸快而不规则,血压稍上升,体温升高,生殖器官的兴奋性也会提高;④脑电波状况与清醒时相似,呈低电压快波;⑤80% 从快速眼动睡眠中醒来的人会认为自己在做梦,因为清晰的梦境在这时会出现。

快速眼动睡眠是一种生物学需要,长期阻断人的快速眼动睡眠会引起类似精神病患者那样的严重的认知障碍。一般来说阻断快速眼动睡眠后,人体会有一种补偿机理,会自动延长快速眼动睡眠时间,以补充不足。

(2) 非快速眼动睡眠

非快速眼动睡眠又称非同步睡眠,它可以分为四个阶段(如图 3-13 所示)。

Ⅰ 期:刚入睡时,脑电波活动以 4~7.5 Hz 的 θ 节律为主,夹杂一些 β 节律,一般不会出现纺锤波及 K-复合波,如有的话,出现频率每分钟不能超过一次。处于此阶段时,α 脑电波活动减少,节律变慢,眼球有缓慢飘移动作,睡眠迷迷糊糊。

Ⅱ 期:脑电波图的最大特点就是不时地出现一种特殊的纺锤波,波幅先由小到大,再由大到小,形似纺锤,每秒 12~14 次。此期睡眠最长,占总睡眠时间的 50% 左右。

Ⅲ 期:脑电波频率明显变慢,每秒 4~7 次,波幅增高,呈每秒 0.5~3 次的极慢波,即 γ 波。此期占总睡眠时间的 3%~8%。

Ⅳ 期:此期占总睡眠时间的 10%~15%,人进入深度睡眠,机体与外界刺激隔开,人难以醒来。

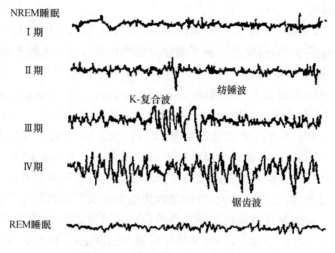

图 3-13 不同睡眠阶段的脑电波图

第Ⅲ、Ⅳ阶段又合称慢波睡眠(Slow Wave Sleep,SWS)或 δ 睡眠,因为睡眠程度很深,所以又叫深睡眠,是十分有意义的睡眠阶段。

非快速眼动睡眠和快速眼动睡眠是两个相互转换的时相。非快速眼动睡眠和快速眼动睡眠一样可以直接转入觉醒状态。此外,觉醒状态还可以直接进入非快速眼动睡眠。

非快速眼动睡眠的主要特点有:①无眼球的快速运动,身体安稳不动;②全身肌肉放松,体温降低;③以副交感神经系统占优势,基础代谢率、心率、血压降低,呼吸变慢,瞳孔缩小,胃液分泌增加;④脑电波活动以慢波为主,进入第Ⅳ阶段时脑电波图全部呈现慢波,处于深睡眠状态,不易惊醒。

非快速眼动睡眠时的生物电波来源于脑桥孤囊区、视丘内侧核、视下丘前部等部位。一昼夜的睡眠即觉醒周期,受视下丘-垂体激素的调节。在非快速眼动睡眠的Ⅲ、Ⅳ阶段,生长激素分泌增加,从而可促进蛋白质的合成并修复受损组织。

非快速眼动睡眠同样也是人类生理上不可缺少的一部分。如果选择性剥夺非快速眼动睡眠后,机体也会出现一种补偿机制,当进入正常睡眠时,非快速眼动睡眠时间也会适当延长。

3. 快速眼动睡眠的机能意义

据统计,一个人睡眠的平均五分之一时间是在 REM 睡眠中度过的,而其一年的 REM 睡眠时间总和大约为 600 小时。从进化的角度考察分析,REM 应该具有重要的生理机能。然而它究竟具有什么样的机能呢?众多研究对此进行了各方面的探索。

REM 睡眠广泛存在于哺乳动物和鸟类中,一些种类的动物比其他动物具有更多的 REM 睡眠时间,而且睡眠时间越多的动物其 REM 睡眠所占睡眠总量的比率往往也越高。猫每天长达 16 个小时的睡眠中,大部分是 REM 睡眠。兔子、豚鼠和绵羊等动物睡眠时间很少,它们的 REM 睡眠也非常少。

人类的 REM 睡眠与年龄存在一定关系,婴幼儿的睡眠时间以及 REM 睡眠时间明显多于成年人。新生儿的 NREM 和 REM 睡眠各占睡眠总量的 50%。为什么人在婴幼儿期需要大量睡眠和 REM 睡眠呢?研究者推断,它们对于神经系统的发育具有重要意义。成年人的睡眠时间长短存在个体差异,通常也符合睡眠时间越多 REM 睡眠所占比率越高的规律,那些每天睡眠 9 小时以上的成人具有较多 REM 睡眠时间,而每天睡眠 5 小时以下的人则其 REM 睡眠所占比率也很小。

【举例 3-3】 睡眠剥夺实验

研究者通过选择性的睡眠剥夺实验(仅剥夺 REM 睡眠而不是剥夺全部睡眠)以探究 REM 睡眠的机能意义。德蒙特曾经对 8 名男性被试进行 REM 睡眠剥夺实验。这些被试同意连续 4～7 个夜晚在实验室睡觉,在此期间他们的 EEG 和眼动状况受到监视,一旦这两个指标显示被试正要进入 REM 睡眠,实验者就立即唤醒他并使他保持几分钟的清醒,然后允许他继续睡觉直至他又开始 REM 睡眠时再将他唤醒。在这 4～7 个夜晚中,实验者不得不越来越频繁地去唤醒被试。在第一个夜晚,实验者唤醒每个被试的平均频率是 12 次,而到了最后一个夜晚,此频率增加到 26 次。由此可见,被试试图进入 REM 睡眠的倾向明显增强。在 REM 睡眠剥夺期间,大多数被试报告轻度而暂时的人格变化,表现为易激惹、多焦虑、难以集中注意力等,5 名被试感到食欲增加以及体重增加。之后,实验者结束了睡眠剥夺的干预措施,并让被试继续留在实验室中睡觉。在不被打扰而能自由睡眠的第一个夜晚,他们的 REM 睡眠时间比平时增加许多,从睡眠剥夺前所占睡眠时间总量的 19% 上升至 29%。

类似的睡眠剥夺实验也对动物进行过,研究者采用所谓的"水中小岛"实验设施,将动物(如猫)放置在四周被水包围的小站台上(其大小不足以让动物躺下睡觉)。当动物开始进入 REM 睡眠时,由于其维持身体姿势的肌肉松弛而失去平衡,落入水中而被立刻唤醒。凭借这种方法可以更长时间地剥夺动物的 REM 睡眠,其连续剥夺时间可长达 70 天。研究发现,这样的睡眠剥夺措施导致动物严重的行为障碍,并对其健康造成严重损害。然而这样的后果是否仅由 REM 睡眠剥夺所致?动物不断落水(而且是冷水)是否对其他生理机能(如体温)产生不良影响?这样的实验尚不能予以解答。

上述研究结果说明,人与其他动物需要 REM 睡眠,它对于较长时间的睡眠显得尤其重要。当 REM 睡眠因某种原因达不到机体正常情况所需的量时,则会引发其某种补偿机制,以增加 REM 睡眠。然而迄今为止,人们尚未完全了解 REM 睡眠对机体的生理和心理机能究竟有哪些裨益。研究者根据各种实验结果,提出了一些相关假设。一种假设是 REM 睡眠对于记忆存储具有重要意义,它有助于大脑摒弃日间偶尔形成的无用记忆痕迹,从而产生促进记忆的作用。一些研究者认为,REM 睡眠可能对白天的经验产生一种过滤作用。他们指出,一个人在一天中遭遇的许多事情有些是重要的,必须认真对待;也有一些是琐碎的小事,不需要给予太多的注意。由于记忆的巩固需要耗费较多的生命能量,因此机体必须将其用于重要事件的记忆,可能 REM 睡眠对于这种生理机制的实行是必要的。

一些实验结果为此假设提供支持证据,研究发现,人与其他动物在获得新的学习经验后,其 REM 睡眠有所增加,而且那些增加最多者通常对新信息记忆得最好。然而 REM 睡眠并非对所有类型的记忆都是十分必要的。一项研究训练大鼠学会莫里斯水迷津搜寻任务,假如实验者在水盆中注入清水,则动物能够看到水中的小平台并游向它,训练后几小时内的 REM 睡眠剥夺对此行为并不产生破坏性的影响(如图 3-14 所示)。然而在标准的莫里斯水迷津学习记忆任务中水盆中

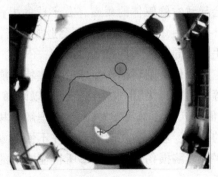

图 3-14 莫里斯水迷津搜寻任务

的水是混浊的,动物不能看到隐藏在水面下的小平台,但经过训练后能够记住该平台的方位。

研究发现,此时的 REM 睡眠剥夺却使动物不再能记住平台位置。

　　我国心理学者曾经研究 REM 睡眠剥夺对大鼠记忆巩固的影响,实验者首先对大鼠进行灯光回避辨别反应的学习训练,然后在完成训练后的不同时间间隔应用"小站台水环境技术"(类似于上述"水中小岛"技术)剥夺其 REM 睡眠。结果表明,在大鼠完成学习后立即剥夺其 REM 睡眠,则对记忆巩固产生明显的不良影响;此后即使再让动物恢复自由睡眠,其记忆成绩仍无明显改善。如果在动物完成训练后先让它自由睡眠一段时间,然后再剥夺它的 REM 睡眠,则发现其记忆不受影响。另外,如果给予动物较多的学习任务,则它随后就会增加 REM 睡眠时间,而学习记忆行为一旦得到巩固,则 REM 睡眠又恢复常态。根据这些实验结果,研究者认为 REM 睡眠对于学习后一段时间内的记忆巩固具有重要的机能意义。

　　另一项对青年人的研究表明,REM 睡眠剥夺导致被试的动作技能记忆发生困难,但不影响单词记忆。然而 NREM 睡眠剥夺则产生相反的效应,即对动作技能记忆不产生不良影响,但却使单词记忆发生困难。由此推测,REM 睡眠对于空间记忆和动作技能记忆的重要性可能大于对其他类型的记忆。

3.3　脑 与 行 为

　　著名数学家、哲学家兼生理学家勒内·笛卡尔认为:所有的行为都可被分为简单行为和复杂行为两类,简单行为是指,在某些行为中一个给定的感觉事件必然会引起一项适当的运动反应;而复杂行为意味着,在某些行为中刺激与反应的关系不可预测。现代科学家认为这两种行为都与脑有关。从基本的角度上说,所有行为的目标必然是用感觉数据和对现实世界结构的已有知识来产生适应性的运动反应。神经系统的最终目的必然是通过运动反应,产生最适合生物体的内在适应度。行为的目的是为了做出正确选择,即对自己有利的方向,但是也有例外的时候,当大脑出现损伤的时候或者是利他行为。脑科学还可以与经济学结合,可以促进经济的发展。

3.3.1　脑损伤

　　通过前面的内容我们已经知道,大脑右半球的损伤会导致左侧躯体的瘫痪,而左半球的损伤会导致右侧躯体的瘫痪。右半球的损伤还会产生一种奇怪的现象,叫作失视(Neglect),如图 3-15 所示。左半球的损伤会造成失语。在 19 世纪时,流行一种叫作额叶切除术的手术,这种手术会导致病人性格发生改变。

　　脑损伤会削弱损伤半球的一些特殊能力。左脑损伤会导致一个人的言语、阅读、写作和拼写等能力的丧失,但这类病人仍可以画画,并能够发声。右脑损伤不会对说话和阅读有大的影响,但病人很容易迷失方向,并在理解图片和图表时出现困难。脑损伤也会影响病人对他人情绪的理解。左脑损伤的病人往往不懂对方话中的意思,但能够从语调上判断对方高兴还是不高兴。右脑损伤的病人能够听得懂对方的话,但不能区分对方语气中所含的高兴或不高兴的情绪。

1. 右脑损伤

　　一般而言,右脑损伤会严重削弱一个人与他人交往的能力。比如,一个艺术家的右脑受损伤,他就可能对画布的左半部分"失视",画出的作品轮廓扭曲,画风古怪,令人无法接受。

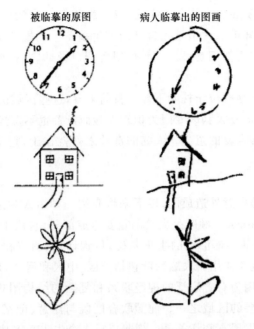

被临摹的原图　　病人临摹出的图画

图 3-15 "失视"行为举例

大脑皮层中有两个对语言特别重要的部分,一个是位于左侧额叶的布洛卡区(Broca's Area),另一个是位于左侧颞叶的威尔尼克区(Wernicke's Area)。损坏这两个部分中的任何一个都会使语言能力受损,导致失语症(Aphasia)。

布洛卡区受损伤的病人能够阅读和理解其他人的言语,但是自己说话和写东西极为困难。典型的失语症病人说话很慢,很费力,发音很差,语法使用也不正确。例如,他们会把"bike"说成"bife",把"sleep"说成"seep",把"zodiac"说成"zokaid"。虽然他们知道自己想说的是什么,但就是不能把话正确地说出来。

威尔尼克区损伤出现的失语症一般不会造成语法运用和发音的问题,但病人的困难会出现在对一些词义的表达上。例如,你向两个失语症患者出示一张椅子的图片,布洛卡区损伤的表达性失语症病人也许会说"工具",因为他想不起"椅子"这两个字,便不得不避免使用这个词。再如,当一个威尔尼克区损伤的失语症病人说起自己儿子的职业时,他说道:"他已经两年不在那里,什么也没干。他没做什么,外出时他说想去那边,并说该怎么做事。现在他在做在所做的……"他真正想说的是儿子失业后在找工作,但是由于说不出"失业"两个字,于是就用一种"拐弯抹角"的方式来表达意思。很明显,布洛卡区和威尔尼克区对语言都是至关重要的,并且这两个脑区是相互连接的。

2. 左脑损伤

左脑语言中枢的损伤对人生活的影响也很大。对于一个主持人,右脑是他的"优势半球",右脑受损伤后他的语言能力会受到影响。

大脑损伤会造成"心盲"(Mind Blindness)。失认症(Agnosia)是一种"心盲"现象,患者不知道自己所见的物体是什么。例如,你给失认症患者看一根蜡烛,问他这是什么,患者也许会形容说这是一根长长的、顶端尖细的物体,甚至可以把蜡烛准确地画出来,但就是说不出它的名称。然而,如果你让患者触摸蜡烛,问他这是什么,他能马上说出名称。失认症患者一般能够说出物体的颜色、大小和形状,但认不出那到底是个什么东西。

面孔失认症(Facial Agnosia)是失认症的一种,患者失去辨认熟人面孔的能力。例如,有一个失认症女患者,她不知道照片上谁是自己的亲生孩子。当她的丈夫和母亲到医院来探望她时,她看着他们,但不知道他们是谁。直到探望者开口说话之后,她才通过声音认出了自己的亲人。

负责面孔识别的关键脑区位于枕叶下部。目前来看,这些区域的唯一功能就是识别人脸,从进化的观点来看,这一部分大脑区专门为识别人脸而设置也不奇怪,因为对不同人面部的识别在社会生活中有着非常重要的意义。人脑的奇妙之处就在于,它是一个拥有如此专门化的功能意识的器官。

3. 额叶损伤

前面所说的脑损伤是由意外造成的,接下来将介绍一种由人为造成的脑损伤——额叶切除手术,英文名称为 lobotomy。额叶是大脑的重要组成部分,它位于大脑的最前端,占整个大脑的 25%,它是人最复杂的心理活动的生理基础,负责计划、调节和控制人的心理活动,对人的高级的目的性行为有重要作用。大脑额叶包括前区、中区和后区,是一个重要的神经组织区域。前区就是脑前额叶,因为有着广泛的神经联系和复杂的结构图式,以及丰富、复杂的双向性联系,它是大脑中最重要的区域之一。前额联合区既与注意、记忆、问题解决等高级认知功能有密切关系,也与人格发展有密切关系。切除以后人会失去很多功能,包括很大一部分的性格,几乎就是一个行尸走肉,和正常人唯一相同的地方就是还可以呼吸。

(1)额叶切除术的起源

长久以来,人们一直都在积极寻找治疗精神病的办法,只可惜始终找不到。古时候,人们认为精神病是魔鬼附身,所以有人发明了钻颅术,他们相信通过在脑上钻一个窟窿就可以将体内的妖魔释放出来。近代,人们还尝试过电击、水疗、鸦片、束缚、旋转疗法等奇怪的方法,但都不能达到理想的效果。百般尝试都失败后,精神病人最后往往还是只能被关起来。

19 世纪,大家已经充分认识到大脑就是控制人类思维和意识的器官。彼时,人类对大脑功能的认知还非常肤浅,对于各脑区具体负责的功能不详。但是,已经有人开始尝试通过脑科手术对精神病患者进行治疗。1892 年,一位名叫 Gottlieb Burkhardt 的欧洲医生就想通过手术摘除大脑皮层来治疗 6 位出现了幻觉和躁动症状的严重精神分裂症患者。术后,部分患者变得安静,有两人却不幸死亡了。Burkhardt 随后遭到了当局的强烈批评和反对。因此,在接下来的 40 多年里,很少再有类似的手术被实施。

直到美国的数个实验室在前额叶皮层(Prefrontal Cortex,PFC)对情绪和攻击性行为的调控上的研究取得了惊人的发现,这一情况才又发生了改变。在 1935 年 8 月于伦敦召开的第二届国际神经学大会上,卡莱尔·雅各布森(Carlyle Jacobsen)等人报告了一项研究成果。他们通过脑叶切割的方法,损毁了两只黑猩猩的前额叶皮层。其中一只名为 Becky 的黑猩猩似乎出现了"人格"改变。Becky 在手术前不好好工作,而且脾气还挺大,在手术之后变得温顺、人畜无害并且毫不犹豫地参加实验测试。同样也参加了这次会议的莫尼斯据此推测,特定地切除前额叶也许能给严重的精神病患者带来福音,因此他决定尝试在人体上进行类似的手术。

同年 11 月 12 日,就在从伦敦回去后不久,莫尼斯做了第一次尝试。在他的指导下,其助手利玛(Almeida Lima)小心地在病人颅骨上锯开一个口子,然后再通过这个开口向额叶中注入酒精,通过酒精溶解类脂来破坏那一片的神经纤维,进而损毁前额叶皮层和其他脑区的联系。他发现用乙醇很容易殃及其他的脑区,故而对手术进行了一系列改进,后来的手术则是用空心针头"掏空"额叶的几个区域,从字面上理解就是通过吸走大脑的某部分以达到切断神经连接的目的。随后,莫尼斯专门设计了一种被称为"脑白质切断器"(Leucotome)的器械来机械损毁前脑叶与其他脑区联系的神经纤维。因此,这套手术方法后来被称为前脑叶白质切断术,也就是额叶切除术。

在当时没有任何辅助检查手段(如影像学技术)的情况下,患者手术后脑区损害的范围、程度等都是很不精确的,所有这些手术都是不可视的,也就是说他们很少打开病人的头盖骨去看他们究竟切的是哪块地方。莫尼斯和利玛只是在头骨上钻孔然后估计掏空和切除的部位。幸运的是,莫尼斯的第一批 20 例手术的病人都幸存了下来。患者术后基本上都没了之前的癫狂、躁动、抑郁等行为,并且也没有留下任何严重的后遗症。而且,莫尼斯在早些年因为发明脑血管造影术(另一个诺奖级成果)而在国际上颇有名望,因此当他于 1936 年发布该研究报告之后,立马就在全世界备受关注。巴西、意大利和美国等国家开始有医生尝试这项新手术,并取得了成功。因此,莫尼斯草草地下结论说"额叶切除术是一种简单、安全的手术,很可能是一种可以高效治疗精神障碍的外科手术。"

因为能"治愈"人类数千年都治不好的精神病,莫尼斯立马成了全世界许多神经外科医生的偶像。在他的追随者中,最具创造性的当属美国的 Freeman 医生。1945 年,Freeman 医生精细化了这个手术程序,他发展出了一种更加快速和简单的,甚至任何小诊所医生都能实施的手术方法,即所谓的"冰锥疗法"。具体的操作就是:先把病人重度电击麻痹;病人进入无意识状态后,通过在每只眼睛的上面刺入破冰锥并通过徒手搅动破冰锥来切除前额叶。这种手术不但简便快捷,而且还不需要很严格的消毒措施,只需要简单的电击工具、破冰锥、小锤子和简易的手术台便可执行,因而一经发明便大受欢迎。

就这样,在 Freeman 的推波助澜下额叶切除术开始遭到滥用,这正是该手术在今天声名狼藉的主要原因。20 世纪 40 年代后半段,第二次世界大战导致大量精神疾病患者出现,该手术席卷了欧美各国。令人痛心的是,额叶切除术"治疗"的对象主体已经由之前的严重的精神病患者转变成了暴力、智障者、犯罪等社会不良分子了。在日本,主要的手术对象是小孩,他们中的许多人仅仅因为调皮捣蛋或者学习成绩不佳就被家长送去切除前额叶。在丹麦,政府专门为这类"新型疗法"建造了大量医院,而针对的疾病则从智障者到厌食症简直无所不包。

据统计,1936 年到 20 世纪 50 年代之间,美国大约实施了 4 万到 5 万例这样的手术,其他国家同样数以万计。而且,莫尼兹也因此获得了 1949 年的诺贝尔生理学医学奖,这无疑给该手术打上了安全的标签,进一步扩大了这一悲剧。

(2)额叶切除术的后果

早在 20 世纪 30 年代末,额叶切除术对人格的负面影响就已经开始零星被报道。随着手术的普及,尤其是"冰锥疗法"问世后,情况变得糟糕起来,病人精神病症状有所减轻的同时出现了严重的后遗症:这些病人高级思维活动被破坏,变得像行尸走肉一般,温顺、昏睡、沉闷、冷漠、无精打采、六神无主、神情呆滞、任人摆布,从此一生就生活在无尽的虚无之中。前额叶损伤的主要症状有:在性格上出现偏执、夸张、易怒和情绪波动,行为上出现迟缓、粗野、孤僻、任性和荒诞无稽,不能集中注意力观察和思考问题,不能进行复杂周密的逻辑推理,任何事情转眼就忘,对复杂环境不知所措,对突然发生的事件束手无策,既不能总结和汲取过去的经验教训,也不能规划和安排未来,对一切都漠不关心,我行我素。前额叶背外侧皮层是实施认知控制的最重要脑区之一,一旦这一脑区受损,就不能进行认知控制,只剩下本能反应,失去认知控制后,只剩下本能的自私。临床上把这些症状综合起来取名为"额叶综合征"。

这其中最著名的例子就是美国肯尼迪总统的亲姐姐罗斯·玛丽·肯尼迪(Rose Marie Kennedy)。为了治疗她的智力障碍,1941年Freeman为她实施了额叶切除术。手术的结果非常糟糕,肯尼迪小姐手术后智力不增反降(据称只有2岁儿童的智商),最后落得终身生活不能自理的下场。一位母亲甚至这样描述她接受过前脑叶白质切断术的女儿:"我的女儿完全变成了另一个人,她的身体还在我身边,但她的灵魂却消失了。"

最后,大约在1950年,反对额叶切除术的声音终于引起了全社会的注意。大批学者认为额叶切除术的好处的科学证据还不够充足。一项对1942—1954年在英格兰和威尔士进行了额叶切除手术的9 284名患者的调查表明,41%的患者恢复或有明显改善,28%稍微改善,25%无变化,2%恶化,4%死亡。这个结果令人心痛,因为即便不进行任何治疗,63%左右的精神疾病患者也会自发得到改善,这个比率在精神分裂症患者中大约为30%。因此,这些患者中的大部分人其实是没有必要去切除前额叶的。1950年,一种新的抗精神病药氯丙嗪被成功合成,并应用于精神分裂症和躁郁症的治疗。自此,精神疾病走向了药物治疗时代,额叶切除术很快便失去了市场。同年,苏联政府率先宣布全面禁止额叶切除术。到了1970年,绝大多数国家以及美国许多州都已立法禁止额叶切除术。剩下的一些还没禁止该项手术的国家也制定了极其严格的监管制度。但人类也需要谨记,当前的美好生活是建立在很多过往科技发展的"黑历史"基础上的。而且,现在能有这种调侃的觉悟和资本,也正是科学技术进步的结果。

3.3.2　利他行为

利他主义(Altruism)或利他行为(Altruistic Behavior)是指那些靠牺牲自身生存机会和生殖成功率而增加其他个体生存机会和生殖成功率的行为。有些是表现型层次上的利他;有些是基因型层次上的利他;有些是彻底的利他行为,即表现型和基因型均是利他的。

心理咨询实践告诉我们,孤独的生活往往是种种心理疾患的前奏。没有朋友,没有和谐的人际关系,我们便会感到不适与苦恼。慢慢地,我们会对生存的意义感到迷惑。因此,我们需要友情,需要被他人接纳、尊重、关心和理解。

在获得友情、搞好人际关系的诸多因素中,利他行为这一点非常重要。我们都有过这样的体验,当你遇到棘手的难题时,有人帮助你,问题便迎刃而解;当你感到苦恼时,有人来安慰你、开导你,你便会顿开茅塞……当你得到精神、情感方面的安慰、鼓励、支持、帮助时,一种感激之情就会油然而生,甚至产生知恩图报的愿望。这样一来,你们之间的情感联系也就加深了。同理,你在别人遇到这样或那样的问题时,热情地给予关心、爱护、帮助,别人也同样会产生这样的心理效应。

研究表明,一个人对弱者或陷于困境的朋友伸出援手,身心中会涌出欣慰之感;一个人坚信自己于他人有助益,将更积极向上。这种"欣慰之感"和"积极向上"的精神,不只是自我完善的催化剂,同时更是身心健康的营养素。这就是俗话所说的"情舒而病除"。

"献爱心对自己也是有益的。它在于,献爱心的过程,实现的是自己对他人的帮助、对社会的责任。这种自豪的情绪会给自己的心理带来良性刺激,从而产生欢快感。"

现代医学研究认为,大脑部分细胞膜上存在着吗啡样受体。人在做善事时,受到爱心滋润,体内会产生一种类似吗啡样的天然镇静剂——内啡肽。它通过细胞膜上的吗啡样受体,使人产生愉悦之感。同时,乐善好施的行为还可能激发众人的感激、友爱之情,为善者因为赢得了人们对自己的好感与信任,从而内心获得温暖与满足感。生活在这样的环境与氛围中,人自然轻松愉快,坦然、安然且悠然。

著名精神医学家亚弗烈德·阿德勒发现,长寿者中,95％以上都有甘于奉献、乐于助人的精神。他常对那些孤独者和忧郁病患者说:"只要你按照我这个处方去做,14 天内你的孤独忧郁症一定可以痊愈。这个处方就是每天都想一想,怎样才能帮助别人,使他们快乐。"

那么,如何用脑科学的知识解释利他主义行为呢?

美国杜克大学科学家在 2007 年公布的一项研究成果中称,人类大脑的后上颞叶皮质区可能与利他行为有关。领导这项研究的神经系统科学家斯科特·许特尔在英国《自然神经学》杂志发表报告说,研究大脑后上颞叶皮质区的活动有助于探索利他主义行为的根源。研究人员让 45 名大学生参加多种游戏,若取胜便能为自己或为慈善事业挣钱。在游戏过程中,研究人员用核磁共振仪扫描参加者的大脑活动情况。结果发现,选择为自己挣钱的参加者和选择为慈善事业挣钱的参加者的大脑活动情况有差异,后者的大脑活动更活跃。此前已有一些研究显示,施予行为能激活大脑回报机制。参与这项研究的科学家发现,当参加者以慈善为目的玩游戏挣钱时,他们大脑的后上颞叶皮质区会被激活。当参加者为自己挣钱时,大脑这一部分则未被激活。许特尔解释说,大脑后上颞叶皮质区可能与赋予外部事物以意义有关。按照他的说法,如果你看见别人拿起一块石头,会认为他这个行为有一定的目的,这时你的大脑后上颞叶皮质区就会被激活。如果看见一片树叶随风飘落,你不会认为落叶本身有什么意图,这时你的大脑这一区域就没有反应。

许特尔承认此项研究的成果是有局限性的,因为人在参加实验的时候可能会改变自己的言行举止,而现有的设备又无法在日常生活中跟踪人们的大脑活动情况。不过他坚持认为,不能认为所有利他主义行为都是信仰驱使的结果,一些动物也会奋不顾身或付出巨大代价去帮助同伴,从信仰角度去解释它们的行为就比较困难。

3.3.3　神经经济学

1. 神经经济学概述

神经经济学,或称神经元经济学,也叫脑袋经济学,是以大脑为研究对象的经济学。神经经济学的理论是由大脑实际上怎样思维的事实支配的。神经经济学是行为经济学的一个分支。行为经济学运用社会科学的事实和概念来显示意志力、对他人的关心、计算能力的有限性以及生物是怎样影响经济行为的。神经经济学运用大脑活动的事实扩展了行为经济学。神经经济学也称为一种新型的"试验经济学"。在试验经济学中,根据经济学的动机设立简单的讨价还价的游戏和市场,用以检验理论和确定哪些变量导致经济后果。神经经济学将人们的选择、讨价还价、交换等生物和神经过程进行量化,这是对试验经济学的扩展。

【举例 3-4】　质量并非购买的最终决定因素——品尝百事可乐和可口可乐的脑成像研究

2004 年美国贝勒医学院人类神经影像学实验室主任 Read Montague 教授等人(为通信作者,第一署名作者为 Samuel)做了一项非常著名的关于"品尝百事可乐和可口可乐的脑成像研究",其研究成果被认为是神经营销学领域的标志性成果。该成果发表在 2004 年的《神经元》(Neuron)杂志上。论文的题目是《对熟悉饮料的行为偏好的神经相关性研究》(Neural Correlates of Behavioral Preference for Culturally Familiar Drinks)。研究所针对的是百事可乐与可口可乐争论了几十年的问题:20 世纪 70 年代,百事可乐请一批消费者品尝多种没有品牌标志的饮料,结果有 2/3 的参加者挑选出来的口味最好的饮料是百事可乐。这次口味实验当时引起了极大轰动,成为百事可乐攻击可口可乐的重要理由,但是反对者怀疑这项实验的真实性和科学性。争论一直延续了 30 年,两种可乐的口味都没什么变化,可口可乐还是占据了明显的市场优势,拥有最多的品牌忠诚者。究竟是口味问题还是品牌问题造成了这种差异?

Read Montague 教授的实验从神经反应的角度,很好地回答了这个问题。Read Montague 教授的实验过程是,让受试者分别品尝撕去商标标签和具有商标标签的百事可乐和可口可乐,同时用 MRI 来记录受试者品尝时大脑的活动状况。在受试者品尝无商标的两种可乐时,脑扫描显示,品尝百事可乐的受试者大脑的腹内侧前额皮层的活跃程度是品尝可口可乐的 5 倍。这个脑区域是大脑产生强化奖赏的区域。但是当受试者品尝具有商标的两种可乐时,结果发现,品尝可口可乐的受试者大脑的海马区、背外侧前额叶皮层和中脑活动加强,而品尝具有商标的百事可乐的受试者却未出现上述变化。

在神经学上,可口可乐品牌所激活的脑区被认为是与高水平的认知能力有关的区域(如 DLPFC 过去研究发现与认知控制等有关;而海马区与情感信息有关,同时偏向于记忆收集与回忆)。这表明,品牌对消费者的作用是高级认知功能区域活动的结果,此时与味觉相关的低级认知功能区域被高级认知所取代。

这项研究实际上证明了营销学中的一个关键命题,即产品的质量并不是购买的最终决定因素。

2. 神经经济学的诞生及其发展

在神经经济学诞生的过程中,有三个事实应该引起足够的重视,它对理解这门新兴学科具有重要意义。

① 经济学与神经科学的结盟并非源于经济学家的一厢情愿,事实上,这一领域的早期文献主要出自生物学家或神经科学家之手。

② 与实验经济学和行为经济学的取向不同,这一领域的早期研究成果不仅没有对经济学有关人类行为的假设提出质疑,相反,它恰恰为这一假设提供了令人惊叹的"实证",正是基于这一点,经济学家与神经科学家才找到了共同关注的话题。

③ 作为一门交叉学科,神经元经济学不仅融合了现代神经科学和现代经济学的分析方法,而且还融合了现代进化论、现代心理学、特别是比它略早一些诞生的演化心理学的基本思想。

20 世纪 80 年代晚期,在心理学领域诞生了一门被称为"演化心理学"的新学科。有意思的是,这门学科的创始人林达·柯斯玛依达和约翰·托比是一对具有经济学和心理学双重学科背景的夫妇。演化心理学是一门研究人类心智如何形成的科学。演化心理学认为,人类的心智模式是在长期进化过程中被自然选择所塑型的,因此它是用来解决进化史上我们祖先所面对的问题的。人类今天所赖以生存的工业文明才不过 500 年,而农业文明至多不过 10 000 年,但人类祖先在采集和游猎状态下已经生活了数百万年。人类学和解剖学的证据表明,工业社会以来,人类大脑神经元的连接方式基本没有发生过什么变化。演化心理学一个最重要、最基本的观点是:现代人的头骨里装着一副石器时代的大脑。因此,演化心理学家所关心的是石器时代的人类生存环境与人脑交互作用过程中所形成的神经元结构到底是怎样的?这种结构在多大程度上决定了人类的心智模式以及我们今天的认知方式?演化心理学是一门很年轻的科学,但它在神经经济学的创立过程中,却扮演着一个极其重要的角色。事实上,许多演化心理学的缔造者也是神经经济学的积极倡导者。当我们试图探究人类经济行为的认知模式和神经基础时,我们就不得不面对自然选择在生物长期进化过程中对人脑组织及其神经元连接方式所施加的影响。

1995 年,为纪念诺斯获得诺贝尔经济学奖而举行的一次研讨会上,美国华盛顿大学的安迪·克拉克和休曼斯提交了一篇有关神经元决策模型的论文。两年以后,即 1997 年,在美国卡内基梅隆大学举行了一次关于神经行为的经济学会议。这次会议是神经科学家和经济学家共同发起、集中讨论相关问题最早的一次学术会议。2000 年,在美国普林斯顿大学又召开了一次有关神经生理与经济学理论的学术会议。同年 12 月,普林斯顿大学的一个研究小组第一次使用了"神经经济学"(Neural Economics)这一新的名词。2002 年 8 月,美国明尼苏达大学以"神经经济学"为名,召开了一次国际学术会议,这次会议就是首届"国际神经经济学大会"。也就是在这次会议上,组织者首次使用了"Neuroeconomics"这一新的复合词。此后,"国际神经经济学大会"每两年举行一次。第二届于 2004 年 5 月在德国明斯特的威斯特法伦威廉斯大学举行。

2003 年 9 月,以"促进神经经济学理论研究和知识传播"为宗旨的神经经济学学会在美国纽约大学成立。该学会成立以来,每年都以"神经经济学年会"为名,组织相关的国际学术活动。2005 年 9 月,第三届"神经经济学年会"在美国纽约举行。在这次年会上交流的论文提前刊发在 2005 年 8 月出版的《博弈与经济行为》杂志上,它们反映了神经经济学最新的研究成果与进展。2006 年 1 月 6 日,在波士顿召开的美国经济学会年会上,桑塔费研究院资深研究员、神经经济学学会理事会成员、瑞士苏黎世大学实验经济学研究院主任恩斯特·费尔作为三个"特邀演讲者"之一,就该领域的相关研究和最新进展做了大会演讲。

德国明斯特大学已经正式开办了神经经济学系。在美国,乔治梅森大学的凯文·麦克卡比、加州理工大学的科林·卡麦勒和斯蒂弗·郭茨等已经开设了有关神经经济学的大学课程和研究生课程。另外,有关神经经济学的研究所和实验室在美国、欧洲的大学以及其他研究机构中也已经大量出现,其中包括了斯坦福大学、剑桥大学、乔治梅森大学、加州理工大学、纽约大学等著名大学。弗农·史密斯 2002 年获得诺贝尔经济学奖以后,把研究重点转向了神经经济学。他在乔治梅森大学筹建了世界上第一所"神经经济学研究中心",并亲自担任这一中心的主任。

3. 神经元经济学对传统经济理论的深化与拓展

(1) 关于人类理性行为的神经生物学基础与实证研究

关于"理性",经济学家阿尔钦曾经有一个著名的解释,那就是所谓的"as if"理论。但演化心理学家认为,我们的心智是自身长期演化的产物;如果"理性"真能使我们在生存竞争中取得优势,那么它就不仅仅看起来"好像"是"理性"的;因为我们的神经系统已经被自然选择所"塑型",专门用来解决那些看起来似乎是"理性"的问题。揭示这一过程的真实机制,而不仅仅满足于所谓的"as if",则成了神经元经济学家的一项首要任务。这方面的研究虽然开始不久,但已经取得了一些非常令人鼓舞的成果。

在过去 10 多年间,有关这方面的研究,通过神经生物学家和经济学家的共同合作,在动物和人身上进行了一系列奠基性的实验。其中最重要的有杰弗里·萨尔和他的同事在范德比尔特大学所做的"单球实验"、普拉特和格林切尔在纽约大学神经科学中心所做的"双选提示博彩"实验、帕克和威廉·纽森在斯坦福大学所做的关于神经元编码和映射的实验。通过这些实验,现在已经基本证明了,包括人在内的动物神经系统确实能够计算每种行为可能的满足度。

在选择行为显得似乎是"理性"的情形下,由神经元对输入的"信号"(相当于经济学中被决策者观察到的客观变量)进行"编码"(相当于伯努利所设想的与决策者自身状况相关的主观评价)。然后,那个被编码为具有最大满足度的信息将形成一个"赢者通吃"的局面,并进一步"激发"其他神经元,成为唯一一个被神经系统执行的行为。神经经济学家把这个经过编码的信息叫作"生理期望效用",它与伯努利当年提出的主观期望效用理论非常接近。虽然现代经济学已经不再直接把一个物品的价值与另一个物品进行基数意义上的比较了,但是当灵长类动物进行经济选择的时候,对它们进行电生理学测量的记录则表明,基数效用是有其神经基础的。

进一步的研究还证明,位于灵长类动物中脑腹侧被盖区和黑质致密区的多巴胺神经元(一种以化学物质多巴胺作为神经递质的神经元),直接负责对外部事件的回报值进行编码。沃尔弗兰·斯库尔兹和他的同事们发现,这些神经元以一种特殊的方式被外部信息"激发",即它们的活跃程度不是取决于外部信息的绝对强度,而是在"边际"上取决于两次连续信息的相对强度;由于被编码的信息实际上是一个带有主观性的"预期回报值",因此神经元最终的激发程度即"激发率"就取决于所谓的本期"预期回报偏离值",而本期"预期回报偏离值"则取决于"当前的回报值"与上期"预期回报偏离值"之间的差额,用一个递归计算公式可以表示为

$$FR = RPE = \alpha(CR - RPE - 1)$$

其中:FR 为激发率;RPE 为预期回报偏离值;CR 为当前的回报值。

由于这个公式是斯库尔兹实验小组从上千次动物实验的数据中归纳出来并且又经过严格验证的,因此被认为具有很强的真实性。熟悉理性预期学说的读者也许会发现,它与这一学派的早期创始人之一约翰·穆斯关于人类理性预期的假设非常接近。

神经经济学关于人类理性行为的研究也许称不上什么突破性的发现,因为从某种角度看,它只不过重复了主流经济学 200 多年来有关人类行为的基本假定。其重要意义在于,这一研究与以往所有的经济学传统研究不同,它不是在逻辑上而是在经验上实证了人类行为的理性机制,从而使"理性"不仅仅只是作为一种"假设",而是具有了某种"本体论"的地位。无疑,这是对传统经济理论的一次重大深化。

进一步看,这些研究虽然只是对传统认识的深化,但其中仍然包含着一些可能引发"范式革命"的重要因素。在对灵长类和其他生物所做的神经元决策实验中,不断增加的证据表明,在所谓的"经济行为"方面,人类远没有经济学家曾经设想的那么"独一无二"。例如,猴子在博弈中能够得到与人一样有效的混合策略均衡,甚至鸟类也能通过"系统有序地改变它们的效用函数"来调整风险偏好以适应环境。如果人类的行为是物种长期演化的结果,那么一个合乎逻辑的推论是,我们的经济行为应该接近于我们的动物远亲,而不是截然不同。对此,格林切尔评论说,"这或许是神经元经济学所有结论中最富有挑战性的,因为它将引发一个对经济学家来说深入人心的假设的置疑,这个假设认为,做出决策既是人类特有的能力,也是一个强大的理性能力。"如果理性能力并非人类所特有的生物禀赋,那么它是否意味着,面临挑战的不仅仅是传统意义上的经济学和经济学家,甚至还包括了自古希腊和启蒙运动以来所有的哲学和哲学家们,需要在一个新的、实证的基础上对"理性"的定义进行某种必要的修正。

【举例 3-5】

2002 年,Gehring 和 Willoughby 在《科学》(*Science*)上发表了《额叶内侧皮层区与货币损益的快速处理》(*The medial frontal cortex and the rapid processing of monetary gains and losses*)一文。该文针对行为学派的前景理论和后悔理论设计了一种赌博游戏实验,要求被试在"5"和"25"两个数之间进行选择,当反馈结果出现绿色时,表示被试赢取所选择的金额数,当

结果出现红色时,表示被试要损失所选择的金额数。ERP 方法记录到发生于反馈信息给出后约 200 ms 的负波——MFN(额叶内侧负波);结合行为学实验,他们发现在预期损失的情况下会出现风险偏好决策,为 2002 年诺贝尔经济学奖得主卡尼曼的一系列行为实验找到了神经学的证据。

图 3-16(a)为脑电的 ERP 信号,可以清楚地看到在 200 ms 处无论是对应于损失(深实线)还是对应于收益(浅虚线)都出现了一个明显的负波,大约到 250 ms 处达到该负波的峰值(波形向上为负,向下为正)。这个负波的发生源在额叶内侧位置(参见图 3-16(b)),故称为额叶内侧负波(MFN)。从图 3-16(a)还可以清楚地看出,损失的 MFN 的变化幅度明显高于收益的 MFN 的变化幅度,从而找到了损失情况下会增加决策风险偏好的神经科学依据。

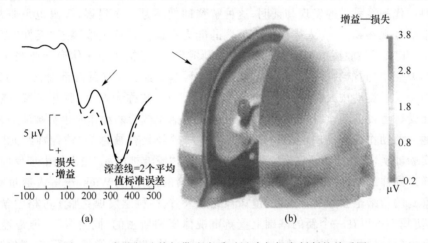

图 3-16　大脑额叶前扣带脑皮质对风险与损失判断的关系图

(2) 关于人类趋社会性的神经生物学基础与实证研究

上述研究虽然从实证角度揭示了人类理性行为的神经生物学基础,但它并不意味着神经经济学忽视了早期实验经济学和行为经济学对人类"非理性行为"的关注。当然,这里所谓的"非理性行为"是指与人类经济活动相关的、狭义的"非理性行为",如投资冲动、偏好倒置、经济活动中的利他行为等。不过,与实验经济学和行为经济学不同,神经元经济学更为关注对人类行为中具有利他主义倾向的所谓"趋社会性"的研究。在研究方法上,神经经济学基本摆脱了实验经济学和行为经济学传统的经济与心理的二元动机模式。事实上,从被演化塑型的神经决策机制上对人类的经济动机和心理动机作出统一的、一元论的解释,正是神经元经济学对实验经济学和行为经济学传统研究方法的扬弃。

"趋社会性"是社会学家涂尔干早年创造的一个概念,它包括人类普遍具有的同情心、感激心、责任心、愧疚感、羞耻感、公正感等道德情感。人类行为的"趋社会性"之所以引起经济学家的重视,与解决单次囚徒困境中的合作问题有关。传统思路把单次囚徒困境视作重复博弈的一个"子博弈",人类的"理性"能力,包括试错、学习与讨价还价,可以导致博弈双方的合作。不过,最近的研究表明,大多数关于人类合作的实验证据来自非重复交往或者重复交往的最后一轮。非实验的证据同样表明,不能轻易用"互惠"来解释日常生活中人们解决冲突的一般行为。把"趋社会性"作为合作的前提,最早可以追溯到伯格斯特朗和斯塔克 1992 年的研究。他们证明,亲属或邻里之间在标准的单次囚徒困境博弈中可以产生合作。沙利 2001 年的研究则证明,如果博弈双方带有斯密意义上的"同情共感"(即第三方或他人能通过想象的情景转换,对行为者的某种行为赞同和支持,从而理解行为者的行为),在严格的纳什条件下,也可以有"合作解"。最新的研究是桑塔费学派经济学家金迪斯和鲍尔斯所做的,他们运用计算机仿真技术模拟了 10 万~20 万年以前(更新世晚期)人类狩猎采集族群合作秩序的形成过程。由此得到一个重要的结论是,"强互惠"行为的存在是原始族群内部维持合作关系的必要条件。所谓"强互惠"是指那些在团体中与别人合作,并不惜花费个人成本去惩罚那些合作规范破坏者(哪怕这些破坏不是针对自己)的行为。显然,"强互惠"本身就是人类"趋社会性"的重要体现。根据计算机仿真,只有成功演化出"强互惠者",并由"强互惠者"对自私的搭便车者进行惩罚,才能在一个族群中建立起稳定的合作秩序。

人类"趋社会性"的一个显著特征是,个体的行为不仅从"自利"原则出发,通常还会顾及他人或团体利益。传统理论往往在"理性"的框架下,用"跨期贴现"、"互惠"或"声誉"机制解释这类行为。但现代神经科学的发现却证明,这种解释即便不是一个错误,起码也是非常肤浅的。心理学家很早就观察到,一个人体恤他人处境的能力在很大程度上取决于"天性"而非后天的学习。近 10 年来,随着"镜像神经元"理论的逐渐成熟,曾经被大卫·休谟和亚当·斯密反复提及的人类天性中"同情共感"的能力,基本得到了科学验证。一项具有重大意义的研究发现,包括人在内的灵长类动物大脑中央运动前皮层中,有一个被称为 F5 的特殊区域,该区域的神经元不仅在受试者自己动作时被激活,而且在看到其他受试者的动作时也会被激活。于是,这些能够对他人的动作在自己内心的呈现做出反应的神经元就被称为"镜像神经元"。Umiltá 等人通过实验证实,当一个人看见他人被针扎的时候,"镜像神经元"做出的生理反应就像他自己被扎一样。同样的原理也适用于心理状态,如"情绪的镜像"。Wickers 等人通过实验证实,受试者观察到的情绪也会激活相关的"镜像神经元"。这些科学发现克服了苏格兰学派当年的技术限制,使我们得以在一个新的基础上重新审视休谟和斯密的"同情观"。神经经济学据此得出的一个重要结论是:"同情共感"是一个物种不同个体基于"镜像神经元"实现的"神经网络共享",这种"共享"对个体之间的合作具有重大的经济(效率)意义,因此是该物种在长期演化过程中被自然选择所"塑型"的。如今,神经元经济学家已经把这一理论用于研究语言的产生和演化以及它对博弈行为的深刻影响。

由"同情共感"所驱使的人类"趋社会性",特别是"强互惠者"实施的惩罚,是一种明显具有正外部性的利他行为。但这种行为的激励机制是什么? 在得不到物质补偿的情况下,人们为什么不惜花费个人成本去惩罚那些违反合作规范的人? 苏黎世大学国家经济实验室主任恩斯特·费尔博士提出一个假设:如果这种行为无法从外界获得激励,那么行为者只能通过行为本身获得满足。也就是说,这种行为是依靠生物个体的自激励机制实现的。事实上,人和动物的许多行为都是依靠自激励实现的。脑科学研究已经证实,对包括人在内的高等动物来说,启动这类行为的机制是由中脑系统的尾核和壳核来执行的。例如,人类的成瘾性行为,如烟瘾、酒瘾、毒瘾等,都涉及这一脑区。因此,这一脑区在医学上也被称为"鸦片报偿区"。费尔博士猜测,如果"强互惠"行为依赖这种自激励机制,那么做出这种行为时,人脑的这个部位就会被激活,而且行为的强弱与其激活程度正相关。于是,费尔和他的同事们设计了一系列实验场景来激发人们的利他惩罚行为,并通过 PET 对行为者的神经系统进行观察。实验结果证实了这个大胆的推断。

神经经济学对人类"趋社会性"的研究告诉我们,传统经济理论只在"自利"范围内考察人类的偏好与行为是有缺陷的。事实上,包括"道德感"与"正义感"在内的"趋社会性"在维系人类的经济制度和政治制度,从而也就在维系人类社会的合作效率和组织效率方面具有不可替代的重要作用。

3.4 大脑的保养

我国古代名医孙思邈在《备急千金要方》中说:"头者,身之元首,人神之所法,气血精明,三百六十五络,皆上归于头。"说明头脑为阳气集聚之处,人的思维、智慧、情感等都是大脑的功能。脑髓充盈,则精明气血旺,身体也会强壮。反之,髓海不足,则神明受损,五脏虚弱,阴阳失衡,寿命就短。所以古代养生学家认为:"神安则寿延,神去则形散,不可不谨养也。"正所谓"得神者昌,失神者亡"。这说明养神、健脑是多么重要。

当今社会,人们工作、生活压力大,节奏快,整天忙忙碌碌,特别是都市白领,经常加班加点,用脑时间过长,常常感到精神疲惫,精力不济。在日常生活中,人们可能会出现各种各样的头部不适,如头痛、头晕目眩、注意力不集中、多梦、健忘等。临床上,见到的更多是高血压、中风、失眠、焦虑、惊恐障碍、抑郁症、癫痫、脑肿瘤等患者,特别是高血压、中风、焦虑、抑郁症等,更呈现年轻化倾向,发病率日益增高,现代医学认为这是脑供血不足的表现。

【举例 3-6】

有一天,深圳某医院接诊了一位 50 多岁的男性患者,他因突然出现不言不语、下肢乏力等症状被家人送到医院,经检查,被诊断为中风。虽然一条腿拖着地走,但尚未偏瘫。医生与其谈话时,意外发现他已出现老年痴呆的早期症状。医生亮出手表,问他:"这是什么东西?"他说:"不知道。"再问:"2 + 3 等于多少?"他说:"8。"这都是老年痴呆症的早期症状。老年痴呆症的早期症状还包括记忆力和工作能力下降,胡言乱语,丢三落四,对日常活动丧失兴趣等。这位患者曾是国内一位心血管内科医生,本来头脑灵活,思维敏捷,却过早地出现如此症状,不能不说与他平常没有好好地养护大脑有关。

大脑也会疲劳,也会衰老。大脑的保养需要多方面措施的结合,下面介绍一些可以让大脑保持最佳状态的方法。

1. 多用脑,抗衰老

俗话说脑子越用越灵活,科学家发现,大脑用得越多,神经元储备越多,认知和记忆能力就越强。在临床上,有医生看过一位 70 多岁老人的大脑,发现他的脑回非常饱满,一点皱缩都没有。这样的老人大多从事脑力或艺术类工作,在晚年还在不停地工作。能让自己动脑琢磨的游戏是最好的脑锻炼方法,比如桥牌和麻将(适度地打),也可以有意识地在晚上回忆一天的经历。但脑筋急转弯等让人绞尽脑汁却百思不得其解的游戏就不必了,因为它的无逻辑并不会对大脑起到促进作用。此外,在压力很大的情况下过度用脑,会对大脑造成一定的损害。

2. 说话快,助记忆

说话快,词汇重复的频率就高,有助于提高短时记忆力。话在嘴边说不出来被认为是记忆障碍的表现。使用词语的频率越高,就越不容易忘记,而且在说到一个词时,可以尽量用其他词帮助解释,这样记得更牢。练记忆不言迟,工作记忆在 20 岁前处于发育阶段,30 多岁达到峰值,之后随着衰老进程,大脑每 10 年大约萎缩 2%,记忆力会有少许下降,但在 60 岁前通常不会有任何感觉。因此,任何人在任何年龄,都宜锻炼记忆力。

3. 充足睡眠,适当休息

人每天的最佳睡眠时间是 6~8 小时,如果低于 6 小时精神状态会不好,也不利于提高工作效率。其实,如果睡眠不足,也不利于大脑的发育,所以要保证充足的睡眠,且要有质量。研究发现,身体的废物会随着人体的呼吸或者出汗等方式排出体外,但是大脑产生的某些废物只能在睡眠过程中被排出,而且必须是深度睡眠状态才可以。成人大脑能集中精力的时间最多只有 25 分钟,所以每工作 20~30 分钟,应该休息 10 分钟。工作累了,你的休息方式可以不是睡觉,而是听《彩云追月》等悠扬的民乐。用脑越多,消耗参与大脑运转的物质就越多,换一种用脑方式,可以让这种物质的来源增加,恢复大脑的思考能力。

4. 努力减轻压力

压力太大会导致大脑中负责吸收新信息的海马区皮质缩小。而且,压力会导致高血压,进而增加认知损伤危险。良好的生活习惯也有助于保护好我们的大脑发育,平时生活、工作、学习要协调安排好,不可过度透支某一方面,否则容易造成精神紧张,使大脑疲劳、压力过大。

5. 多使用彩色

平时使用有色笔或有色纸,能帮助记忆。色彩会影响大脑的认知和分析能力,因此大人的世界不要总是黑白分明,可以学学孩子,多用五颜六色的东西。

6. 多吃健脑食物

大脑是一台珍贵而复杂的发动机,必须补充"优质燃料"。大脑约占人体体重的 2%,但却要消耗 20% 的血氧和 25% 的葡萄糖。

多吃新鲜的水果和蔬菜,如多吃菠菜可以减少记忆力减退现象。

多进食一些含有胆碱的食物。人脑中含有大量乙酰胆碱,记忆力减退的人大脑中乙酰胆碱的含量明显减少,老年人更是如此。补充乙酰胆碱是改善记忆力的有效方法之一。鱼、瘦肉、鸡蛋(特别是蛋黄)等都含有丰富的胆碱。

补充卵磷脂。卵磷脂能增强脑部活力,延缓脑细胞老化,并且有护肝、降血脂、预防脑中风等作用。蛋黄、豆制品等含有丰富的卵磷脂,不妨适量进食。

多食碱性和富含维生素的食物。碱性食物对改善大脑功能有一定作用。豆腐、豌豆、油菜、芹菜、莲藕、牛奶、白菜、卷心菜、萝卜、土豆、葡萄等属碱性食物。新鲜蔬菜、水果,如青椒、金针菜(黄花)、荠菜、草莓、金橘、猕猴桃等都含有丰富的维生素。

补充含镁食品。镁能使核糖核酸进入脑内,而核糖核酸是维护大脑记忆的主要物质。豆类、荞麦、坚果类、麦芽等含有丰富的镁。

有条件的话,可适当进食人参、枸杞、胡桃、桂圆、鳝鱼等补益食品。胡桃仁是补肾固精,滋养强壮的食品。它含有人体所需的多种维生素和微量元素,对人的大脑神经有益,是神经衰弱健忘之人的辅助治疗剂。

相反,大脑"最差的燃料"就是含化学添加剂多的食物,如罐头食品和方便面等含防腐剂多的食品,以及经嫩肉粉处理过的肉类。

7. 多喝水

大脑电解质的运送大多依靠水分。身体缺水的时候,人会头疼、头晕、无法集中注意力。所以,在做决定前或做用脑比较多的工作时,都多喝一点水。

8. 经常与身体交流

如果你躺着或靠着什么东西,身体很懒散,大脑就会认为你正在做的事情一点都不重要。如果思考问题时,喜欢手里把玩一样东西,或下意识地敲敲桌面,离开椅背坐姿端正,哪怕跷着二郎腿,都会让大脑保持警觉。另外,散步或室内踱步是思考问题的好方式。手指操将脑部和手部结合起来,有助于提高做事的效率。同时,工作之余可以活动活动手指,拉伸一下,或者玩玩圆球,刺激手部运动。美国《衰老神经科学前沿》杂志刊登的研究发现,散步时人的推理能力会提高,并能防止大脑功能减退。

9. 偶尔自言自语

自言自语其实是一个人在对大脑说话,它是巩固记忆、修整认识的一个很好的方法。但最好多说积极的话。例如,不要说"我怎么老是迟到",最好说"明天我一定不会迟到",鼓励自己,增强大脑对这一想法的认知。另外,大脑需要重复,重复的间隔时间越短,记忆的效果越好。

10. 养成快速阅读的习惯

看书时,目光不要一行一行,甚至一个字一个字地移动,而要让书离眼睛远一点,双眼一目十行地移动,让大脑尽可能接触很大范围的文字,这样会提高你的阅读能力。因为大脑的理解速度其实比你眼睛看到文字、嘴读出文字的速度都要快,读得慢反而会造成大脑怠工。

11. 寻找充足氧气

大脑虽然只占人体体重的 2%,但耗氧量却达全身耗氧量的 25%。充足的氧气可以让大脑快速思考;缺氧时,人会觉得没干什么活却非常疲惫、情绪善变、困得要命却睡不着。平时多吃一些含铁食物,如猪肝、黑木耳等,因为铁能增强血红蛋白运输氧气的能力。此外,可以每周到山里去呼吸一次高质量的氧气,而不是整天在城市里吞吐汽车尾气。

12. 选择宽敞的环境

在 30 m² 的办公室里办公的人和在 10 m² 的办公室里办公的人,思维方式是不一样的。大脑喜欢宽敞的环境,视野开阔首先让人的心里不压抑,情绪好对大脑的思考会产生影响。其次,眼睛看到的东西越多,越能刺激大脑的思维。如果你经常身处狭窄的环境中,就要多去户外走走,解放大脑。

13. 多运动

锻炼不仅仅有利于身体健康,而且不同的运动项目对大脑的刺激也是不一样的。比如,跳绳最健脑,健美操可以增强记忆,散步有利于放松身体,使视觉、听觉等感觉对大脑产生刺激。

本 章 小 结

本章从脑与学习、脑与意识及脑与行为三个角度论述了脑科学知识在生活中的应用,并介绍了大脑保养的科学方法。通过本章的学习,可以将脑科学知识应用到实际生活中来指导大脑的科学开发与保养。

习题与思考

1. 操作条件反射与经典条件反射有哪几点重要区别?

2. 简述长时记忆的概念,并说明记忆时间的长短与什么有关。

3. 简述开发大脑的原理。

4. 简述开发大脑的几个重要方法。

5. 意识的产生有哪两种途径?

6. 如果将人和计算机进行类比,那么人的样脑、样本、丘脑、心脏分别相当于计算机的什么部件?

7. 简述睡眠对人类的影响有哪些？

8. 简述快速眼动睡眠对人体的意义。

9. 简述额叶受损后对人性格的影响。

10. 简述左右脑分别受到损伤的表现。

参 考 文 献

[1] 牟媛. 艺术教育与右脑开发[J]. 大众文艺,2008(4):79-80.

[2] 尚玉昌. 动物的经典条件反射和操作条件反射学习行为[J]. 生物学通报,2005,40(12):7-8.

[3] 吕英. 浅谈如何开发人类的右脑[J]. 教育与职业,2004(20):63-64.

[4] 又一. 学习生理[J]. 学科教育,1995(12):25-28.

[5] 董奇,陶沙. 脑与行为——21世纪的科学前沿[M]. 北京:北京师范大学出版社,2000.

[6] 西格蒙德·弗洛伊德. 梦的解析[M]. 北京:国际文化出版公司,2001.

[7] 周冠生. 梦之谜探索[M]. 北京:科学出版社,1990.

[8] 方迪,尚衡,译. 微精神分析学[M]. 上海:三联书店,1993.

[9] 张春光,李宁宁. 梦与创造性关系的研究与探讨[J]. 江苏社会科学,1998(1):68-73.

[10] 印大中. 科学灵感产生的生物学原理及主动获取技术[N]. 科学时报,2011-2-23.

[11] 迟毓凯. 人格与情境启动对亲社会行为的影响[D]. 上海:华东师范大学,2005.

[12] 叶航. 利他行为的经济学解释[J]. 经济学家,2005(03):22-29.

[13] 陈希. 9方法帮大脑"驻龄"[N]. 生命时报,2011-01-21.

[14] 郭平保. 大脑的日常保养不可忽视[N]. 深圳特区报,2010-11-30.

[15] 马庆国,王小毅. 认知神经科学、神经经济学与神经管理学[J]. 管理世界,2006(10):139-149.

[16] McClure, Samuel M, David I, et al. Separate neural systems value immediate and delayed monetary rewards[J]. Science, 2004, 306 (5695): 503-507.

[17] 肖峰. 助人为乐有利心理健康[EB/OL]. http://www.familydoctor.com.cn.

[18] 佚名. 与利他行为相关的脑区域[EB/OL]. http://www.xinhuanet.com.

[19] 樱井武. 睡眠的科学:生命入睡、苏醒的机制与奥秘[M]. 北京:人民邮电出版社,2015.

[20] 徐耀忠. 脑科学[M]. 合肥:中国科学技术大学出版社,2008.

[21] Marilee Sprenger. 脑的学习与记忆[M]. 北京:中国轻工业出版社,2005.

第4章

人 工 大 脑

大脑是结构与机能极其复杂的系统。脑科学的研究是当前生命科学的前沿和热点领域，其终极目标是破解智力起源与意识本质。研究脑的结构和模拟脑的功能是脑科学的两大基本任务。在前面的章节中我们学习了脑科学的基本知识，研究了脑的结构。在本章中，我们将要学习用信息的手段模拟脑的功能。本章将主要介绍人工大脑的概念、分类、模型、实现技术、实现电路以及相关伦理讨论。

4.1 人工大脑概述

4.1.1 人工大脑的基本概念

人工器官(Artificial Organs)是用人工材料制成，能部分或全部代替人体自然器官功能的机械装置，如人工肾、人工心肺、人工耳蜗等。这些人工器官中有很多已经在现实生活中应用。

人体最复杂的部位是大脑，所以对大脑的仿制代表了人造器官的最高水平。人工大脑这个概念最早是在英国著名小说家玛丽·雪莱(Mary Shelley)创作的文学史上第一部科幻小说《弗兰肯斯坦》(*Frankenstein*)中提出的。人工大脑就是人工器官的一种，具体来说，人工大脑是人脑(或动物脑)的模型、延伸和扩展，是具有人脑(或动物脑)的现象、行为、特性、功能的人造系统。

人类社会的每一次飞跃都伴随着科技的进步，按时间顺序基本可以分为机械化(应用机器系统)、电气化(加入电机、网络)、自动化(加入自动控制器)、计算机化(应用数字计算机)、网络化(实现计算机网络)、先进自动化(系统、管理)、智能化(引入智能)和知识化(处理知识)这8个阶段。现在正处于智能化迅速发展的初期阶段，人工智能、大数据、5G等新兴技术的发展将使人工大脑这一具体应用更大可能成为现实。

当下人工大脑的研究成为世界各大国竞争博弈的战略重点。由瑞士洛桑联邦理工学院脑与心理研究所(EPFL)开展的"蓝脑"(Blue Brain)计划(如图4-6所示)是众多研究中较为著名的一个，该计划由欧洲人脑计划负责人亨利·马克拉姆(Henry Markram)领导，尝试利用分子层级的哺乳类脑部逆向工程建立一个计算机模拟脑，从而构建出人工大脑的模型。

按照马克拉姆的设想，人工大脑由硅、金和铜等金属制成。最终的结果会是一个"人"——

如果可以这样称呼的话,马克拉姆相信在未来,此人可能会具备思维、感觉等能力,甚至还能坠入爱河。一旦成功,马克拉姆的"蓝脑"计划一定会成为科学史上最非同寻常的项目之一。

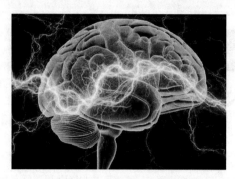

图4-1 马克拉姆"蓝脑"计划

被誉为"人工大脑之父"的雨果·德从1992年就致力于人工大脑的研究,他对于人工大脑的发展持乐观而谨慎的态度。他在清华大学给学生做演讲时曾表示:"可能二三十年后人工智能机器就可以和人做朋友了,但50年后,人工智能将成为人类最大的威胁。世界最终会因人工智能超过人类而爆发一场战争,这场智能战争也许会夺去某些人的生命。"或许今后人工大脑的智商真的能超过人类,就像很多科幻电影里所展现的那样,实现智能叛变,但目前人工大脑的研究仍处于初级阶段,面临着很多问题,解决这些问题将是一个漫长的过程。

【举例4-1】 用碳纳米管制造神经键

2011年4月22日,据美国每日科学网站报道,加州南部大学工程学研究人员在使用纳米技术构建人工大脑方面取得重大突破。他们构建了一个碳纳米管神经键电路,在实验中,这个电路呈现出大脑基本构成单位神经元的机能。这个研究小组采用交叉学科研究方法,将电路设计与纳米技术结合在一起,以解决具备大脑机能这一复杂的问题。

碳纳米管是极小的碳分子结构,直径为铅笔尖的百万分之一。这些纳米管可用于电路,充当金属导体或半导体。

领导这个研究小组的爱丽丝·帕克教授说:"这是整个过程中必不可少的第一步。我们想要解答这样一个问题,即能否构建一个电路,使其发挥神经元的作用。下一步就更为复杂。我们如何用这些电路构建一些结构来模仿拥有1000亿个神经元、每个神经元上有1万个神经键的大脑的机能。"

帕克从2006年开始研究开发人工大脑的可能性。在人的一生中,人脑不断制造新的神经元,建立新的联系并调整适应。利用类似电路复制这一过程将是一项浩大的工程。帕克强调,真正开发出人工大脑甚至只是大脑的某个功能区域还需要几十年的时间。她说,研究中心面临的下一道障碍是如何在电路中复制出大脑的可塑性。

她认为,为了解人类智力发展进程而进行的持续研究可能对许多事情具有长远影响,从开发治疗脑外伤的纳米修复术到开发能够以全新方式保护司机的智能安全汽车。

【举例4-2】 生物计算:碳基神经元结合硅基半导体

脑功能的实现依赖于神经元和突触组成的神经网络,突触起到将信息传输与记忆存储处理相结合的关键作用。受大脑启发,一些研究人员尝试建立生物神经元与硅神经元之间的连接,以推进脑机接口、超低功耗混合芯片等前沿技术的发展。

2020年2月底,《自然》旗下期刊《科学报告》刊登了一项由英国、瑞士、德国和意大利科学家联合推进的实验,用纳米级忆阻器模拟生物突触的基本功能,连接大鼠神经元和人工神经元,使得这些神经元通过互联网可以实现双向实时通信(如图4-2所示)。

"我们首次证明,芯片上的人工神经元可以与大脑神经元相连,通过使用相同的'脉冲'语言进行交流。"意大利帕多瓦大学生物医学科学系教授Stefano Vassanelli说。

这种"混合大脑"能让大脑神经网络和AI神经网络相互理解,从长远来看,Vassanelli称

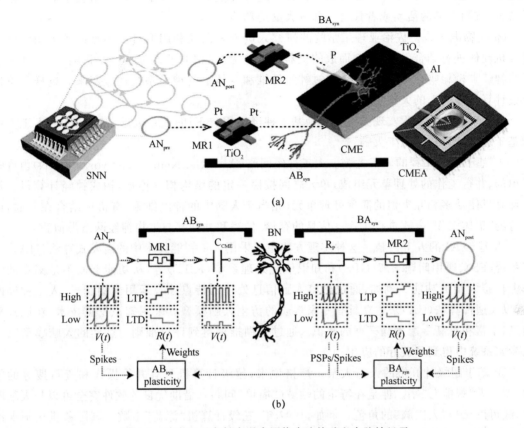

图 4-2　纳米电子突触在混合网络中连接硅和大脑神经元

其想法是利用人工脉冲神经网络来恢复患有帕金森氏症、中风或癫痫等疾病的局部脑功能。

4.1.2　人工大脑的分类

　　按不同的分类标准,人工大脑可分为不同的类型。

　　按人工大脑的实现方式可分为类似生命模型的人工大脑和社会模型人工大脑。人工大脑包括传统的用于神经系统的学习模型,如人工神经网络。在类似生命模型中,系统有一个类似于生命系统胚胎发育的功能,使得系统的结构和组成单元能够发生变化,形成复杂系统。在社会模型中,系统被视为一个动态过程,在这个过程中,局部的、各个单元之间的连接使得整体的、全局的功能、次序、状态发生突变。反过来,各个单元也受到全局状态的影响。

　　按人工大脑的人造方法和技术可分为生物人工脑(Biological Artificial Brain,BAB)、工程人工脑(Engineering Artificial Brain,EAB)和生物工程人工脑(Biological-Engineering Artificial Brain,BEAB)。生物人工脑是用生物方法和技术(如克隆技术、转基因技术等)生成的。例如,"人工羊"多莉的脑显然就是用人工方法得到的"人造脑"。工程人工脑是用工程技术的方法(如计算机软件,光、机、电硬件等)制造的,例如,ART 的"细胞自动机-仿脑机"(CAM-Brain Machine,CBM)。生物工程人工脑则是由生物技术与工程技术相结合而生成或制造的。这种方法有两类典型代表。

　　① 计算机微芯片。即将一个可以模拟人类神经系统的电子电路——"计算机微芯片"成

功地植入大脑,利用仿生学的原理对人体神经进行修复。它与大脑协作发出复杂的指令给电子装置,监测大脑的活动或者代替一部分大脑的功能。

② 生物电子人。佐治亚理工学院的研究人员近来已经利用取自动物脑部的组织细胞与计算机硬件进行结合,这样研制而成的机器就被称为"生物电子人"或者"半机器人"。如果芯片与神经末梢相吻合,就可将芯片通过神经纤维和身体上的神经系统连接起来。这样就可以通过计算机提高人的大脑功能。

按人工大脑的工程实现方法可分为基于神经工程(NE)的人工大脑、基于 AI 的人工大脑和基于超级计算机的人工大脑。

① 基于神经工程的人工大脑。人工神经网络(Artificial Neutral Network,ANN)由许多简单的、并行工作的处理单元组成,单元之间按照一定的结构相互连接,构成神经计算机。神经计算机使众多相互类似的简单处理单元(相当于人脑中的神经细胞)有机地结合在一起,以并行的"集体工作"方式进行工作。信息的存储、传播和处理都与生物神经网络类似。

② 基于 AI 的人工大脑。这种实现方法主要采用人工智能技术中的启发式算法(HA)、专家系统(ES)、通用问题求解(GPS)和知识信息处理系统(KIPS)等,从功能上而不是刻意从结构上模拟人脑的功能。例如,通过借鉴人脑信息处理的特点综合运用模糊逻辑、人工神经网络,以及遗传算法(CA)来建立具有专家素质的仿生人脑模型。采用知识挖掘技术,获取外部信息,丰富和更新专家大脑模型的知识。通过模糊推理得到评价准则。这样的人脑模型已经在专家系统中得到了良好的应用。

③ 基于超级计算机的人工大脑。严格说来,超级计算机只有并行操作和资料搜寻的能力,谈不上"智能"二字。但是在特定的领域("简单"问题),借助优良的软件完全可以与人脑匹敌,故可以充当"人工脑"的角色。例如,1997 年,超级计算机"深蓝"击败了国际象棋大师卡斯帕罗夫。超级计算机取得的成就虽然可观,但要解决接下来所面临的问题,首先需要具有自我学习的技能,即使在下棋方面也是如此。凭直观获得知识是人类智慧的特征之一。要想让计算机掌握这种分析方法,编程人员肯定会遇到人工智能领域的根本问题。

4.2　人工大脑相关数学模型

大脑是一个十分复杂的系统,迄今为止人们对它的了解还非常少。目前认为,大脑从下到上可以分为 7 个层次:分子、神经元、神经元群、神经网络、大脑皮层、功能分区和神经中枢。正是这 7 个层次,按照它们的产生机理,又可将大脑网络分为 3 种类型:①结构性网络(Structural Network)。结构性网络是基于神经解剖学原理,由神经元突触之间的电连接或化学连接构成的,一般通过实体解剖或通过核磁影响等方法确定。②功能性网络(Functional Network)。功能性网络描述神经云集群(如皮层区域)各节点之间的统计性连接关系所产生的信息结果,为无向网络。③效用性网络(Effective Network)。效用性网络描述皮层神经网络各节点非线性动力学行为之间的相互影响或信息流向,为有向网络。生物神经系统作为产生感觉、学习、记忆和思维等认知功能的器官系统,是多层次的超大型信息网络,也是目前发现的最复杂的非线性网络系统。

对于人工大脑的研究必须首先建立大脑的模型,但想要完整再现大脑的所有功能几乎是不可能实现的,下面仅从几个角度谈谈与大脑相关的人工模型。

与大脑相关的人工模型有几种,一种是模型与原型形状完全相似,只是大小不同或所用的材料不同,目的在于研究原型的几何特性,如模具的外表面形状,这种模型叫作几何模型;要研究原型的物理特性,而用与原型一样的材料制成的模型,叫作物理模型,如风洞。在长期生产实践中人们发展出了一种新型的模型工具,就是建立数学模型,把实际物体或器件的几何形状或物理特性、运动变化过程等与数字的变换规则建立对应关系,只要对数字变化的规律研究清楚,原型的特性就能完全被掌握。

人脑的功能可以概括成利用收集到的环境信息构造与环境中的实物相对应的模型过程,以及通过已经存在的实物模型素材构造现实中还不存在的事物的模型,然后把模型变为事实。这是人脑使用模型的工作方式。

人脑中的模型可以分为三个层次。第一个层次是完全由神经元的连接方式决定模型,这与通常理解的模型有很大的不同,模型的意义融合在对运动的指导过程中呈隐含状态。这种模型在计算机程序中见到的最多,在其中人们看不到事物的本来面目,也看不到数学方程式,看到的是一行行的运动指令,指挥计算机的动作,动作的结果反映了一定的运动模型。同样神经系统的最终目的是控制生物体的运动,直接给出运动控制指令的过程比经过其他复杂的处理然后得出运动方法的过程要高效和节省能量,所以生物神经系统进化的方向之一就是尽量用直接的、简单的神经连接代替复杂的控制过程,在这个过程中模型的成分就逐步从台前走到幕后。

第二个层次是像数学模型那样使用抽象的模型。抽象模型不反映原型的每一个细节,而使用一组规律或规则,加上一组参数反映原型的具体形态,可以用比较少的设施处理很复杂的问题,对大量重复出现的信息这种方式有很高的处理效率。视觉听觉信息的初级处理过程中有这类模型的影子,它们单从处理过程的神经联系来看很像第一层次模型,原始信息不再以它们的本来面目与化学物质或神经冲动相联系,不过在处理过程中仍然能看出信息的整体轮廓和变换过程,在这些过程中原始信息以各种抽象形式表现出来,而处理网络看起来就像是一种专门处理数学问题的处理器。

第三个层次是接近物理模型的层次,就是用大量的资源尽量逼真地反映原型的每一个细节。人脑中与感觉思维有关的绝大部分模型都属于这一类,这也是在人脑中存在量最大的一类。

考虑到大脑模型的三个层次,这里将大脑的工作模型简化为神经元模型、感知模型、记忆模型、学习模型、思维模型和情绪模型这六个主要部分。下面将对大脑的统一模型和大脑的六个主要模型加以详细介绍。

4.2.1 大脑的统一模型

在详细介绍大脑各个主要模型之前需要先了解大脑的统一模型。人脑位于颅腔内,由大脑、间脑、中脑、脑桥和延髓等部分构成。神经细胞是大脑的功能单元,大脑是脑的最大一部分,它的主要特征是外面有一层薄薄的膜——大脑皮层,它是人脑中最发达的部分,人类思想的知、情、意都是在它的作用下产生的。

脑的主要功能是接收和处理来自体内外环境的各种信息,并以此为依据调节、控制机体活动,实现个体的生存和发展。科学研究发现,脑在心理活动中可以区分为四个基本机能联合区,任何一种心理活动的实现都必须要有它们参与。它们包括:①保证、调节紧张度和觉醒状态的联合区;②接收、加工和存储信息的联合区;③制定程序、调节控制心理活动和行为的联合区;④评估信息和产生情绪体验的联合区。

意识问题是一个涉及心智—身体的问题,这一问题相当复杂,这里我们主要从信息处理的角度对意识理论进行分析,从而建立可仿真实现的信息流程,得到大脑的统一模型。

脑是一个并行分布的信息处理机构,外部环境通过人的感觉、视觉、听觉等器官将多种信息传入大脑,开始了信息处理的第一个阶段——信息融合。

1. 信息融合机制

在意识的作用下,大脑对外部环境输入的原始信息,按照一定的规则进行分类、综合,并通过抽象形成概念,进而在脑内形成有效的信息存储结构。这种结构通过整合新、旧信息,提取和构造出有效的信息。最终基于脑信息处理的模式,根据马斯洛的"七层需要"理论,建立了可实现的知识规则库和数据规则库。

2. 信息加工机制

科学研究表明,人类的大脑会不时地发出电波——脑波。按照发出脑波的频率,科学家们把它分成了 α、β、θ、δ 四类,当 β 波出现时说明大脑皮质处于兴奋、清醒状态;当 α 波出现时说明健康人处于安静、闭目状态;当 θ 波出现时说明人处于困倦、缺氧状态;当 δ 波出现时说明人处于睡眠状态。可通过 ERP 检测装置检测脑波,借助于脑波理论判断大脑所处的状态。

而认知心理学认为,在人脑的认知过程中,脑内信息加工分为受控加工模式和自动加工模式。其中,受控加工模式是受控制的、有注意参与的加工模式,自动加工模式是不受控制的、不需要注意参与的加工模式。同时,这两种加工模式又可以相互转变。

根据注意与否决定人脑的工作模式,当人脑工作在非注意模式时,说明大脑可以使熟悉的任务转为自动化处理,发挥并行系统中无意识活动的作用。反之,则进入受控加工模式,发挥并行系统的有意识活动的作用。

3. 有意识和无意识行为决策机制

意识是脑的四个联合区中许多联合区协同活动的结果,脑内信息加工系统中大脑皮层相关区域的激发是大脑进行信息的有意识和无意识加工的基本脑机制。在这一模型里引入阈值的概念,认为人脑工作在受控加工模式状态的情况下,对周围事物注意的程度决定了人类大脑激发区域的位置,当某一种激发使某些区域处于激活状态,并且激活的能量超过人们设定的阈值时,就认为这种信息进入了有意识状态。反之,就认为进入了无意识状态。

4. 情绪和行为的输出

人脑是一个非常复杂的并行处理系统,每一个动作和表情都不能用单纯的拥有意识和无意识来划分。例如,对于一个射手来说,射箭这个动作既包含了有意识的活动,也包含了无意识的活动。由于长时间的训练,弯弓搭箭这种动作已经逐渐成为大脑所熟悉的内容,通常是作为无意识来处理的,射手自己也没有意识到大脑正在对他的身体的姿势、肌肉的紧张度以及双眼的焦距进行调整,此时他的注意力都集中于靶心,以便准确判断出最佳发射时间,而后一种动作明显是有意识的。

另外,人的情绪和行为输出后,自身会对此做出评价,以便不断调整自己的行为、举止,提高个人的素质。这里,根据人们的这一行为,设计了一套数据库自动更新机制。这一更新机制主要是依据人类的自我评价能力给出的,它引入了人类的行为趋避度、情绪愉悦度、生理唤醒度和心理满足度等几个参考量,使系统能够在仿真过程中不断地进化、学习,以实现更新决策、智能升级的功能。

综上所述,基于意识的大脑统一模型信息处理过程如图4-3所示。

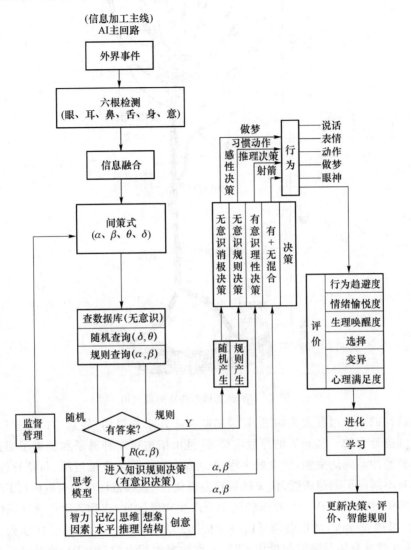

图4-3 基于意识的大脑统一模型信息处理过程

4.2.2 神经元模型

神经元即神经细胞,是神经系统的结构与功能的基本单位。神经细胞与机体中其他细胞一样,有细胞核、细胞器、细胞膜等结构,但神经细胞是为实现信息传递和处理而特化了的细胞。图4-4为典型的神经元模式图,其中胞体提供细胞活动所需的物质和能量;轴突为神经元信息的传出通路;树突从胞体发出,为细胞收集和接收信息的场所;突触为神经元间信息转换的关键部位。神经元是组成神经系统的基本单元,要建立反映脑功能特别是脑的高级功能的神经网络,先要建立神经元模型。

神经元模型应能反映在神经元中信息转换的过程,因此模型应以神经元的结构和功能为基础。神经元的树突有许多分支可以接收多个信息的传入,而其轴突则是传出信息的通路,因此,从基本结构形式看,神经元为多输入和单输出的元件。电脉冲的发生是神经元活动的主要

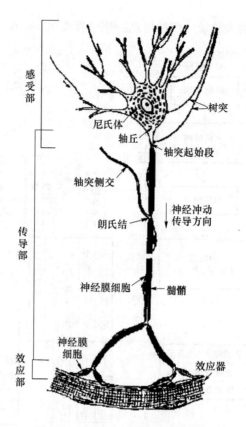

图4-4 神经元形态构造的模式图

方式。神经脉冲的产生过程大致如下：神经细胞在无外来刺激的"静息"时，处于极化状态，细胞内相对于细胞外有约−70 mV的静息电位，这是由细胞膜对钾离子和钠离子通透性不同引起的。外来神经冲动到达突触，使突触小泡释放递质并扩散到突触后膜，与特异性受体结合，从而改变了对不同离子的通透性，使突触后膜去极化，产生兴奋性突触后电位（EPSP），当此电位达到某一阈值（约−60 mV）时，电位快速上升产生神经脉冲，或称为动作脉冲，脉冲宽度约1 ms，最高电位可达40 mV，动作电位可由轴突传递到其他神经元。如神经冲动到达抑制性突触，递质的释放造成突触后膜的超极化，产生一致性突触后电位（IPSP），使神经元处于抑制状态。这一动作电位产生的过程大致可用图4-5来表示。

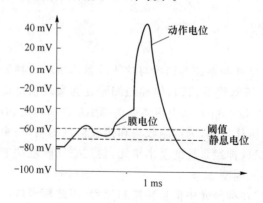

图4-5 神经元电位活动

一般动作电位到达峰值后很快下降,并在一段时间内低于静息电位,这一段时间为神经元的不应期。1943 年,McCulloch 和 Pitts 提出了一个 M-P 神经元模型。该模型主要反映了神经元产生动作电位的性质,假定神经元只处于静息电位和动作电位两种状态。图4-6 为 M-P 神经元模型示意图。它是一个多输入单输出的阈值逻辑元件,其输入输出的关系可由以下公式表示:

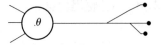

图 4-6　M-P 神经元模型

$$y(k+1) = f\left(\sum x_i(k) - \theta\right)$$

$$f(x) = \begin{cases} 1 & x > 0 \\ 0 & x \leqslant 0 \end{cases} \tag{4-1}$$

这样的神经元模型虽然简单,但已能反映神经元信息加工的重要方面,即空间总和以及阈值非线性。M-P 模型也忽略了神经元的许多特性,如时间总和、不应期等。这一模型是用模型研究神经系统的开端,对神经网络模型研究有重要影响。

4.2.3　感知模型

20 世纪 50 年代末,Rosenblatt 提出著名的视知觉模型——感知机(Perceptron)。它具有与脑结构部分相似的结构。简单的感知机的基本结构如图 4-7 所示。该模型共分为三层,信息由感知层输入(相当于视皮层原感区),经过联合层最后到决策层,由决策层输出,每一层都是由一组神经元所组成的。感知层与联合层的连接是随机的,联合层与输出层之间的联系是可塑的,即可通过学习而改变。这样的感知机以神经元模型为单元,在某些方面考虑了神经系统的可能连接方式,如多层的结构、各层神经元有不同作用,以及神经元间连接的可塑性和随机性等。感知机有明确的功能,它能通过"示教"学会正确分类事物。简单的感知机可分辨两类事物,不管这两类事物如何,都可能通过学习加以分辨。这与人类对事物的辨识相似。例如,将字母分为 A 和非 A 两类,感知机输出为 1 时,则认为是字母 A。在联合层有 n 个神经元,而决策层只有一个神经元时,采用如下的学习规律,就能达到此目的。

$$\begin{cases} \omega_i(k+1) = \omega_i(k) + c \cdot (z - y) \cdot x_i(k) & i = 1, 2, \cdots, n \\ y = f\left(\sum_{j=1}^{n} a_j x_j - \theta\right) \end{cases} \tag{4-2}$$

其中,z 为"教师"信号,c 为常数,x_i 为第 i 个联合神经元状态,y 为输出。应用上述规则,当被分开的模式是线性可分时,即能用一个超平面将分属两类输入模式分隔开时,感知机就可以通过有限次的学习,学会正确分开两类模式,这就是感知机的收敛定理。

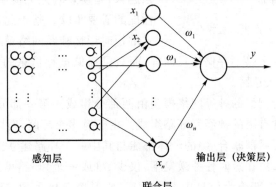

图 4-7　感知机示意图

4.2.4 记忆模型

短时记忆是特殊的神经兴奋以电活动方式在突触处造成的暂时的变化,神经生理学的研究认为,短时记忆是由神经元存储的,当神经元受到一个短暂的刺激后,它就会有规律地持续发放一段时间,把信息短暂地保存下来。对乙酰胆碱、5-羟色胺的生物学研究发现它们是短时记忆保持持续发放的原因。它们在特定的脑电振荡存在的前提下被释放出来,如图 4-8 所示,这样神经元发放过后产生后去极化电位(After Depolarization Potential,ADP),使神经元的兴奋性提高。这样的神经元构成的网络在脑电振荡的背景下,当电位超过阈值时,就会再次发放,接着又产生一个后去极化电位,并在随后的每个脑电周期上激发出 ADP 使发放保持下去,由这样的神经元构成一个网络,网络中第 i 个元的膜电位可以表示为(不考虑时延)

$$V_i(t) = V_{rest} + V^{osc}(t) + V_i^{ADP}(t) + V_i^{inh}(t) \tag{4-3}$$

其中:$V_{rest} = 60 \text{ mV}$ 是静息电位;$V^{osc}(t) = B\sin(2\pi ft)$ 为脑电(θ-π)波的振荡输入,$f = 6 \text{ Hz}$,$B = 5 \text{ mV}$;后去极化电位 $V_i^{ADP}(t)$ 在第 i 个元发放后的函数为

$$V_i^{ADP}(t) = a_i(t - t_i) = V_{adp}^* \frac{(t - t_i)}{t_{adp}^*} \exp\left[1 - \frac{(t - t_i)}{t_{adp}^*}\right] \tag{4-4}$$

其中,t_i 是第 i 个元最近一次发放的时刻,$V_{adp}^* = 10 \text{ mV}$,$t_{adp}^* = 200 \text{ ms}$。抑制性反馈假设为 j 个抑制性后突触电位的线性叠加:

$$V_{j+1}^{inh}(t) = \sum_j a_j(t - t_{nj})$$

$$= \sum_j V_{inh}^* \frac{(t - t_{nj})}{t_{inh}^*} \exp\left[1 - \frac{(t - t_{nj})}{t_{inh}^*}\right] \tag{4-5}$$

其中,第 $j+1$ 个神经元受到前面发放的 j 个元的共同抑制,$V_{inh}^* = -4 \text{ mV}$,$t_{inh}^* = 5 \text{ ms}$,$t_{nj}$ 是第 j 个元第 n 次发放的时刻。

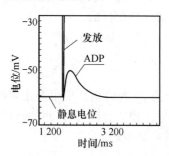

图 4-8 神经元的一次发放产生后去极化电位

短时记忆具有存储时间短、存储容量有限以及可以用适当组块提高其信息存储容量等特点。短时记忆脑机制研究已明确大脑前、后部等多个脑区参与短时记忆过程。而实际上,组块是利用原已习得的长时记忆的信息的结果。因此,将长时记忆与短时记忆过程联系起来,将多个脑区联系起来,是使短时记忆模型具有接近于实际人脑性能的必要步骤。基于此,有人提出了一个指针式的短时记忆神经网络模型,发展了神经元环路模型的思想,这里神经元环路不存储信息内容,而只是存储被存信息的指针,信息内容存储在与长时记忆共有的信息表达区。

根据这一设想,短时记忆的神经网络模型由两部分组成。第一部分为存储信息内容的指针的网络,它由多个长度有限的神经元环路组成。由于有多个环路,所以可以使容量极大的共有记忆表达区(大脑皮层后部联合区)的全体都能与其中一个环路建立突触联系。而各个指针环路间又存在相互抑制,故在短时任务激发下,仅少数(或一个)环路可以兴奋,并成为当前记忆信息内容的指针。第二部分为信息内容表达区,它是容量极大的多级联想记忆神经网络。

其中的神经元兴奋模式表示一个事件被感知,即信息输入脑中或被取出。当短时记忆任务出现时,被记忆的信息内容(或事件)在表达区中以神经元兴奋模式的形式出现。与此同时,指针神经元环路中的神经元群依次兴奋,从而与表达区中的兴奋神经元建立短时的突触联系。长时记忆是通过表达区内神经元间突触联系的建立而实现的。而短时记忆则是由指针环路神经元与表达区间突触联系的建立而达到的。在这一模型中,假定联系已先确定,并假定当有高层次网络兴奋模式出现时,指针环路优先与高层次网络建立联系。因而在回忆过程中,高层次表达可先通过指针神经元兴奋而兴奋,然后通过层次间联系使低层次的神经元兴奋模式出现,即提取了基本事件。图 4-9 为短时记忆基本神经网络模型结构图。

图 4-9 中每一方框均为一个神经网络。X 为指针神经网络,Y、Z 为两级联想神经网络,为记忆内容表达区。Y 存储基本事件,Z 存储高一级的抽象事件。每一框内又可分为若干部分,对应于多个指针环路,第 i 个指针对应于 Y、Z 中的第 i 个部分。各部分间可以有一些交叉。U、V、W 分别表示 X 与 Z、Y 与 Z、X 与 Y 神经网络间的突触连接权重。假定 V 为已知,即长时记忆已由经验所确定。在进行短时记忆时,W 或 U 按 Hebb 律快速增加,然后逐

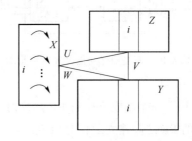

图 4-9　短时记忆基本神经网络模型结构图

渐衰减。U 优先于 W 增长,从而建立起指针环路与表达区间神经元的暂时联系。在回忆时,指针环路的兴奋通过暂时联系,使相应表达区神经元兴奋而取出所记忆的内容。在形成组块的情况下,由于 U 优先,Z 中兴奋模式先取出,再通过 V 使 Y 中相应的神经元模式被兴奋,即取出原来存入的信息。由于每一环路神经元数目有限,因此短时记忆的容量是有限的。

海马在记忆过程中起着相当重要的作用。它是大脑半球内侧的一个神经结构,由于其外形与海洋生物海马相似而得名。海马内部神经元排列规整,为中枢神经系统中较易深入研究的结构,10 余年来,神经心理学和神经生理学研究日益揭示它在人类记忆中的重要作用,目前已成为脑科学研究中的一个热点。

为了揭示海马在记忆功能中的作用,人们用控制论的观点,综合神经心理学、神经生理学、神经解剖学及神经网络的知识,将海马看作整个记忆系统的一部分,建立实现海马记忆功能的神经网络模型。首先,根据神经心理学的成果,即海马不是长时记忆的实际脑区,大脑皮层联合区才是长时记忆的场所,海马只在巩固过程中起作用的事实,确定应将大脑皮层包含在模型系统之内。而由神经解剖学可知,海马与大脑皮层许多区域有双向联系,各种不同信息可以汇聚到海马结构,故该模型不仅包含大脑皮层,而且将它划分为若干区域。海马内部有不同的结构,提示不同部分有不同的功能。因此,将海马划分为不同部分并指定各部分的功能。功能的指派是依据其结构特点的。在模型中,突出 CA_3 和 CA_1 两个结构,由于 CA_3 的大量反馈联系,可以假定它是一个联想记忆网络。CA_1 无反馈联系,且 CA_3 到 CA_1 的发散联系使 CA_1 可能将 CA_3 综合结果形成各事件的单一表示。模型中假定齿状回有预处理作用,使在海马中的兴奋模式间是近似正交的;而近似正交模式使联想记忆存储容量得到充分利用。齿状回正在进入 CA_3 联想存储器的入口处。而在过去的神经网络模型研究中,初步揭示多级联想记忆模型是大脑皮层较合适的模型。由此,用两级联想神经网络表示大脑皮层。图 4-10 为提出的海马记忆功能神经网络模型的框图。图中,A、B、C 三个神经网络组成两级联想记忆模型,其中A、B 中兴奋模式表示不同的感觉事件,C 为高级结构,C 中的兴奋模式表示事件的全体。CA_1

与 CA₃ 为相应海马的不同部分。CA₃ 中有不同部分分别对应于皮层的 A、B 区(实际上皮层有多个区域,模型中为简化起见而只表示出两个区)。

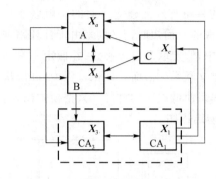

图 4-10 海马记忆功能神经网络模型

这里用神经兴奋模式(PF)表示信息(神经元兴奋模式指在神经网络内,同一时间兴奋神经元组成的空间模式)。在 A 和 B 神经网络中,PF 表示在脑内出现的事件的属性或组成部分。C 中 PF 表示事件的全体。外部的信息经感觉系统的预处理后进入大脑皮层 A、B 区。然后到达 CA₃ 区,CA₃ 为联想记忆神经网络,它将事件的各个组分连接起来,并保留各组分的特殊表示。CA₁ 为竞争网络仅对应一个 PF,它代表事件的整体。CA₁ 输出到大脑皮层,并在 C 中出现新的 PF,它是整个事件在皮层的表示。当 A 或 B 中有 PF 出现时,随机地使 CA₃ 中的某一 PF 被激活,由于 LTP 效应,此两区的 PF 之间建立了相对稳定的联系。在 LTP 随时间衰减后,这一个 PF 才可能与其他 A 或 B 中的 PF(对应其他事件)建立联系,因而又在不同时间内可以和皮层中多个 PF 建立联系。这就使得海马中有限的神经元可以暂时存储由皮层表示的大量事实。如果用向量表示神经元兴奋模式,则在模型中用向量 $\boldsymbol{X}_a$、$\boldsymbol{X}_b$、$\boldsymbol{X}_c$、$\boldsymbol{X}_1$、$\boldsymbol{X}_3$ 分别表示在 A、B、C、CA₁、CA₃ 各神经网络中的 PF。各神经网络间神经元的突触连接权重可用相应的连接矩阵来表示。突触的联系(各连接权重矩阵)的变化可以用下列各方程式表示:

$$
\left\{
\begin{aligned}
&\Delta m_{ab}(i,j)=0 \\
&\Delta m_{ac}(i,j)=k_a \cdot x_a(i) \cdot x_c(j) \\
&\Delta m_{bc}(i,j)=k_b \cdot x_b(i) \cdot x_c(j) \\
&\Delta m_{a3}(i,j)=K \cdot x_a(i) \cdot x_3(j)-k_p \cdot x_a(i)-k_3 \\
&\Delta m_{b3}(i,j)=K \cdot x_b(i) \cdot x_3(j)-k_p \cdot x_b(i)-k_3 \\
&\Delta m_{33}(i,j)=K \cdot x_3(i) \cdot x_3(j)-k_3 \\
&\Delta m_{31}(i,j)=K \cdot x_3(i) \cdot x_1(j)-k_p \cdot x_3(i)-k_1 \\
&\Delta m_{1c}(i,j)=K \cdot x_1(i) \cdot x_c(j)-k_1 \\
&\Delta m_{1a}(i,j)=K \cdot x_1(i) \cdot x_a(j)-k_1 \\
&\Delta m_{1b}(i,j)=K \cdot x_1(i) \cdot x_b(j)-k_1
\end{aligned}
\right.
\tag{4-6}
$$

其中:$m_{ef}(i,j)$ 为矩阵 $\boldsymbol{M}_{ef}$ 的第 i 行和第 j 列的元素;而 $x_g(i)$ 为向量 $\boldsymbol{X}_g$ 的第 i 个元素;k_a、k_b、K 为学习常数;k_1、k_3 为遗忘因子;k_p 为突触竞争系数。CA₃ 中神经元有随机输入存在,其输出可用下式表示:

$$
x_i = 1\left(\sum m_{ij} \cdot x_j + r_i - t_i\right)
\tag{4-7}
$$

其他脑区神经元的运动方程均用下式表示:

$$
x_i = 1\left(\sum m_{ij} \cdot x_j - t_i\right)
\tag{4-8}
$$

其中:$1(x)$ 为单位阶跃函数;r_i 为随机输入;t_i 为神经元 x_i 的阈值;m_{ij} 为 x_i 神经元与相连的 x_j 神经元的突触连接权重。上述几个方程为海马记忆的数学模型。

近年来,由于对海马记忆功能研究的深入,除前面所说的海马记忆功能模型之外,已提出了一些相应的神经网络模型。Squire 等人较全面地分析了记忆的巩固及 MTL(内侧颞叶)与新皮层间相互作用的假设,提出了关于海马功能的建议,设计了一个记忆巩固的简单神经网络模型,其模型结构如图 4-11 所示。

McClelland 等人从海马系统损伤影响新近记忆而远期记忆完好的事实出发,提出海马记忆的神经网络模型。其中记忆优先通过海马内突触快速变化而存储,此存储又支持在新皮层中代表存储事件的神经兴奋的重现,每一次重现使新皮层间联系有小的改变,这些变化积累就形成了长时记忆。其模型结构如图 4-12 所示,其中,$S_h(0)$ 和 $S_c(0)$ 为反映初始记忆的存储常数,C 为巩固常数,D_h 和 D_c 为反映遗忘的常数。

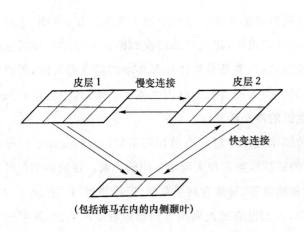

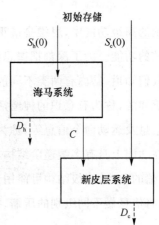

图 4-11　Squire 等人的记忆巩固神经网络模型　　　图 4-12　McCelland 等人的模型

4.2.5　学习模型

按照人工智能大师西蒙的观点,学习就是系统在不断重复的工作中,对本身能力的增强或者改进,使得系统在下一次执行同样任务或类似任务时,会比现在做得更好或效率更高。学习模型就是为了使人机能对自己的行为"自知",进而更好地表达情感,和主人进行和谐的交互。学习模型主要用概率与统计的方法来解决问题,建立概率模型。例如,当对某种刺激做出反应动作时,若受到夸奖,则以后提高做这种动作的概率;若受到批评,则降低以后做这种动作的概率。

设人机行为事件集 R 为 $\{R_1,R_2,\cdots,R_N\}$(独立事件);用户行为事件集 U 为 $\{U_1,U_2,\cdots,U_M\}$;用户对人机行为反映事件集 W 为 $\{A,B,C\}$(互斥事件)。A、B、C 分别表示用户对人机行为的肯定、无反应、否定,用户行为事件集 U 被映射到 W 中。

设人机在行为表达时各种行为发生概率的初始值 $P(R_i)=1/N$,N 为人机行为事件个数($i=1,2,\cdots,N$),$P(R_i)$ 随用户对人机行为的反应发生变化,即

$$P(R_i)=\begin{cases}P(R_i)(1+0.1) & P(A)=1\\P(R_i) & P(B)=1 \quad (i=1,2,\cdots,N)\\0.5P(R_i) & P(C)=1\end{cases} \tag{4-9}$$

根据人机行为发生概率的变化,可以对其进行如下分类:

$$\begin{cases} P(R_i)\text{属于正向事件集} & P(R_i)>1/N \\ P(R_i)\text{属于一般事件集} & 1/2N<P(R_i)\leqslant1/N \\ P(R_i)\text{属于负向事件集} & P(R_i)\leqslant1/2N \end{cases} \quad (4\text{-}10)$$

其中,$i=1,2,\cdots,N$。人机在行为表达时,首先要确定行为分类事件集,接下来在集合内挑选出一种恰当的具体行为方式。

4.2.6 思维模型

人脑的高级功能中,思维是最重要且最神奇的功能。这里思维主要指联想、判断、推理和决策等脑的功能。为了深刻把握思维的机制和规律,建立思维的模型已成为科学发展的重要课题。我们知道,脑内有两类不同的神经活动:一类是与机体外部环境的信息有关的,可以为主体所感知的,称为有意识的神经活动;另一类神经活动不可为主体所感知,其中包括有关的内环境信息及运动命令信息等,称为无意识的神经活动。

脑在功能上具有多级递阶结构,这种结构是由于经济有效原则采取的。Caianillo 曾经指出,从通信的角度,多级结构可能用最少的通信线路实现大量单元间的协调。在脑的信息处理过程中,将信息做不同级别的压缩、概括和抽象等,显然有利于存储、运算和利用。在思维的实践中,人们已有效地利用不同抽象程度的概念,说明脑内应能存储不同抽象程度的概念及其相互联系,并能对这些不同抽象程度的概念进行加工。基于此,提出一个具有两级结构的联想记忆神经网络模型(TLAM)。在该模型中假定每一区域内的神经网络兴奋神经元数目不变,即每一神经元兴奋模式所含神经元数目相同。图 4-13 为两级联想记忆神经网络模型框图。

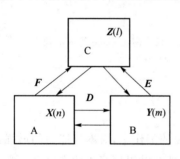

图 4-13 两级联想记忆模型框图

从图 4-13 中可以看出,它共有三个存储区 A、B、C,均由一组神经元组成。第一级为 A、B 两区,分别表示实物概念及其属性;第二级为 C 区,神经元兴奋模式表示抽象概念。各区之间各个神经元间均有突触联系。其连接权重(即突触的导通能力)分别用连接矩阵 D、E、F 来表示。各区域内的神经兴奋模式可以用向量来表示。以向量 X、Y、Z 分别表示 A、B、C 三区的兴奋模式。各区内兴奋神经元数目分别为 n、m、l,各区共有神经元数目分别为 N、M、L。则 X 为 N 维向量,其中有 n 个元为 1,其余为 0;Y 为 M 维向量,其中 m 个元为 1,其余为 0;而 Z 则为 L 维向量,其中 l 个元为 1,其余为 0。假定 D、E、F 均可因学习而改变,D、F 是按 Hebb 律变化。为了能自动形成抽象概念,开始时 C 区无兴奋神经元,故应采用不同的学习规律,令 E 按突前增长和突后竞争规则改变。在学习阶段,假定学习和提取均在离散时刻中进行,一系列的 $X(k)$、$Y(k)$ 对输入到模型中,相应地呈现一系列的实物。所有突触初始值为 0 或小的随机值。根据上述学习规律,权重 D、E、F 将按下式变化:

$$d_{ij}(k+1)=d_{ij}(k)+R_d \cdot x_i(k)y_i(k)-g_d$$
$$f_{ij}(k+1)=f_{ij}(k)+R_f \cdot x_i(k)z_j(k)-g_f$$
$$z_j(k)=0,e_{ij}(k+1)=e_{ij}(k)+R_e \cdot y_i(k)-g_e$$
$$z_j(k)=1,e_{ij}(k+1)=e_{ij}(k)+R_e \cdot y_i(k)-R_e'-g_e \qquad (4-11)$$
$$y_i(k)=0$$
$$e_{ij}(k+1)=e_{ij}(k)+R_e \cdot y_i(k)-R_e'y_i(k)z_i(k)-g_e$$
$$y_i(k)=1$$

其中：R_d、R_e、R_f 为学习常数，反映建立联系的快慢；g_d、g_e、g_f 为遗忘因子；R_e' 为突触竞争常数，且 $R_e'>R_e$。假定每一神经元的总导通能力大约不变，而 d_{ij} 为 D 的元素，代表 x_i 与 y_i 神经元间的突触权重。e_{ij}、f_{ij} 也取类似定义。当 E 因突前增长增加时，使中神经元兴奋，而形成抽象概念：

$$Z(k)=\underset{l}{G}(E^{\mathrm{T}} \cdot Y-T_z) \qquad (4-12)$$

其中，T_z 为阈值矩阵，$G(x)$ 为矩阵函数，从向量 X 中取其中 l 个较大的元素为 1，其余为 0，此运算反映中间元的抑制作用使一区域内兴奋神经元数目不变。

在信息提取阶段，有不同提取方式，如输入实物概念 X，可以取出对应的实物概念的内涵，即 Y、Z。提取过程与一般联想记忆模型相似，有

$$Y=\underset{m}{G}(D \cdot X-T_y)$$
$$Z=\underset{l}{G}(F \cdot X-T_z) \qquad (4-13)$$

其中，$G(X)$、$G(X)$ 为向量函数，定义如前；T_y、T_z 为相应的阈值向量。

若输入为 Z，则可取出相应于此抽象概念的外延。因 Z 为高一级表示，与 X 并非一一对应，抽象概念的外延包含多个实物，为了能从 Z 中取出一系列 X，这里需要某种控制因素才能实现。在一个 X_i 被提取出来后，由于不应期或其他抑制作用使它转为静止；而在 Z 的推动下使另一 X_{i+1} 被取出。这样在 Z 的作用下，在 A 区内将依次取出已存储的各个 X_i。此运算过程可以用下式表示：

$$X=\underset{n}{SG}(F \cdot Z-T_x) \qquad (4-14)$$

这里 $\underset{n}{SG}$ 为一系列向量，若 X 为 N 维，则它是 N 维向量系列，其中 n 个元素为 1，其余为 0。序列首先从 X 中取最大 n 个元素，使之为 1，得到第一项 X_1。然后令对应第一向量为 1 的元素为 0，得到新向量 X'，从中取最大 n 个元素并使之为 1，其余为 0，取出第二项为 X_2。依次进行，直到 X' 中大于 0 的元素少于 n 个为止。由此可得到 Z_i 对应的 $X_1,X_2,\cdots$，即全部外延。上述各个方程式组成了 TLAM 的基本数学模型。

以上主要介绍了几种设计大脑思考过程的模型，从最基础的神经系统构成单位的神经元模型，到大脑功能中举足轻重的记忆模型，再到人类最高级的思维模型，层层深入，使我们对大脑有了初步的了解，也为进一步完善大脑模型打下了坚实基础。但是，在脑的系统水平上，对脑功能的规律了解得非常少，因此对于脑模型的建立还需要长时间的观察与实验。

4.2.7 情感模型

情感是在人类社会历史发展过程中形成的高级社会性情感。大脑情感传导线路恰如视觉、听觉和触觉传导线路一样具体可知。情感是指行为目标目的的生理评价反应。目前对于控制情感的神经通路的最新了解大多来自动物实验，且许多研究工作都集中在杏仁体。杏仁

核是大脑深层的一个微小结构。人对惊心动魄事件的深刻记忆,主要是杏仁核的作用。杏仁核位于情感回路的中心,具体如图 4-14 所示。感觉刺激到达丘脑后,可通过下层通道直接送入杏仁核,或通过上层通道,先送往感觉皮层,感觉刺激在此得以细致的加工,再将信号送往杏仁核。

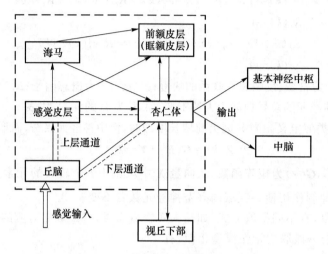

图 4-14 大脑的情感回路示意图

杏仁核可以接收来自不同感觉联合区的信息,并投射到下丘、中脑等其他部位,通过这些广泛的投射,杏仁核促进情绪性激活记忆的巩固。因此,杏仁核是大脑中情感学习的主要部位。同时,实验还表明,情绪性激活反应在杏仁核里是持久的,一旦杏仁核学习了某种情感关系,神经元之间的连接就被固定下来,难以改变。情绪调解,即情绪反应的加强、维持或者是减弱则是由前额皮层来完成。杏仁核在学习了情绪反应的同时给海马的神经元一个刺激,让海马得知并记住这个刺激。

在机器中实现情感模型的构造存在着两种途径:其一是直接模拟人的神经系统的构造与活动特性,这是最本质的模拟,但由于人对脑认识的局限性和计算机运算能力的限制,在目前是难以实现的;其二就是从情感活动结果的特点出发,有限度地模拟人或动物的基本情感,以获得机器人特有的情感行为,让人去领会机器的情感。本书选用此法。

著名的西米诺夫提出了有机体的信息与情绪之间的关系,他的理论直接表现为信息理论。从信息的角度出发可以构建人机的情感模型为

$$E = -N(I_n - I_a) \tag{4-15}$$

其中:E 为人机情绪;N 为需要系数,受生理需要、安全需要控制,它们直接影响人机对信息的敏感度,N 将随着人机的生理需要、安全需要不断发生变化,等于生理需要因子 N_p 和安全需要因子 N_s 权重的和,即 $N = (N_p \oplus N_s)$;I_n 为需要信息,指人机和人在交互过程中人机期望获得的信息;I_a 为所得信息,指人机和人在交互过程中人机所获得的信息。

按照式(4-15),信息按一定形式进行交流便可达到目的。因此,如果人机因缺乏信息而不能适当地组织自己,那么就会使消极的情绪开始行动。但是,如果信息过剩,信息为人机所感兴趣的内容,积极的情绪便会产生。按照公式,$I_a > I_n$,即所得信息超过需要信息。

人机的情绪生成是与其情感信息需求及其满足程度直接相关的。人机期望获得的信息和所获得的信息是多层次的,属于多目标问题。对于多目标问题,各目标的重要程度不同,决策者对目标重要程度所进行的比较及量化称为"价值权衡",价值权衡最终体现在各个目标的"加权系数"的赋值上,或体现在"影子价格"或决策者为实现某一目标所"愿意支付的代价"上。上

述四个概念是同一本质。通过引入权重系数的概念就可以对 I 进行归一量化。

层次分析法是确定权重系数的实用方法。

（1）问题的提出

层次分析法是美国运筹学家沙旦提出来的，是一种定性与定量相结合的多目标决策分析方法，力求将决策者的经验判断量化。

（2）原理

设 n 个物体 $A_1,A_2,\cdots,A_n$ 质量分别为 $w_1,w_2,\cdots,w_n$，两两比较，得比值矩阵 A。

$$A=\begin{bmatrix} \dfrac{w_1}{w_1} & \dfrac{w_1}{w_2} & \cdots & \dfrac{w_1}{w_n} \\ \dfrac{w_2}{w_1} & \dfrac{w_2}{w_2} & \cdots & \dfrac{w_2}{w_n} \\ \vdots & \vdots & & \vdots \\ \dfrac{w_n}{w_1} & \dfrac{w_n}{w_2} & \cdots & \dfrac{w_n}{w_n} \end{bmatrix}$$

用重量向量 $W=(w_1,w_2,\cdots,w_n)$ 右乘 A，可得

$$AW=\begin{bmatrix} \dfrac{w_1}{w_1} & \dfrac{w_1}{w_2} & \cdots & \dfrac{w_1}{w_n} \\ \dfrac{w_2}{w_1} & \dfrac{w_2}{w_2} & \cdots & \dfrac{w_2}{w_n} \\ \vdots & \vdots & & \vdots \\ \dfrac{w_n}{w_1} & \dfrac{w_n}{w_2} & \cdots & \dfrac{w_n}{w_n} \end{bmatrix}\begin{bmatrix} w_1 \\ w_2 \\ \vdots \\ w_n \end{bmatrix}=n\begin{bmatrix} w_1 \\ w_2 \\ \vdots \\ w_n \end{bmatrix}=nW$$

由此可知，W 为特征向量，n 为特征根，且 A 的特点有：① $a_{ii}=1$；② $a_{ij}=1/a_{ji}$；③ $a_{ik}=a_{ij}a_{jk}$；④ A 具有唯一非零的最大特征根 n。

若判断矩阵具有上述特征，则该矩阵具有完全一致性，而人为的判断总会有误差。

（3）步骤

① 建立层次结构模型。

② 构造判断矩阵。

决策者需要对多个属性的重要程度作比较，同时进行比较和判断的属性不能过多。实验表明，这些属性不能超过 7 个因素。"两两比较法"是每次在 n 个属性中只对两个属性进行比较，对 i 和 j 两个因素进行比较时，作如下约定：

$$i \text{ 和 } j \text{ 比较}\begin{cases} \text{"极为重要"记为 } 9 \\ \text{"重要得多"记为 } 7 \\ \text{"重要"记为 } 5 \\ \text{"稍重要"记为 } 3 \\ \text{"一样重要"记为 } 1 \\ \text{"稍次要"记为 } \dfrac{1}{3} \\ \text{"次要"记为 } \dfrac{1}{5} \\ \text{"次要得多"记为 } \dfrac{1}{7} \\ \text{"极为次要"记为 } \dfrac{1}{9} \end{cases}$$

与决策者对话,进行两两因素之间重要程度的比较,有如下结果:

	x_1	x_2	$\cdots$	x_n
x_1	a_{11}	a_{12}	$\cdots$	a_{1n}
x_2	a_{21}	a_{22}	$\cdots$	a_{2n}
$\vdots$	$\vdots$	$\vdots$		$\vdots$
x_n	a_{n1}	a_{n2}	$\cdots$	a_{nn}

根据上述对话结果,得到比较矩阵 $\boldsymbol{A} = |a_{ij}|_{n \times n}$,且 $\boldsymbol{A}$ 矩阵满足:$a_{ij} = 1$;$a_{ij} = \dfrac{1}{a_{ji}}$。根据上述性质,与决策者对话进行两两比较的次数不是 n^2 次,而是 $n(n-1)/2$ 次。

③ 求矩阵 $\boldsymbol{A}$ 的最大特征根 $\lambda_{\max}$,然后求出相应的规范化的特征向量 $\boldsymbol{W}$,即

$$\boldsymbol{AW} = \lambda_{\max}\boldsymbol{W}$$

其中的分量就是对应于各因素的权重系数。

④ 一致性检验。

用两两比较法和决策者对话可得到比较矩阵,但是可能会出现判断不一致的情况,所以需要进行一致性检验。一致性检验就是检查决策者对多属性评价的一致性。完全一致时,应该存在如下关系:

$$a_{ik} = a_{ij}a_{jk}$$

反之,就是不一致。由于不一致性在所难免,那么存在多大的不一致性是可以被接受的呢?这就是一致性检验所要讨论的内容。

当判别不一致时,一般 $\lambda_{\max} \geqslant n$。此时,

$$\lambda_{\max} + \sum \lambda_i = \sum a_{ii} = n$$

$$\lambda_{\max} - n = -\sum \lambda_i$$

为检验判断矩阵的一致性,定义一致性指标为 $\mathrm{CI} = \dfrac{\lambda_{\max} - n}{n-1}$。当 $\lambda_{\max} = n$,$\mathrm{CI} = 0$ 时,为完全一致,且 CI 值越大,判断矩阵的一致性越差。一般来说,$\mathrm{CI} \leqslant 0.1$ 时,虽不完全一致,但认为可以接受。

一般地,维数 n 越大,一致性越差,此时引入修正值 CR。

Saaty 构造了最不一致的情况,就是对不同 n 的比较矩阵中的元素,采取 $1/9, 1/7, \cdots, 1, \cdots, 7, 9$ 随机取数的方式赋值,并且对不同 n 用了 $100 \sim 500$ 个子样,计算其一致性指标,再求得平均值,记为 RI,结果如表 4-1 所示。

表 4-1 一致性指标平均值

维数	3	4	5	6	7	8	9	10	11
RI	0.58	0.96	1.12	1.24	1.32	1.41	1.45	1.49	1.51

取 $\mathrm{CR} = \dfrac{\mathrm{CI}}{\mathrm{RI}}$ 作为更合理的检验判断矩阵一致性的指标,只要满足 $\mathrm{CR} \leqslant 0.1$,就认为所得比较矩阵的判断可以接受。

（4）常用的简便计算方法

上述计算权重系数的方法比较麻烦，以下介绍两种常用的近似算法，可以简便地计算权重系数。

① 和积法。

这种方法的步骤如下。

a. 对 A 按列规范化，即

$$\overline{a_{ij}} = \frac{a_{ij}}{\sum_{i=1, j=1}^{n} a_{ij}} \quad i,j = 1,2,\cdots,n$$

b. 再按行相加得和 $\overline{w}_i$，即

$$\overline{w}_i = \sum_{i=1}^{n} \overline{a_{ij}}$$

c. 再规范化，即得权重系数 w_i，即

$$w_i = \frac{\overline{w}}{\sum_{i=1}^{n} \overline{w}_i}$$

② 方根法。

这种方法的步骤如下。

a. 按行元素求积，再求 $1/n$ 次幂，得

$$\overline{w}_i = \sqrt{\prod_{j=1}^{n} a_{ij}} \quad i,j = 1,2,\cdots,n$$

b. 规范化，即得权重系数

$$w_i = \frac{\overline{w}}{\sum_{i=1}^{n} \overline{w}_i}$$

【举例 4-3】

假设人机的需求分别为 x_1、x_2、x_3、x_4，其中 x_1 为归属与爱的需求（多指渴望得到用户的认同、接受，与用户建立良好和谐的人际关系），x_2 为自尊的需求（多指希望自己能够胜任所担负的工作，希望得到用户的高度评价，自尊需要的满足将产生自信、有价值和"天生我才必有用"等感受），x_3 为认知需求（人机渴望了解用户的信息，或从用户处学到新的知识），x_4 为自我实现欲望（多指人机对于自我发挥和完成的欲望）。在建模中，权重系数完全取决于设计者对人机的性格要求，不同的设计者所得到的权重系数不尽相同。在个性化建模时，与设计者或用户对话的结果是：

① x_1 与 x_2 相比，两者重要性差不多，所以 $a_{12}=1$；

② x_1 与 x_3 相比，x_1 重要，所以 $a_{13}=5$；

③ x_1 与 x_4 相比，x_1 重要得多，所以 $a_{14}=7$；

④ x_2 与 x_3 相比，x_2 重要，所以 $a_{23}=5$；

⑤ x_2 与 x_4 相比，x_2 重要得多，所以 $a_{24}=7$；

⑥ x_3 与 x_4 相比，x_3 稍重要，所以 $a_{34}=3$。

故得比较矩阵 A 为

$$A = \begin{bmatrix} 1 & 1 & 5 & 7 \\ 1 & 1 & 5 & 7 \\ 1/5 & 1/5 & 1 & 3 \\ 1/7 & 1/7 & 1/3 & 1 \end{bmatrix}$$

用"和积法"计算权重系数,得

$$\boldsymbol{A}$$

$$\Downarrow（按列规范化）$$

$$\begin{pmatrix} 0.427 & 0.427 & 0.441 & 0.389 \\ 0.427 & 0.427 & 0.441 & 0.389 \\ 0.085 & 0.085 & 0.088 & 0.167 \\ 0.061 & 0.061 & 0.029 & 0.056 \end{pmatrix}$$

$$\Downarrow（行平均）$$

$$\boldsymbol{W} = \begin{pmatrix} 0.421 \\ 0.421 \\ 0.093 \\ 0.052 \end{pmatrix}$$

通过计算,各 w_i 值达到小数点后三位,由于和决策者对话显然达不到如此高的精度,因此取到小数点后两位已经足够了,所以权重系数可取为: $w_1 = 0.42$, $w_2 = 0.42$, $w_3 = 0.1$, $w_4 = 0.05$。

由于最大特征根的简易算法是

$$\lambda_{\max} = \sum_{i=1}^{n} \frac{[\boldsymbol{AW}]_i}{n w_i}$$

则此例中的 $\lambda_{\max}$ 计算如下:

$$[\boldsymbol{AW}]_i = \begin{pmatrix} 1 \times 0.42 + 1 \times 0.42 + 5 \times 0.1 + 7 \times 0.05 \\ 1 \times 0.42 + 1 \times 0.42 + 5 \times 0.1 + 7 \times 0.05 \\ (1/5) \times 0.42 + (1/5) \times 0.42 + 1 \times 0.1 + 3 \times 0.05 \\ (1/7) \times 0.42 + (1/7) \times 0.42 + (1/3) \times 0.1 + 1 \times 0.05 \end{pmatrix} = \begin{pmatrix} 1.69 \\ 1.69 \\ 0.418 \\ 0.203 \end{pmatrix}$$

$$\lambda_{\max} = \frac{1}{4} \left(\frac{1.69}{0.42} + \frac{1.69}{0.42} + \frac{0.418}{0.1} + \frac{0.203}{0.05} \right) = 4.072$$

计算 CI 得

$$CI = \frac{\lambda_{\max} - n}{n - 1} = \frac{4.072 - 4}{4 - 1} = 0.024$$

查 $n = 4$ 时,CI $= 0.9$,计算得

$$\frac{CI}{CR} = \frac{0.024}{0.9} = 0.027 < 0.1$$

由计算结果可知,与用户对话所得结果的不一致性可以被接受。求得的权重系数 w_i 可以使用,即

$$I = w_1 x_1 + w_2 x_2 + w_3 x_3 + w_4 x_4 = 0.42 x_1 + 0.42 x_2 + 0.1 x_3 + 0.05 x_4 \tag{4-16}$$

故可得归一化的 I。对于一个特定性格的人来说,他的信息归一化的权重系数 w 是固定不变的。在某一个具体交互主题下,通过初始化 x_1、x_2、x_3、x_4,就可以得到机器在交互过程中期望获得的信息 I_n,即

$$I_n = w_1 x_1 + w_2 x_2 + w_3 x_3 + w_4 x_4 \tag{4-17}$$

在实际机器和人的交互过程中,人机从每句对话或某几句关联的对话所获得的信息是不同的,通过计算其评价值 x_1'、x_2'、x_3'、x_4' 的权重和,就可以得到机器和人在交互过程中人机所获得的信息 $I_a = w_1 x_1' + w_2 x_2' + w_3 x_3' + w_4 x_4'$。

4.3 人工大脑实现技术

4.3.1 脑机接口技术

脑机接口(Brain-Computer Interface,BCI)技术是在人或动物脑(或者脑细胞的培养物)与外部设备间建立的直接连接通路。在该定义中,"脑"一词意指有机生命形式的脑或神经系统,而并非仅仅是"mind"。"机"意指任何处理或计算的设备,其形式可以从简单电路到硅芯片。

脑机接口按信息传递方向可分为单向脑机接口和双向脑机接口。对于单向脑机接口而言,计算机或者接收脑传来的命令,或者发送信号到脑(如视频重建),但不能同时发送和接收信号。而双向脑机接口允许脑和外部设备间的双向信息交换。

BCI是一种可以让用户通过思想来控制特殊的计算机设备的通信方式。目前大部分的实现都是基于EEG记录的。EEG是测量、分类人想象时的不同信号。通过BCI技术,能够监测出不同EEG信号对应的特定任务,用来控制外部设备或进行交互。

如图4-15所示,BCI是通过戴在人头顶的测量电极获取人脑活动信号,经过预处理、特征提取等过程,再进行分类,转化为控制信号,提交给外部设备或者反馈给本人。

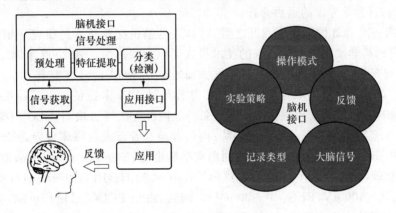

图 4-15　BCI 的基本框图

原理上,BCI系统一般由输入、输出和信号处理及转换等功能环节组成。输入环节的功能是产生、检测包含某种特性脑电活动的特征信号,以及对这种特征用参数加以描述。

信号处理的作用是对源信号进行处理分析,把连续的模拟信号转换成用某些特征参数(如幅值、自回归模型的系数)表示的数字信号,以便于计算机读取和处理,并对这些特征信号进行识别分类,确定其对应的意念活动。

信号转换是根据信号分析、分类之后得到的特征信号产生驱动或操作命令,对输出装置进行操作,或直接输出表示意图的字母或单词,达到与外界交流的目的。作为连接输入输出的中间环节,信号分析与转换是BCI系统的重要组成部分。在训练强度不变的情况下,改进信号分析与转换的算法,可以提高分类的准确性,以优化BCI系统的控制性能。

BCI系统的输出装置包括指针运动、字符选择、神经假体运动以及对其他设备的控制等。BCI的关键技术包括源信号的获取和信号的处理方法。

BCI源信号的获取过程包括信号的产生、检测(电极记录)、信号放大、去噪和数字化处理等。人类大脑能够产生多种信号,包括电的、磁的、化学的以及对大脑活动的机械反应等各种形式。这些信号可以通过相应的传感器进行检测,从而使得 BCI 的实施成为可能。由于对电磁和化学等信号的检测技术需要更高的要求,目前 BCI 信号的获取主要基于技术相对简单、费用较为低廉的 EEG 检测技术。

BCI 系统中的信号处理包括信号预处理、特征提取、识别分类等过程。传统的脑电信号分析方法是对信号进行多次检测并进行均值滤波,再用统计学的方法寻找 EEG 的变化规律。这种方法信息传输率低,也不能满足实时控制的需求。目前对 EEG 信号的处理一般采用对单次训练信号进行研究。其中,特征提取和识别分类是 BCI 信号处理最为关键的环节。

许多国家的实验室都在探索和开发 BCI 技术,这项技术是为帮助那些因神经肌肉损伤而行动受到阻碍的人(如肌肉萎缩、中枢神经系统损伤、重度中风的病人等),使他们不需要依靠周围的神经和肌肉,只利用脑部的信号,来达到与外界沟通、传递信息、自主活动以及自我照顾等目的。而这项技术的基础是,当大脑活动时,会产生特定的脑波变化,由此可以利用 EEG 对脑波进行检测与辨别,进而控制仪器或进行交互。BCI 脑机接口技术的发展,不但能够减轻社会负担,减轻病人的痛苦,还能让病人独立行动,建立患者与外界的沟通桥梁,提高病人的生活品质,有着很大的经济效益和社会效益。目前,BCI 技术已经引起了世界上很多国家的充分重视,特别是计算机技术在全世界独占鳌头的美国,投入了巨大的人力、物力,并且也取得了很大的进展。最近由美国科学家研制的"思考帽子"(Thinking Cap)已经可以直接用人的思想控制计算机。BCI 技术的全面成熟有赖于广泛的多学科合作,需要神经学科学家、工程师、心理学家、软件专家和行为学专家的通力合作。

1999 年第一次 BCI 国际大会召开之后,对 BCI 的脑机交互技术的研究开始活跃,各国从事脑科学研究的科学家都对这项新兴的技术投入了巨大的热情。到 2002 年第二次 BCI 国际大会召开时,已经有 38 个实验室专门从事这方面的研究,而在 1994 年只有 6 个实验室在这方面有所涉猎。许多实验室都取得了重大突破,如传统的 BCI 多让使用者通过头顶记录 EEG 或皮层内记录神经单位活动提供信号控制设备。这两种方法都有缺陷,EEG 只能提供有限的信息,并且还需要对使用者进行广泛的训练;而后者却有着极大的临床危险,同时也使信号缺乏稳定性。由 Eric C. Leuthardt 提出的利用皮层脑电图(Electrocorticogram,ECOG)技术比 EEG 要更加有效,它比后者有更高的频宽(ECOG:0~200 Hz,EEG:0~40 Hz)和更大的电压振幅(ECOG:50~100 μV,EEG:10~20 μV)。同时,由于 ECOG 只使用硬脑膜下的电极方阵,不需要把电极插入表皮层内,这就比皮层内记录神经单位活动更加安全。虽然 ECOG 技术并不十分成熟,但是由于它本身的优越性,所以该项技术的未来还是非常光明的。

【举例 4-4】

2004 年 12 月 6 日,美国公布了 BCI 实验的最新研究成果:他们让 4 个实验者戴上布满电极的"思考帽子"后,就可以运用他们的思想来直接控制计算机。参与这项实验的研究人员对外发布了这项实验结果。他们说,实验中的这种装置将会投入应用,以帮助残疾人驾驶机动轮椅和操纵假肢。研究人员对两位使用轮椅的残疾人和两位健康人进行了实验,这 4 个人都是自愿参与的。研究人员让这 4 个人头戴含 64 个电极的帽子坐在一个电视屏幕前,电极帽子将记录下他们大脑的活动。研究人员发现,两位残疾人对实验的反应要好于两位健康人,这可能是由于残疾人有更强烈的完成实验的愿望,或者由于他们的大脑已经习惯于去应付自身的残疾,因而更为敏感。

参与这项研究的纽约州立大学的丹尼斯·麦克法兰(Dennis McFarland)和纽约州政府卫生部的乔纳森·沃尔波(Jonathan Wolpaw)在研究报告中说:"实验结果表明,人们能通过头顶记录的脑电波图描记器来同时控制计算机光标的速度和光标的准确移动。"他们解释说,这个实验的关键在于一个特殊的计算机运算法则,也就是一个计算机程序。这个程序能将人脑发出的脑电信号处理成有实际意义的指令,这个指令会要求计算机去完成人们所希望它做的事情。

过去也有通过在猴脑里植入电极而让猴子操纵计算机的实验。而这项实验却不需要做任何手术,也不需要在大脑里植入任何东西。

与其他的交互控制系统相似,一个 BCI 系统由输入、输出以及将输入信号转换成输出信号的脑电信号处理算法来实现。目前,BCI 输入信号的方法分为非嵌入头皮层和嵌入头皮层方法。非嵌入式使用头顶记录 EEG 或诱发电位,而嵌入式使用皮层内记录神经单位活动或 EEG 硬脑膜记录。

不同的 BCI 系统使用不同的脑电信号处理算法,这些算法可能包括线性的和非线性的以及有关神经网络的或其他的方法,并且将重要的参数混合来理解输入信息。输出信息包括光标移动、字符选择、图形选择和一些其他的设备控制,还包括将信息反馈给患病者,使其能与外界达到最完美的交互效果。除以上主要部分外,还可能配有开/关、反应时间显示、速度、精度,以及由它们共同影响的脑电信号处理率这些参数等。

【举例 4-5】

2020 年 8 月 27 日,哈佛创新实验室华人脑机接口创业企业 BrainCo 正式对外展示自己的最新研究成果——脑波成像技术。据 BrainCo 介绍,该技术可以利用脑电波的模式作为条件通过算法还原人眼所见或大脑中想象的图景。

BrainCo 采用的方法是非侵入式混合脑机接口技术。通过佩戴设备,系统可以收集、处理人体的脑电信号(EEG)和肌电信号(EMG)。这种方式对植入者身体不需要造成创口,从伦理上来说更容易被普通大众接受,且维护成本较低。在此之前要想还原人类大脑中的图像,需要借助核磁共振扫描仪,通过记录志愿者观看特定图像的大脑反应与神经反应数据库进行比对,通过算法还原来重构志愿者看到的图像。核磁共振技术是脑机接口技术的一种实现方式,需要大型仪器配合完成脑部扫描。

相比之下,BrainCo 展示的脑波成像技术只通过三个电极采集前额叶脑电波,配合算法可以初步实现脑波成像。

BrainCo 科学家脑波成像技术生成的图片如图 4-16 所示,前两行为测试者盯住数字"1"10~20 秒后大脑中还原的图像,后两行是测试者盯住数字"5"10~20 秒后大脑中还原的图像。

BrainCo 称,这项技术取得进展后,采用便携式脑电检测仪器直接读取人类大脑中的图像将成为可能。

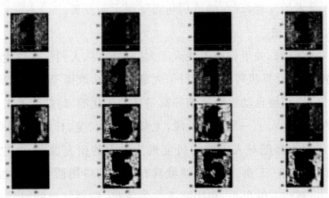

图 4-16 脑波成像

1. 不同 BCI 系统的性能比较

不同的 BCI 系统在其输入、输出和脑电信号处理算法上都存在很大的差异，通常比较两个不同的 BCI 系统是非常困难的，但必须注意到，没有统一的标准来衡量是不利于 BCI 技术的发展的。2000 年第一次召开的 BCI 技术国际会议提出了将比特率作为一个标准尺度。比特率是每个单位时间内信息成功传送的数量，依靠的是传送信息的速度和准确率。图 4-17 显示了信息传递的准确率和速度之间的关系，论证了在不同的可能选择个数（包括 2 个、4 个、8 个、16 个、32 个）范围内信息传递的准确率和速度之间的关系。信息传送速度分别用单位次数选择（单位实验）传递的比特数（bit/trial）和每分钟传递的比特数（bit/min）表示。从图 4-17 中不难发现，传输速度越快，传输准确率也相应越高。比如当可能的选择为二选一时，如果想要把准确率从 80% 提高到 90%，速度就必须提高一倍。而如果可能的选择由两个增加为四个时，如果想保持与前者一样的传输速度，就只能以将准确率降到 65% 为代价。应该说，比特率是比较不同 BCI 系统的一个非常客观的参数。

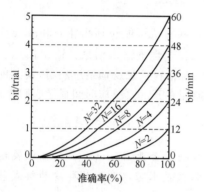

图 4-17 信息传递的准确率和速度之间的关系

2. BCI 的脑电信号处理算法

脑电信号处理算法就是把 BCI 获得的输入信号转换成实际设备控制的一系列计算过程。任意的一个脑电信号处理算法都需要由三个关键特征来划分：脑电信号处理函数、适应能力和输出。其中，脑电信号处理函数可以是线性的（线性方程）或非线性的（神经网络）；算法可以是适应的或非适应的；适应算法可利用手动规律或更精密的机器算法；算法的输出可以是离散的或连续的。不同的现实世界应用是这些脑电信号处理算法不同的根本原因。

目前大量的 BCI 算法都是服务于头顶记录的 EEG，而这种现状是因为 EEG 技术是目前唯一可以广泛应用的 BCI 技术。EEG 反映的是众多神经皮质的整体活动，如果想把这种活动所抽象出的输入特征用于有效的沟通，就必须有两个以上可分辨的状态来反映使用者的意志。但是，随着电极嵌入技术的发展，现在的算法将需要更大的发展。

3. BCI 技术的应用领域

自 20 世纪 40 年代以来，关于脑模型或人工大脑的研究，人们已在仿生学、人工智能、人工神经网络、模式识别、超级计算机等领域进行了大量的探索，取得了一系列研究成果。例如，从感知机、联想机、认知机、细胞自动机到星脑等都是某种简化的、局部的人工大脑模型。近几十年来，对人工大脑的研究进入了一个新的阶段，尤其是在欧、美、日等发达国家，许多著名的国际公司和著名的科研院所都把对人工脑的研究列为专门的研究课题，并取得了丰硕的成果。BCI 技术在医学、交通、军事、工业、农业等领域具有广阔的应用前景。例如，让四肢瘫痪的患者重新恢复行动自由，解读人的思想，利用脑波驾驶飞机，控制航天器，控制周围的环境，建立虚拟现实系统等。

下面介绍 BCI 技术的具体应用实例。

（1）猴子脑控机械臂

美国科学家将极细微的电极分别植入两只雌性恒河猴大脑的额叶和顶叶部位,每个电极不到人的一根头发丝粗细。它们发出的微弱电信号通过导线进入一套独特的计算机系统。该系统能识别与动物手臂特定运动相关的大脑信号模式,信号经脑电信号处理后用来对机械手运动进行控制,如图 4-18 所示。这项重大突破使意念与机械结合的研究跨出了一大步。

（2）脑控驾驶飞机

美国佛罗里达大学的科学家们利用 2.5 万个老鼠脑神经细胞创造了一个活"大脑",它可以驾驶模拟高速飞机。科学家们将一个电极栅格放于玻璃盘子底部,栅格上面覆盖老鼠的神经元细胞。细胞最初像一盘散沙一样漂浮于培养液中,但是通过显微镜很快可以看到它们开始互相聚集,慢慢地形成了一个有机的神经系统网络——也就是类似大脑一样的东西——这种东西被迪马斯称作"活着的计算装置"。然后大脑通过一台计算机和飞机模拟装置连接在一起。就像人类的大脑一样,人造大脑也可以学习。最初的时候,人造大脑并不知道怎样控制飞机,它没有任何经验。但是,"随着时间的推移,正确的反复刺激修正了神经网络的反应,慢慢地(15 min 后)神经元学会了控制飞机。最后的结果是神经网络系统可以控制飞机在相对稳定的路线和高度成功飞行。"

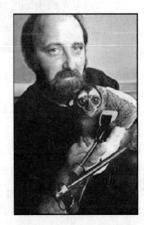

图 4-18　脑控机械臂

（3）电信号刺激增强记忆力

美国的神经学专家们在 2005 年于圣地亚哥举行的神经学会年度学术会议上,提交了一项研究成果。他们在人的前额装上小电池,将很微弱的电流作用于人的前额部位脑神经,如图 4-19 所示,20 min 以后,实验对象的语言能力就会提高 20%。这主要是由于该装置所发出的轻微的电流刺激了前额部位的头皮,激发了该部位的脑神经活力,使其反应能力迅速增强,从而提高了语言和记忆能力。

（4）将电机头植入大脑皮层,病人不动手就能玩电子游戏

美国华盛顿大学的埃里科·来塔德特等科学家首次成功地将电子栅格植入人的大脑皮层,用来传出病人大脑的信号,使病人不动手就能玩最简单的电子游戏。借助类似技术,瘫痪的人将来也许可以用思维控制机器或工具,或者重新获得对手脚运动的控制能力。这种技术甚至还有可能用于开发微型机器人,这种微型机器人可以直接通过人脑信号操纵。

（5）模仿大脑的电子线路

美国麻省理工学院的科学家创造了一种电子线路,和传统的电子线路不同,它可以模仿大脑的生物线路,接收如大脑皮质的回授信号。该电子线路是由很多人造的神经单元组成的,这些人造的神经单元可以通过一些人造的神经元的神经线连接,相互通信。图 4-20 显示的是科学家发明的电子线路,它由 16 个人造神经单元组成。

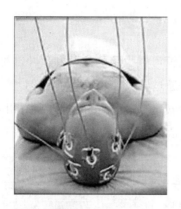
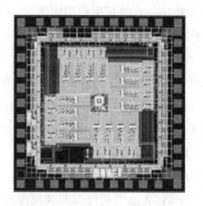

图 4-19　电信号刺激增强记忆力　　　　图 4-20　人工大脑芯片

（6）世界第一个修补大脑的芯片

美国科学家研制出了一块能发挥大脑内海马部位功能的硅芯片。可以把这个芯片用来替换病人大脑内海马组织的病变部位，一旦被替换，它就可以接收来自大脑神经元的生物电信号，通过芯片的处理模拟出海马组织的功能，并把处理后的信号传给大脑的其他神经元。其主要的功能和上述的模拟大脑的电子线路是近似的。如果确认有效，脑部病变或受伤而无法产生新记忆的病人将能重新完整地感受生活。其工作方式如图 4-21 所示。

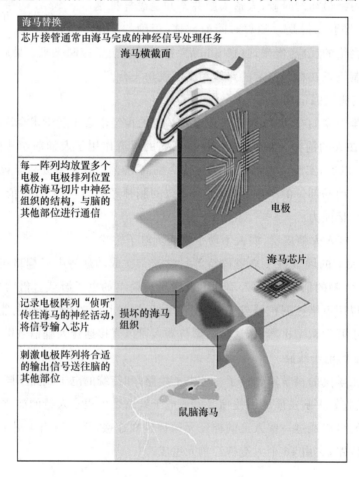

图 4-21　人工（大脑）海马芯片

（7）用人体皮肤作为传送信号的数据总线

微软公司的科学家表示,他们已经获得了利用人体皮肤作为能量管道和数据总线的专利。如今的可穿戴电子产品越来越普及,但其输出和输入设备却相对冗余,为了解决输入和输出设备冗余问题,通过皮肤总线技术就可以搭建一个"个人局域网"（PAN）,允许所有的便携设备都使用同一个输入、输出设备。例如,无论是腕式手表还是个人数字助理（PDA）,它们都可以使用同一个扬声器。同时人体作为一种天然电阻,还可以用作虚拟键盘使用。

（8）神经计算机

人脑有 140 亿个神经元及 10 亿多个神经键,每个神经元都与许多个神经元交叉相连,它们协同工作。科学家认为,每个神经元都相当于一台微型计算机。人脑总体运行速度相当于每秒 1 000 万亿次的计算机。如果用许多微处理机模仿人的神经元结构,采用大量的并行分布式网络就构成了神经计算机。神经计算机还有类似神经的节点,每个节点与许多节点相连。若把每一步运算分配给每台微处理机,它们同时运算,其他信息处理速度和智能会大大地提高。

神经计算机的研究开发势头令人鼓舞。1989 年美国贝尔实验室制成了可供神经计算机使用的集成电路。三菱电机公司开发出神经计算机用的大规模集成电路芯片,它在 1.5 cm^2 的硅片上设置了 400 个神经元和 40 000 个神经键,应用这种芯片实现了每秒 2 亿次的运算速度,它的学习能力很强。日本电气公司还推出一种神经网络声音识别系统,能够识别出任何人的声音,正确率已达 99.8%。俄罗斯科学家声称 1991 年成功地研制出首个人工电子大脑——一个拥有与人类大脑同等智力潜能的"神经计算机"。科学家瓦利采夫说,这个俄罗斯新计算机比以往的人工大脑更优越,因为它是利用神经生理学和神经形态学的尖端技术制造出的真正能够思考的机器。他说:"我们必须把这种机器当作刚出生的婴儿那样训练,必须把它当作朋友,不要把它视作犯人或敌人,这是非常重要的。"

神经计算机将来会有更广泛的应用,如完成识别文字、符号、图形、语言以及声呐和雷达接收的信号,判读支票等;实现知识处理,如对市场进行估计、顾客情况分析、新产品分析、进行医学诊断等;进行运动控制,如控制智能机器人、实现汽车自动驾驶和飞行器的自动驾驶等;在军事上,用来发现、识别来犯之敌,判定攻击目标,进行智能决策和智能指挥等。神经计算机的发展前途是不可估量的,其研究也在不断地创新、前进。

（9）脑控驾驶汽车模型

佐治亚理工学院的科学家们在一个玻璃器皿中培养了一个老鼠的脑组织细胞,并在细胞中植入一个电子芯片来接收细胞的活动信号,同时通过显微镜来观察细胞的生长状况及芯片的引脚在细胞中所处的位置,并通过计算机来记录电子流向和细胞信号。从细胞过来的电子信号经过计算机分析和处理以后,通过一个无线电装置发射给遥控汽车模型,从而控制汽车的运行。整个信号的控制过程如图 4-22 所示。

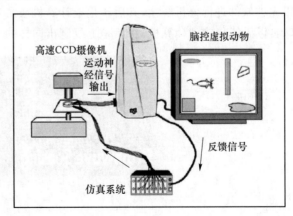

图 4-22　脑控装置示意图

（10）脑控迷宫机器人

这项工作是驱动机器人走迷宫。走迷宫的机器人是一个直径 5.7 cm 的双轮小车。机器人以每秒 1/3 直径的速度移动,这种速度差不多和一个轮椅在办公大楼里的移动速度相近。在图 4-23 所示的一次实验中,一个志愿者通过意识操纵机器人穿过环境中的不同区域。

（11）脑控虚拟键盘

脑机交互技术还可以用来从计算机屏幕的虚拟键盘上(如图 4-24 所示)选择字母和书写信息。人们只需通过意识就能在虚拟键盘上按出相应的键位,这无疑给不方便使用键盘的人提供了一个绝好的解决方法。随着技术的发展,也许人们还能通过大脑在计算机上完成更加复杂的操作。

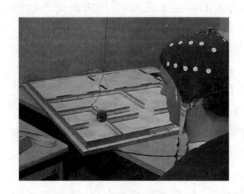

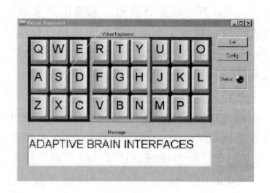

图 4-23　大脑控制走迷宫机器人实验　　　　图 4-24　脑控虚拟键盘

（12）意念控制

意念控制就是只用脑不用手来控制物体,这种看似科幻的技术如今已经实现。人类在进行思维活动时在大脑产生的生物电信号就是脑电波,不同的脑电波反映了大脑的不同状态,这些脑电波信号可以通过放置在头部的传感器来进行测量和研究。

目前已经实现用意念简单控制物体、玩游戏等功能,如 NeuroSky 公司的 MindSet 意念耳机(图 4-25)、MindFlex 意念游戏玩具。这些产品主要运用一种被称为非侵入性的脑电波仪技术,感测并学习每个使用者的大脑神经元电信号模式,读取使用者大脑对特定动作产生的意思,以先进软件进行分析解读,其后转化成计算机或游戏机能理解的信息,解读其意念、感觉与情绪,再以无线传输到计算机,在荧幕上复制出同样的动作。

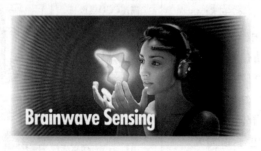

图 4-25　意念耳机

最近美国科学家发现了使用一小部分脑细胞在计算机屏幕上控制复杂图像的方法。在研究中,志愿者可以通过他们的思维来选择所要显示的图片,每个志愿者的大脑传送到计算机的信号只来自一小部分脑细胞。研究结果表明,计算机会记录大脑信号,并据此做出反应,而这些信号只来自内侧颞叶内的四个脑细胞。研究小组还发现,在这个用意念更换照片的游戏中,志愿者的成功率似乎取决于他们加强喜爱目标照片的脑细胞电位,同时抑制喜爱另一张照片的脑细胞电位的能力。如果能得以广泛应用,也许未来人们可以实现用意念来控制手机和计算机上的图像显示。

(13) 脑电波交流

近日,科学家们公布了一项关于"脑电波交流"的有趣实验。实验中参与者使用脑电信号沟通的方式,完成了一个类似于俄罗斯方块的游戏。

实验过程为:让两位参与者作为游戏信息的"发送者",他们可以看到游戏屏幕上掉落的方块并作出是否旋转方块的决定,同时带着脑电帽子记录他们的脑电波信号。这些信号被机器解析后,再通过颅电刺激,把电信号转化成电刺激,给一位作为"接收者"的参与者做大脑的刺激,来"告诉"他,两位发送者的决策信息。他分析综合信息之后,决定是否进行旋转方块的操作。这个研究里,"接收者"回答问题的正确率能达到 80% 以上,从而实现了"用脑电波交流"。

(14) EEG 在面部表情识别研究中的应用

Mu 波(alpha 波中的一种)被认为与大脑中镜像神经元的活动有很大的关系。什么是镜像神经元? 举例解释一下,就是你跟猩猩面对面时,猩猩在模仿你的动作,此时猩猩脑中的镜像神经元是被激活的。

研究人员在进行面部表情识别研究时候发现,参与者在进行面部表情观察和情绪判断的匹配时,大脑中的 Mu 波比在普通面部识别时明显升高。这说明参与者的镜像神经元进行了大量激活。间接说明,人们在观察别人的面部情绪的时候,会在自己脑中进行一个简单的模仿,匹配出适当的情绪进行判断。

【举例 4-6】 在 2016 年的 Code 大会上,马斯克公开表示,鉴于目前人工智能的发展速度,人类可能最终会被"远远地"抛在后面——无论是在认知上还是在智力上。他对这一悲观命运的解决方案是一个全新的脑机接口,类似于苏格兰科幻小说家伊恩·班克斯在《迎风舵轮》(Look to Windward)一书中描写的可植入"神经织网"。除了作为某种通过仪礼,这种脑机接口还能使人类大脑升级,以便与具有人类水平或更高智能的人工智能竞争。

毫无疑问,许多公司和机构都在开发更聪明的人工智能,但我们距离制造出一个神经织网还有多远? 在 Code 大会上,马斯克表示他并不知道有任何公司在从事这方面的工作。于是,之后他创立了 Neuralink 公司(Neuralink 公司正在开发超高带宽的脑机接口,以连接人和计算机)。关于神经织网的研究正在顺利进行中。2015 年,由哈佛大学马克·海曼化学教授查尔斯·利伯领导的一个团队在发表于《自然—纳米技术》的论文中描述称,一种类似织网的电子网可以被 3D 合成并注入大脑等生物结构。这是非常重要的一步。

在 2016 年发表于《自然—方法》的论文中,查尔斯·利伯的团队对初期工作进行了扩展,显示网状大脑植入物可以整合到小鼠大脑中,使其神经元记录能持续至少 8 个月。在今年发表于《神经病学新观点》的论文中,查尔斯·利伯和同事写道:"我们的工作前提是,通过匹配电子和生物这两个具有不同实体结构和机械特性的系统,应当可以实现无缝集成。"对于希望获得神经织网的人来说,这项成果意味着什么呢?

Nautilus 网站对查尔斯·利伯进行了采访,这位杰出的科学家或许能将使科幻作品的场景变为现实。以下是他们的部分采访记录。

问:"你们实验室的目标是打造某种神经织网吗,就像伊隆·马斯克所提到的那样?"

答:"我真的不认为这是不现实的。有些人会说,'好吧,我们已经可以通过脑机接口做很多事了',这没错。但我认为今天实际的脑机接口太粗糙了,而且非常依赖大脑以外的计算能力或信号分析能力。我们要做的是制造一个可以进行神经通信的电子回路,或者就像伊隆·马斯克说的,'一种神经织网'。而且,即使这是一个人造结构,但在生物系统看来,它也和自然的网络结构一样。

从一开始,包括第一篇论文的许多评论者在内,没有人相信我们可以通过针头注入电子设备,又不破坏电子设备。这其中有很多问题其实与生物无关。这其实涉及的是材料科学,并且表明你可以将其注入其他类型的结构中。此外,其他可植入大脑的电子设备总是会引起某种类型的免疫反应和损伤,很可能是由于将坚硬的东西放入软组织时引起的并发症;当你四处走动时你的大脑也在运动,而大脑与植入物的运动并不同步。植入物会杀死细胞;而且,由于体积更大,细胞和生物系统显然更容易将其视为外来物体并尝试攻击它。

然而,我们的理念看起来将是非常有利的,因为解决了免疫反应问题,使我们可以进行测量和调节神经回路。对于我们实验中所用的啮齿动物而言,这基本上可以维持一生,这是前所未有的。"

问:"能否这么说,正如伊恩·班克斯在他的小说中描述的那样,神经织网会在大脑中形成,然后围绕着大脑生长并与之融为一体?"

答:"实际上,大脑是在神经织网中生长的。当神经织网被注入时,这个二维的织网最终就像个圆筒,但仍然是织网,其中填满了组织。在某些我们还不了解所有细节的过程中,显然会出现一些组织再生,而且一些重塑组织会重新填满最初针头把组织移走后留下的空间。然后,一些东西会保留下来,并渗透到大致圆筒状的织网结构中。你可以想象,在这个网络或织网中同时注入干细胞,使受损组织重新生长起来。利用一些刺激和填充物,你可以用你想要的方式使其重新连接。在科学上,我有时会感到很失望,但这是一个令我们惊喜不已的例子。这肯定是在物理上可能的范围内。"

问:"您如何看待伊隆·马斯克的观点,即我们需要神经织网与超级人工智能竞争?"

答:"是的。我认为这是件好事,包括两个方面:一是这可以帮助那些有某种不便或疾病的人;另一方面则更显而易见,这可以使人类的能力增强。很显然,关于这一点总是存在伦理问题,但归根结底,这种可能性是存在的。我们的目的是为了人类的利益,也许听起来我有点像理想主义者。我认为我们的目标是做一些可能的事情,首先是纠正缺陷。而且我不介意(大脑)增加 1 TB 的内存。"

问:"神经织网如何起步?"

答:"在个体神经元水平上,神经织网可以追踪与神经回路衰老有关的变化。我们已经有能力向那些变慢的回路输入刺激。事实上,你可以反复刺激,并尝试将行为恢复到你 30 岁或 50 岁时的状态。

我认为,这将在生物学水平上为衰老和神经退行性疾病提供非常详细的线索。这可能是我的实验室更感兴趣的地方,因为我认为这是一个更易处理的问题。大多数关于某种动物或某个人随时间变化的研究都是通过 MRI 或者类似技术完成的。但是,MRI 的分辨率非常低,就我们所谓的纵向研究而言,情况会发生很大的变化。它告诉你,'嗯,大致上,这一区域有什么事情在发生',但如果你真正想要开始区分,或者以更精确的方式处理某些情况时,就需要更加接近细胞水平的视角,在原理上,只有这些电子测量手段才具有这样的能力。

从 2000 年年初开始,这项工作一直在进行,而且我们的早期工作——在基于芯片的平台上开发基于纳米级电线的新型纳米电子器件——确实起到了推动作用。但是,归根结底,生物学是非常三维立体的。尽管可以将某些或多或少为二维的东西粘贴到三维的组织中,但这并不是生物学运作的方式——三维中大量的连接非常重要。

我们做的第一件事是创建第一个三维晶体管:在某种意义上,三维意味着纳米级器件完全从基质取出,然后放置到细胞内部。我们的想法是将物体从基质移开并放入三维自由空间,使它们可以整合到组织中。这表明我们实际上可以将计算机行业的基础构件取出来,然后放入细胞内部并与其实现第一次通信。接下来,一切都是组织工程方面的工作。人们制造出用于再生医学的支架,用来培养用于移植的细胞。我们能否也制造出类似的三维开放支架?这种支架必须是真正开放的,这样细胞才能进入并开始发育,使电子设备交织在其中。我们称之为电子网或电子支架。在 2011 年到 2012 年,我们用这种方法制造了第一个包含神经和心脏组织的'赛博格'(机械化有机体)组织。在这个组织中,我们可以制造一个三维互连的电子阵列,并在其中培养细胞,然后实际监控组织的行为。它看起来真的非常像真实的组织。"

4.3.2 神经机器接口技术

神经机器接口(Neural-Machine Interface, NMI)是人或动物神经系统和外界设备之间进行直接通信和控制的双向通道,外部设备可以向神经系统发送电刺激,达到控制或修复神经通路的目的,也可以获得神经元发放的电信号,对其进行解码、分类,进而把分类后的结果编码成各种控制命令来控制外部设备。根据信息传输方向的不同,神经接口可以分成两类。

第一类神经接口是输入神经接口,负责从外界环境接收控制信号,即通过特定模式的电刺激刺激指定区域的神经冗核团,神经电信号经过神经网络的传递和作用后实现感觉信息(视觉、听觉或触觉等)的替代或者模拟特定的神经学功能。现有的主要应用有人工耳蜗、电子视网膜、动物机器人、触觉刺激器和深部脑刺激器(治疗癫痫和帕金森病)等。2002 年,*Nature*报道了研究者使用植入式微电极,可在大鼠大脑体感皮层上产生虚拟触觉提示和虚拟奖励,通过遥控方式引导实验大鼠穿越复杂的迷宫。基于神经肌肉功能电刺激的 Freehand 系统自1997 年经 FDA 认证以来,全球已有 200 多人接受了装置移植,改善了上肢的运动功能障碍。

第二类神经接口是输出神经接口,负责记录和解读神经元发放的电信号,即记录皮层脑电(非植入式)或神经元放电信号(植入式),并对其进行分类,提取出可用于控制的信号,将控制信号应用于控制计算机、假肢或其他智能器械,实现神经信号对外部环境的控制,主要应用于运动功能的修复和重建等。早期研究人员主要利用 EEG 信号实现打字、光标控制和动作想象等工作。近年来随着研究的深入,通过神经集群记录和分析技术可进一步解读大鼠、猕猴等实验动物大脑运动皮层的神经活动信息,用于光标和机械臂的控制。2004 年用于临床实验的Braingate 系统通过了美国 FDA 的认证,并先后在 6 例临床实验中获得了成功。

2004 年美国国防部高级研究计划局(Defense Advanced Research Projects Agency,DARPA)投入 5 480 万美元启动了为期 5 年的"Revolutionizing Prosthetics"(革命性假肢)项目,取得了一系列令人瞩目的成就。这些假肢可以通过线路对手指与脚趾的动作产生反应。这些先进假肢将会与佩戴者的神经系统整合在一起,从而能够完全对各种神经信号作出反应。在 DARPA 的资助下,美国约翰霍普金斯大学的科学家将对他们的模型假肢进行人体试验。微阵列将被植入用户大脑中,用户可以通过思维控制假肢进行多种操作,如独立的手指动作以及负重操作等。图 4-26 所示为 DEKA 公司研制的机械手臂。另外,美国雷神公司最新研制的"RaytheonSarcos"模型拥有爪状手部(如图 4-27 所示)。美国士兵穿戴这种装备后,力气和忍耐力将比正常情况下提高 20 倍,提高了部队的战斗力。

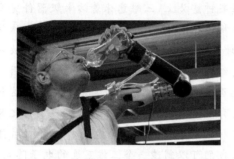

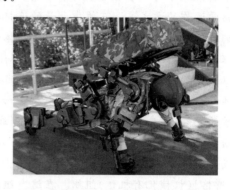

图 4-26　DEKA 公司研制的机械手臂　　　图 4-27　美国雷神公司最新研制的"RaytheonSarcos"模型

2002 年,*Nature* 报道,纽约州立大学 Chapin 教授领导的科研团队在大鼠的不同脑区植入电极,在给予适当的刺激下,实验动物可按照控制者指定的路线行进。2006 年,*New Scientist* 报道,波士顿大学 Atema 教授领导的研究小组将微型芯片植入鲨鱼大脑,通过无线电刺激鲨鱼脑内的嗅觉敏感区,操控它在水中游动的方向,使其变成"秘密特工",跟踪来往船只。2008 年 1 月,美国杜克大学 Migule 教授和日本 Gordon Cheng 教授合作实现了美国猴子用脑信号控制日本机器人行走的实验,其示意图如图 4-28 所示。2016 年,《自然》杂志又发布了一份重磅研究成果,这是 BCI 研究的又一个里程碑。一只脊髓半切断的灵长类动物——一侧后肢瘫痪的猴子接受了一个名叫"脑-脊髓接口"的神经假体界面的治疗。研究人员绕过猴子脊髓受损部分,重新在大脑与受损脊髓远端搭建起连接,让猴子重新获得了对瘫痪后肢的控制,在没有经过训练或物理治疗的情况下,四肢能够正常行走。

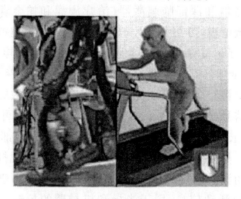

图 4-28　美国猴子利用脑电控制日本机器人行走

神经机器接口技术的研究有着重要的意义。首先,在社会发展方面,神经机器接口技术可以用于视觉和听觉残疾人士,还可用于修复和重建因中风或神经退行性病变造成的运动功能障碍和缺失的残障人士,有利于社会主义和谐社会的构建。此外,对高端医疗设备国产化、低成本化,解决看病贵等问题具有重要研究意义。神经接口技术在未来我国医药、健康产业中也将扮演非常关键的角色。此外,在国防安全方面,基于神经接口的生物机器人相比传统的机电式机器人,不仅在运动机能和动力供应方面更具优势,而且其极佳的隐蔽性、机动性和适应性使得它在众多特殊环境下,如反恐侦查、危险环境搜救以及狭小空间内探测等方面有着广泛的应用前景和重大的应用价值。

神经接口技术研究的一个重要应用是生物机器人系统,其通过动物脑电生理特征及其与特定行为关系的研究,分析和建立信号编码及其与行为的关系,提高接收/刺激脑神经元细胞电信号的准确性,提高通信速率,改善信号采集处理方法。图 4-29 为某机构研制的基于双向神经接口的生物机器人系统的体系结构图。

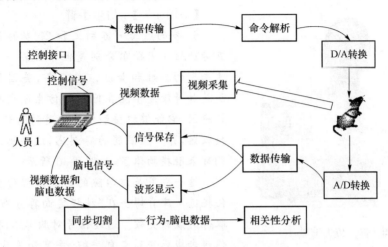

图 4-29　基于双向神经接口的生物机器人系统的体系结构图

4.3.3　赛博格技术

赛博格(Cyborg)是单词 cybernetic 与 organism 的结合,即机器化生物,是以无机物所构成的机器作为身体的一部分的生物(包括人与其他动物在内)。通常这样做的目的是借由人工科技来增加或强化生物体的能力。这个名词在 1960 年被纽约罗克兰州立医院(Rockland State Hospital)动态模拟实验室(Dynamic Simulation Laboratory)的首席研究科学家克莱恩斯(Manfred E. Clynes)与克莱恩(Nathan S. Kline)用于称呼他们想象中的一类人,这类人经过强化之后能够在地球以外的环境中生存。之所以会提出这种概念,是因为他们觉得当人类开始探索宇宙的新领域时,某种人类与机械之间的亲密关系将成为必要。

在信息社会中生活,由于大脑受先天容量的限制,将难以负荷越来越庞杂的信息并对其做有效的处理分析。面对这种情况,开发脑力是其中的一个途径,而依靠甚至结合计算机则是另一个途径。相对于人类自身的条件,第一条途径是有限的,而第二条途径则是无限的。正是在这种背景下赛博格技术应运而生。

赛博格这个概念有广义和狭义两个范畴。狭义上的赛博格是指神经机械装置(Cybemetic Device)和有机体(Organism)在语言上和材料上的混合体。对赛博格最初进行研究正是为了"修补"人类的不足,同时也可以认为这个概念就是从第一条途径到第二条途径的跨越,从有限到无限的进一步延伸。

目前就赛博格范围来论述,可以被称为赛博格一族的大致有四种类型。

① 恢复功能型:指的是替换失去的器官组织。

② 标准型:利用辅助工具辅助丧失的功能或是利用设备监控某些生理机能以使其不至于失控。

③ 重新装配型：这是象征赛博格的分类范围，当通过电话、E-mail 进行沟通时，赛博格才开始存在，当挂上电话或是下线时，"我"就不在这里了。利用外在选择性的机械或电子装置来辅助人的基本能力。

④ 增强型：人类的能力由于科技在人类本身的应用而得到增强，发展到极致，即在科幻小说中经常出现的超人。

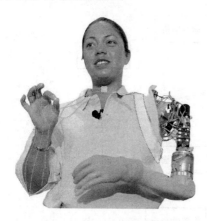

图 4-30　仿生手臂

【举例 4-7】　仿生手臂

60 岁的杰西·苏利文和 27 岁的美国退伍女兵克劳迪娅·米歇尔分别是世界上第一个装上新型仿生手臂的男性和女性。2007 年，美国最好的康复医院芝加哥康复学院在他们的仿生手臂中增加了压力传感器，它能够把接触信号传递到胸部皮肤下的感应接收器，并产生微弱的麻刺感，这样患者就相当于用胸部来触摸物体了，如图 4-30 所示。

这一成果是该学院的神经工程仿生医学中心主任托德·库肯博士在"神经定向再分布"技术研究中取得的最新突破。通过信号对胸部不同区域的刺激，伤残者能感觉到来自手腕、手掌和手背的不同触觉，尽管他使用的只是一只不锈钢机械手臂。除了压力，他们甚至还能分辨冷热温度，重温疼痛的感觉。通过外科手术，患者断臂残端处的神经被连接到胸部肌肉群上，这样肌肉群就能接收并放大从大脑发出的电子脉冲，然后再传递给仿生手臂上的传感器，以此支配其运动。在这里，胸肌起到了信号"中转站"和"放大器"的作用。经过训练，因车祸失去一只胳膊的米歇尔已经能熟练通过"动脑子"操纵假肢，现在她能用它切牛排和扒香蕉皮。因触电而失去双臂的苏利文如今也能运用一条仿生手臂弯曲手肘或握紧拳头，他还在尝试开车这样的高难度动作。

【举例 4-8】　仿生眼

美国的研究人员试图绕过人脑的正常通路，将摄像机做成的仿生眼直接植入人脑，从而让盲人恢复视力。这种设计被称为"仿生眼睛系统"，如图 4-31 所示。目前该系统在猴子身上的实验已经获得了成功。研究人员表示，该系统主要就是在盲人的眼镜处安装一对摄像机，这就好比是戴上眼镜那样，将信号直接传输给人的大脑，从而让他们能够拥有正常眼睛的视力。

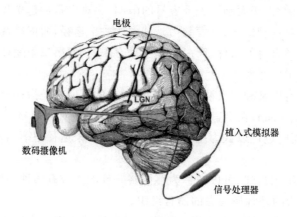

图 4-31　仿生眼

　　根据这一新的实验模式,微型芯片会被植入盲人的视网膜后面。患者将佩戴装有一个小型视频摄像机的护目镜。光线进入摄像机,通过摄像机将图像传送到一个便携的无线计算机上进行处理。然后,计算机会将这些信息传送到护目镜上的一个红外线发光二极管屏幕上。护目镜将红外线图像反射给眼睛中的视网膜芯片,刺激芯片上的光电二极管。光电二极管模仿视网膜细胞,将光线转变成电信号,再由里面的视网膜细胞将电信号以神经脉冲的形式传给大脑。

　　根据赛博格的某些定义来看,人类对即使是最基础的科技所带有的那种思维与物质方面的依赖早已经让我们都变成改造人了。在一个普通案例里,一个配带有心律调整器的人可能会被认为是改造人,因为他/她如果失去了那个机械的部分就无法生存下去。在一个比较极端的案例里,衣物就可以被视为一种机械化的皮肤;借由建构出一些原本在那些环境中不存在的事物,让人们能够在差异极大的各种环境中生存下去。便条簿可以被视为一种基础的记忆补充物。火的控制以及农业也可以被视为一种为了符合我们的消化过程而进行的改良,这让两者间的分界更模糊了。不过大部分的定义都只考虑那些在工业革命之后才可能出现的科技,尤其是存在于人体之内的。

　　女权主义者哈拉维认为,赛博格的出现并不仅仅只是关于机器与人类的"拼合",因为机器和人类一样,都不是一成不变的。成为赛博格,更深的意味是对于"拼合"的生物体,是难以依据一定范畴进行划分的,它最终使"自身"这个范畴失去意义,并引发出一系列哲学与科学问题。

　　首先,它使社会与自然的区分复杂化了。赛博格是自然有机体与技术机器、技术手段的结合,它使原本完全"自然而然"的身体具有了"拼合""嵌入"的特点,转而成为一种"新的合成生命体"。这一情况不仅穿越了自然有机体和技术机器的边界,而且模糊了物理世界和非物理世界的边界,并搅浑了两者之间那些习以为常的界线。因此,赛博格所隐喻的,是原本鲜明对立的两极模糊化了。例如,现代生物技术使番茄带有深海鲽鱼的基因,这不仅模糊了物种的界限,更模糊了植物与动物的界限;无性生殖技术则模糊了雌、雄两性在生殖活动中的分工。如此类推,男女基于传统观念在经济、政治、社会、家庭中的分工及扮演不同的角色也将被模糊化,出现"女性男人"也不是没可能的了。

　　其次,赛博格不只是简单的出现,还意味着它所存在的世界正在被改变。因此,"赛博格"被称为"后性别世界的生物",意指那些通过医学技术,尤其是生殖技术,不仅使传统的性别与性别关系遭遇挑战,更造就了一个有别于传统的"后性别世界"。例如,克隆技术已打造出了绵羊"多莉",虽目前还未有克隆人出现,却不能保证这种情况永不发生。这意味着科学技术的发展与应用将使人类繁衍并非一定要以男女两性的结合来实现,男女的性别特质也必将随之而改变。哈拉维还特别指出,性别其实从来就不是"自然而然"的,而是在复杂的竞争环境及相关社会实践中产生的,是一个被社会构造的范畴。

　　再次,赛博格还促进了人的"新主体"的诞生,超越了以往用一种固定的、一成不变的方式对身份的确认,如以民族、种族、性别和阶级等来界定人的身份。这样的超越有助于克服冲突,有利于建立一个"多元的、没有清楚边界和相互冲突的、非本质的"主体概念。赛博格不仅正在改变这个世界,也正在改变生存于这个世界的主体——人。"新主体"的人无须担忧自己与动物、机器之间有某种"亲属"关系,不再顾虑人与人之间只能达到部分统一,且容忍不同的意见和立场。赛博格式的"新主体"不再追求也无须在某个原初点上实现最完整的统一,相反对差异、偏好、反讽、个性化则抱着坚定不移的态度。

4.4 人工大脑简单记忆功能的电路设计

本节要讲述的是依据人工智能的方法,采用电子设计自动化(EDA)软件平台设计电子线路并使之能够实现对人脑功能的部分模拟,具体地说就是设计一个电子线路,模拟 Hopfield 神经网络,在信息不完整的状况下,实现数字的记忆联想判断的大脑思维功能,并通过这个设计,讲述人工大脑的电子实现方法。

4.4.1 Hopfield 神经网络

Hopfield 神经网络是一种神经动力学系统,具有稳定的平衡状态,即存在着吸引子,因而 Hopfield 网络具有联想记忆功能。将 Hopfield 网络作为联想记忆网络需要设计或训练网络的权值,构建吸引子存储记忆模式。例如,现在欲存储 m 个 n 维记忆模式,那么就要设计网络的权值使这 m 个模式正好是网络能量函数的 m 个极小值。常用的设计或学习算法有:外积法(Outer Product Method)、投影学习法(Projection Learning Method)、违逆法(Pseudo Inverse Method)及特征结构法(Eigen Structure Method)等。

设网络有 N 个神经元,每个神经元均取值 1 或 -1,则网络共有 2^N 个状态,这 2^N 个状态构成离散状态空间。设在网络中 m 个 n 维记忆模式为

$$m < n = : U_k = (u_1^k, u_2^k, \cdots, u_j^k, \cdots, u_n^k)^{\mathrm{T}} \tag{4-18}$$

其中, $k = 1, 2, \cdots, m; i = 1, 2, \cdots, n; u_i^k \in \{-1, 1\}$。

采用外积法设计网络的权值,使这 m 个模式是网络 2^N 个状态空间中的 m 个稳定状态,即

$$w_{ij} = \frac{1}{N} \sum_{k=1}^{m} u_i^k u_j^k \quad i = 1, 2, \cdots, n; j = 1, 2, \cdots, n \tag{4-19}$$

其中, $1/N$ 作为调节比例的常量,这里取 $N = n$。考虑到离散 Hopfield 网络的权值满足 $w_{ij} = w_{ji}, w_{ii} = 0$,则有

$$w_{ij} = \begin{cases} \frac{1}{n} \sum_{u=1}^{M} u_i^k u_j^k, & j \neq i \\ 0 & j = i \end{cases} \tag{4-20}$$

将式(4-20)用矩阵形式表示,则有

$$\boldsymbol{W} = \frac{1}{n} \left(\sum_{k=1}^{m} \boldsymbol{U}_k \boldsymbol{U}_k^{\mathrm{T}} - m\boldsymbol{I} \right) \tag{4-21}$$

其中, $\boldsymbol{I}$ 为 $n \times n$ 的单位矩阵。

以上是离散 Hopfield 网络的存储记忆过程,下面再看其联想回忆过程。从记忆的 m 个模式中任选一模式 U_l,经过编码可使其元素取值 1 和 -1。设离散 Hopfield 网络中神经元的偏差均为零。将模式 U_l 加到该离散 Hopfield 网络,假定记忆模式向量彼此是正交的(这个是特例,容易检验),则网络的状态为

$$\boldsymbol{U}_i^{\mathrm{T}} \boldsymbol{U}_j = \begin{cases} 0 & j \neq i \\ n & j = i \end{cases}, \quad i, j = 1, 2, \cdots, m \tag{4-22}$$

$$WU_l = \frac{1}{n}\left(\sum_{k=1}^{m} U_k U_k^{\mathrm{T}} - mI\right)U_l = (n-m)U_l \qquad (4\text{-}23)$$

此时,状态的演化为 $\mathrm{Sgn}=(WU_l)=\mathrm{Sgn}((n-m)U_l)=U_l$,可见网络稳定在模式 U_l。

例如,对于两个记忆模式 $(1,-1,1)$ 和 $(-1,1,-1)$(这是一个记忆模式向量非正交的例子),按式(4-20)设计网络权值为

$$W = \frac{1}{3}\begin{pmatrix} 0 & -2 & +2 \\ -2 & 0 & -2 \\ +2 & -2 & 0 \end{pmatrix}$$

可见该权值满足离散 Hopfield 网络的条件。现将 $(1,-1,1)$ 作为网络的输入,则有

$$W_{y_1} = \frac{1}{3}\begin{pmatrix} 0 & -2 & +2 \\ -2 & 0 & -2 \\ +2 & -2 & 0 \end{pmatrix}\begin{pmatrix} +1 \\ -1 \\ +1 \end{pmatrix} = \frac{1}{3}\begin{pmatrix} +4 \\ -4 \\ +4 \end{pmatrix}$$

$$\mathrm{Sgn}[W_{y1}] = \begin{pmatrix} +1 \\ -1 \\ +1 \end{pmatrix} = y_1$$

可见状态 $(1,-1,1)$ 为网络的稳定状态,即网络记住了该状态。同样,对状态向量 $(-1,1,-1)$ 而言,有

$$W_{y_1} = \frac{1}{3}\begin{pmatrix} 0 & -2 & +2 \\ -2 & 0 & -2 \\ +2 & -2 & 0 \end{pmatrix}\begin{pmatrix} -1 \\ +1 \\ -1 \end{pmatrix} = \frac{1}{3}\begin{pmatrix} -4 \\ +4 \\ -4 \end{pmatrix}$$

$$\mathrm{Sgn}[W_{y2}] = \begin{pmatrix} -1 \\ +1 \\ -1 \end{pmatrix} = y_2$$

可见状态 $(-1,1,-1)$ 也是网络的稳定状态,即网络也记住了该状态。

Hopfield 联想记忆网络的运行步骤为分 5 步。

第一步:设定记忆模式。将欲存储的模式进行编码,得到权值为 1 和 -1 的记忆模式为 $(m<n)$: $U_k = [u_1^k, u_2^k, \cdots, u_j^k, \cdots, u_n^k]^{\mathrm{T}}$,其中,$k=1,2,\cdots,m$。

第二步:设计网络的权值。

$$w_{ij} = \begin{cases} \dfrac{1}{N}\displaystyle\sum_{u=1}^{M} u_i^k u_j^k & j \neq i \\ 0 & j = i \end{cases}$$

其中,w_{ij} 是神经元 j 到 i 的突触权值,一旦计算完毕,突触权值将保持不变。

第三步:初始化网络状态。将欲识别模式 $U' = (u_1', u_2', \cdots, u_i', \cdots, u_n')^{\mathrm{T}}$ 设为网络状态的初始状态,即 $v_i(0) = u_i'$,$v_i(0)$ 是网络中任意神经元 i 在 $t=0$ 时刻的状态。

第四步:迭代收敛。根据公式

$$v_i(t+1) = \mathrm{Sgn}\left[\sum_{j=1}^{N} w_{ij} x_j(n)\right] \quad (t = t+1)$$

随机地更新某一神经元的状态,反复迭代直至网络中所有神经元的状态不变为止,假设此时 $t=T$。

第五步:网络输出。这时的网络状态(稳定状态)即为网络的输出 $y = v_i(T)$。

以上的第一步和第二步是联想记忆网络记忆过程,第三步至第五步所组成的迭代过程是联想记忆网络的联想过程。

对于以上所介绍的 Hopfield 联想记忆网络,需要做几点说明。

① 以上所介绍的 Hopfield 联想记忆网络的激励函数为符号函数,即神经元的状态取 1 和 -1 的情况。当联想记忆网络的激励函数为阶跃函数,即神经元的状态取 1 和 0 时,相应的公式有所变化。设在网络中存储 m 个 n 维的记忆模式($m<n$),则

$$\mathbf{U}_k=(u_1^k,u_2^k,\cdots,u_j^k,\cdots,u_n^k)^{\mathrm{T}} \quad (k=1,2,\cdots,m; \quad i=1,2,\cdots,n; \quad u_i^k\in\{0,1\}) \quad (4\text{-}24)$$

对 $u_i^k\in\{-1,1\}$ 的情况,前面已经讨论过了,当 $u_i^k\in\{0,1\}$ 时,可以进行一个变换,即使得 $(2u_i^k-1)\in\{-1,1\}$,所以用 $(2u_i^k-1)$ 代换前面公式中的 u_i^k 即可。

② Hopfield 联想记忆网络的记忆容量就是在一定的联想出错概率容限下,网络中存储互不干扰样本的最大数目。记忆容量 ∂ 反映所记忆的模式 m 和神经元数目 N 之间的关系,为 $\partial=m/N$。记忆 m 个模式所需的神经元数 $N=m/\partial$,连接权值数目为 $(m/\partial)^2$,若 ∂ 增加一倍,连接权值数目将为原来的 $1/4$,这是一对矛盾。在技术实现上也是很困难的。实验和理论研究表明,Hopfield 联想记忆网络记忆容量的上限为 $0.15N$。

③ Hopfield 联想记忆网络存在伪状态(Spurious States),伪状态是指除记忆状态之外网络多余的稳定状态。从以上对 Hopfield 联想记忆网络的分析可见,要构成一个对所有输入模式都很合适的 Hopfield 联想记忆网络是很不容易的,需要满足的条件是很苛刻的。所记忆的模式 m 过大,权值矩阵 $\mathbf{W}$ 中会存在若干个相同的特征值;所记忆的模式 m 小于神经元的数目 N,权值矩阵 $\mathbf{W}$ 中会存在若干个 0,构成所谓的零空间。因此,零空间存在于网络中,零空间是 Hopfield 网络的一个固有特性,即 Hopfield 联想记忆网络不可避免地存在着伪状态。

4.4.2　电路设计

根据 4.4.1 节的推导与描述可以知道 Hopfield 神经网络电路的原理,其基本结构如图 4-32 所示。

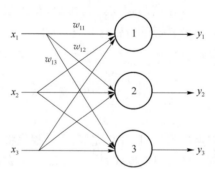

图 4-32　Hopfield 神经网络基本结构示意图

Hopfield 神经网络中,x_i 代表第 i 个输入,w_{ij} 代表输入 i 与 j 之间的权值,y_j 是第 j 个神经元的输出,则

$$y_1=f(x_1w_{11}+x_2w_{21}+x_3w_{31})$$
$$y_2=f(x_1w_{12}+x_2w_{22}+x_3w_{32})$$
$$y_3=f(x_1w_{13}+x_2w_{23}+x_3w_{33})$$

其中，$f(x)$ 是激化函数（如线性阈值的 Sigmoid 的函数）。

根据图 4-32，可进一步构建出与之相对应的电路结构框图，如图 4-33 所示。

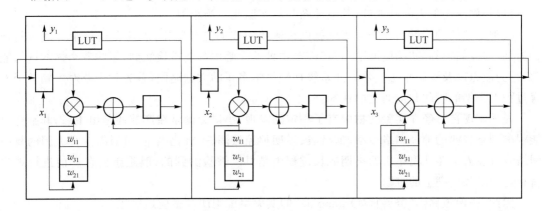

图 4-33　实现 Hopfield 神经网络的环形结构

Hopfield 神经网络的环形结构中，每个矩形框内部的电路构成一个神经元，在垂直方向上有几组移位寄存器，在水平方向上有个大的环形结构。垂直的环形移位寄存器存储着前面所有的权值，水平环行移位寄存器中装载的是输入信号。每个权值在自己的移位寄存器中的相对位置必须和输入值匹配。在每个垂直的环形移位存储器输出端有一个乘法器/累加器电路，用于对权值和输入信号进行乘-累加运算。运算的结果送给查找表（LUT），用于实现激化函数，得到输出 y_i。

至此，得到了较为具体的一种实现人工大脑记忆功能的电路。在此基础上，可以通过很多不同方式进行最终电路的实现：首先，也是最为直观的，可以选用累加器、乘法器等集成电路芯片根据结构图适当搭建外围电路实现；其次，可以将系统架构在单片机上实现；另外，由于 PLD 器件的发展水平不断提高，以及 PLD 器件与基本数字电路天然的联系，使用 PLD 器件（如 FPGA）实现基于 Hopfield 神经网络原理的电路逐渐成为一大热门。

用 Hopfield 神经网络来模拟简单的大脑记忆功能请参考本书 8.5 节。

采用电子设计自动化工具构建了 Hopfield 神经网络电路，用于模拟联想记忆功能的部分人脑功能，让电路识别与曾经记忆过的模式大体相仿但不尽相同的模式时，能够联想起记忆过的模式，并逐步趋向于输出初始记忆模式。但是这个研究还不深入，实现的功能还很简单，只是给出了一种人工大脑的实现思路，未来电子技术和神经科学以及人工智能技术相结合研究的道路还很长。

4.5　人工大脑的前沿发展

4.5.1　大脑的人工培养

早在 2008 年，科学界就利用干细胞在培养皿里养出了"迷你大脑"，神经科学家称其为研究大脑最完美的方法。如今有科学家从中检测到了脑电波信号，波形图同早产胎儿大脑。或许这将成为揭示大脑与意识奥秘的第一步？

在美国圣地亚哥召开的 2018 年度神经科学学会会议上,来自加州大学圣地亚哥分校的 Alysson Muotri 在大会中介绍了他们团队的最新研究:利用多能干细胞诱导培养的"迷你大脑"可以释放出类似人的脑电波,其电波图与早产胎儿极为相似。

人类大脑的功能性活动得益于细胞网络连接构成的复杂回路,以及在回路中有规律的神经振荡,即我们熟知的"脑电波"。它在许多物种的大脑中都能被检测到,影响着个体的认知能力、行为能力以及疾病状态。要解开萦绕神经科学多年的大脑谜团,首先就需要对大脑整个发育过程有详细的时间和空间上的认知。

科学家现在已经在实验动物中有了一定的发现,小鼠无论是在产前还是出生后,其脑部都能观测到有规律的神经网络活动,如行波、早期神经振荡、去极化电位。同样,这种大脑的复杂网络发育在人类胎儿出生后的早期成长过程中是可以被检测到的,但是想要在产前进行观察就存在技术和伦理上的难题。

因此,一种被称作"类器官(Organoid)"的实验室细胞团模型应运而生。

类器官属于三维细胞培养物,包含其代表器官的一些关键特性。此类体外培养系统包括一个自我更新干细胞群,其可分化为多个器官特异性的细胞类型,与对应的器官拥有类似的空间组织并能够重现对应器官的部分功能,从而提供一个高度生理相关系统。含有成体干细胞的组织样本、单一成体干细胞或者通过多能干细胞的定向诱导分化都能够产生类器官。

早在 2008 年,来自日本的科学家就已经报道称,在实验室利用胚胎干细胞培养出了"迷你脑"——大脑皮质的部分结构。在剑桥分子生物研究所任职的 Madeline Lancaster 表示,其在 2011 年读博期间,就致力于在实验室进行"大脑培养",她同样利用胚胎干细胞在培养皿中长出了球状细胞团块,在进一步观察后她确认这些细胞是来自视网膜中的暗细胞,切开细胞团后,里面还能检测到神经元的存在。

【举例 4-9】　培养皿中的脑电波

从 2010 年开始,世界各地开始兴起干细胞培养类器官的风潮。至今,其都被视为在体外研究人类器官发育机理、疾病和进行药物筛查的最完美方法,剑桥大学 MRC 干细胞研究所所长 Austin Smith 曾在 2015 年称其为"五年来干细胞领域最重要的发展"。Alysson Muotri 也是众多"迷你大脑"研究人员之一,一直尝试在其中寻找与人类大脑形成过程中类似的神经网络活动。

他与同事利用人类诱导性多能干细胞培养出了大脑皮层结构,为了验证其功能性神经网络的形成,他对许多分化大脑细胞以及标志物进行了检测。在"迷你大脑"形成初始,大量增殖的神经前体细胞(NPC)自我组装成了神经上皮样的结构,类似于人类皮层的发育过程。后续增殖出部分成熟的神经元,发育出多层次的结构,包含 NPC、中间前体细胞、上下层大脑皮层神经元。并且他们对生长 6 周的"迷你大脑"进行了单细胞基因检测,其表达的基因与人类大脑发育过程中表达的完全相同。

接下来他们从"迷你大脑"表面对脑电波进行检测,在 6 个月时,它们释放的电波频率比以往任何实验室培养的类大脑器官发出的都要强。在发育完整的大脑中,脑电波处于一种可预测的规律协调状态,但是迷你大脑发出的脑电波并没有规律,反而与发育中的大脑电波模式极为相似。他们通过对比,发现其与 25~39 周的早产儿脑电波图如出一辙。

不过,Muotri 自己也表示这种实验室大脑与真实的人类大脑还是有一定差距,它还缺乏某些脑皮层细胞类型,并且没有和其他的脑结构区域进行连接。也有学者指出培养皿中的大脑放出类似人类的脑电波,并不意味着它们的性质是一样的。换句话说,即使电波图一样,二者可能正在做的事情并不相同。但现在要去证明它们在做相同的事几乎难以实现，因为人们对现实中婴儿大脑的研究还处于刚刚起步阶段。

最近 Nature 新闻对此项研究也进行了详细报道，其中来自宾夕法尼亚大学费城分校的发育神经学家 Hongjun Song 对其表示出非常乐观的态度，"这个现象非常有意思，并且令人震惊。"尽管这个研究还在初级阶段，但是它证实了类器官在研究大脑发育中不可取代的作用，并且具有无限前景。

Song 本身也致力于迷你大脑研究，他称"迷你大脑"算得上是一种尚有争议的外号，因为有些科学家担心这种描述会让人真的以为其是一个微型的完整大脑，但其实它们还只是一个无法思考的细胞团。然而这种细胞团也是一枚火种，正照亮着还基本处于漆黑的脑科学以及意识研究。

现在，不同的实验室已经利用干细胞培养出了多种区域的脑结构，从最初有学者提出该项技术，到再次更新仅仅花了五年。培养皿已经成为细胞的主场，科学家把其称作 Hands-off Processing，也就是自然发生过程。科学家只要将特定物质和细胞进行混合，干细胞就自己长成了一个包含上百万神经元的球状细胞团。

目前，研究人员正尝试让这些迷你器官能存活更长的时间，来自凯斯西储大学的 Insoo Hyun 在培养的类器官生长到一年的时候，甚至在实验室亲自为其演唱了生日快乐歌；一些科学家也尝试将培养出的不同区域的迷你脑结构进行一个混合，组装成一个"迷你大脑集合"；也有实验室正将培养的迷你大脑移植到小鼠脑内，看其是否能生长得更久，结构更加完整。从目前的结果看来，移植的迷你脑仅仅只会占据小鼠大脑非常微小的一部分。

Song 的实验室同样在 100 天左右培育出了类似大约 6 个月胎儿期大脑结构的"迷你大脑"。"人们更加担心这种培育出的脑类器官会不会和真实的人脑一样，"Song 表示，"我们还离那一步差很远。"有人会想问：它们会不会有意识？但是在我们能解释什么是意识之前，可能并不能给出答案。

4.5.2　微电子领域的仿生芯片设计

杜克大学认知神经科学中心的斯科特·胡特尔曾说过，"在已知的宇宙中，人类的大脑是最复杂的东西，它复杂得让试图解释它的简单模型可笑，让精致的模型无用。"迄今为止，人的大脑仍存在着无数的未解之谜，等待着科学家们去探索。对人脑奥秘的探索，不仅可以在脑重大疾病研究方面有所突破，而且对于打造类脑的计算机系统、模仿已知的神经活动同样存在重大意义。

仿生芯片的出现打破了脑科学与微电子学的界限，当下的仿生芯片研究工作主要致力于两个方向，一个是将生物神经元与传统半导体结合的生物计算，另一个则是用微电子技术来模仿神经元信息处理机制的类脑计算。但是仿生芯片长期以来就存在功耗以及生物兼容性两个方面的根本问题。

2016 年阿尔法狗（AlphaGo）击败围棋冠军李世石可以说是人工智能史上最经典的案例之一，体现了人工智能在处理计算方面的优越性。但如果从功耗来讲，阿尔法狗（AlphaGo）输的可不是一点半点。据科技公司 Ceva 估算，AlphaGo 在下棋过程中约消耗 1 MW 的电能，相当于约 100 户家庭一天的供电量。相比之下，包含超过 1 000 亿个神经元的人脑消耗的功率仅 20 W，只有 AlphaGo 所消耗能量的 1/50 000。

存在的生物兼容性问题则主要是想方设法让神经元活着。生物医学研究中会使用一种叫作"器官芯片"的东西,器官芯片是利用微流控芯片系统对微流体、细胞及其微环境的灵活操控能力,在微流控芯片上构建以模拟人体组织和器官功能为目标的集成微系统,为药物和疫苗的有效性和生物安全性的评估以及生物医学研究提供更接近人体真实生理和病理条件的、成本更低的筛选和研究模型。在流体环境下,细胞会在环境刺激中发生自组装,能更真实地展现其生理功能,这就为仿生芯片中生物兼容性问题的解决提供了很好的思路。

近年来,神经科学、生物工程学以及计算机科学等领域不断取得进步,对人脑的工作原理有了更深入的了解,这加速了仿生芯片研究的发展。表 4-2 所示为当下世界范围内脑科学与硅芯片交叉研究领域的部分企业与机构。

表 4-2 脑科学与硅芯片交叉研究领域的部分企业与机构

类别	企业	高校/科研机构
生物计算	Koniku	南安普顿大学 Cortical
	Labs	帕多瓦大学
	英特尔	HRL 实验室
	IBM	麻省理工学院
	高通	斯坦福大学
类脑计算	三星	波士顿大学
	BrainChip	海德堡大学
	西井科技	比利时微电子研究中心
	灵汐科技	清华大学
	AiCTX	中科院
	Brain Corporation	维也纳大学
	Applied Brain Research	台湾清华大学

【举例 4-10】 Koniku Kore

根据《每日邮报》的消息,尼日利亚的研究学者通过使用小鼠的神经元制造了一种计算机芯片 Koniku Kore(图 4-34),该芯片是世界首个具有嗅觉并可以识别出爆炸物以及疾病标记物气味的芯片,可用于机场安检和疾病检测等领域。据了解,Koniku Kore 芯片并不是以硅作为基础,而是使用了小鼠的神经元进行构建,每块芯片都是活体神经和硅的混合物。研究人员表示,这款名为"Koniku Kore"的设备有望成为未来机器人的大脑,而将生物细胞与电子电路整合,有望成为开发模拟大脑的主流手段。

该设备具有可以检测和识别气味的传感器,如果在未来机器人大脑中植入这种芯片,通过气味训练将可以用来检测挥发性化学物质、爆炸物甚至是癌症等疾病的气味,这就意味着未来机器人将有可能替代传统的机场安检人员进行初步安检排查工作。虽然计算机在复杂的算法中具有比人类更高效的优点,但人类大脑在许多认知功能上是占有先天优势的。研究人员表示,实验室生长的神经元同样可以与电子电路结合。负责这项研究的尼日利亚神经科学家 Oshiorenoya Agabi 指出,它的这款神经元芯片可以模拟 204 个脑神经元的功能,"我们直接使用生物细胞本身,而非使用机器复制神经元功能。虽然这个想法很激进,但结果却是很令人难以置信的。"此外,训练计算机识别气味需要强大的计算能力并消耗大量能量,但新设备在识别

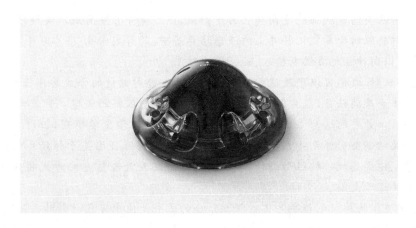

图 4-34　Koniku Kore

气味方面所需的能耗远低于传统计算机。

研制出此类设备面临的主要挑战之一是，设法让神经元活着，对此项秘密，Oshiorenoya Agabi 讳莫如深，不想多谈，只是表示，神经元在装置中可以存活数月。他说："数字计算机运行速度快且很可靠，但它不能说话；而神经元运行虽慢但很聪明。不过，将神经元放在一个小碟子里，它们的表现并不好。我们面临的挑战是，如何让神经元一直活着。"但他同时补充说，瑞士科学家已经能够"让神经元在一个小碟子里运行一年，这样的系统是研究大脑神经元回路的有力工具"。

【举例 4-11】　Cortical Labs 合成迷你大脑

位于墨尔本的 Cortical Labs 把真正的生物神经元嵌入一个特殊的计算机芯片中，构成一个微型的体外大脑（图 4-35）。希望这些合成迷你大脑能够在消耗较少能量的同时，完成很多人工智能软件可以执行的任务。该公司的联合创始人兼首席执行官钟宏文说，目前，迷你大脑的处理能力已经接近蜻蜓的大脑，开发人员正尝试着教它玩老款 Atari 游戏 Pong。

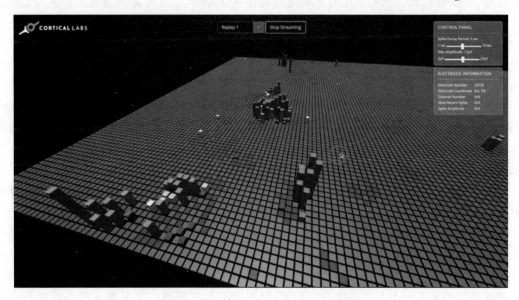

图 4-35　Cortical Labs 显示实时神经网络激活

钟宏文介绍说，Cortical Labs 使用两种方法来制造硬件：或从胚胎中提取小鼠神经元，或使用某种技术将人类的皮肤细胞逆向转化为干细胞,然后诱导它发育成人类神经元。之后,将神经元嵌入一种特殊的金属氧化芯片上的液态培养基中,芯片内含由 22 000 个微电极组成的网格,程序员可以向神经元提供电输入、获得输出结果。

"我们想要证明,我们可以塑造这些神经元的行为。公司设计的合成芯片将最终完成现今的人工智能无法企及的任务,成为解决各种复杂推理和概念理解的关键。"钟宏文说。

Cortical Labs 开发的这套系统部分借鉴了弗里斯顿及其学生的研究,但这位神经科学家与这家澳大利亚初创公司并无关系。弗里斯顿说,他一直认为自己关于神经元组织方式的想法可以应用于制造更高效的神经形态计算机芯片,这种芯片处理信息的方式将比现有的标准计算机芯片更接近于大脑。

不过,尝试将生物神经元与半导体材料相结合的方式是他未曾预料到的。"但令我惊讶和兴奋的是,他们直奔真正的神经元。在我看来,这个团队走上了能将这些想法付诸实现的正确方向。"他在谈到 Cortical Labs 使用真正的生物神经元进行实验时表示。

两年前,曾经当过医生、创办过一家医疗科技公司的钟宏文与 Cortical Labs 的联合创始人兼首席技术官安迪·基钦携手,开始研究创建生物—计算机合成人工系统的方法。钟宏文说,他们感兴趣的是人工通用智能(AGI),也就是能够像人类一样甚至比人类更出色地灵活完成各种任务的人工智能。"大家都在竞相研制 AGI,但在我们看来,真正的 AGI 唯有生物智能、人类智能。"他们认为,达到人类智力水平的唯一方法是使用人类神经元。Cortical Labs 也在对小鼠神经元进行实验。

【举例 4-12】　天机芯

2019 年 8 月 1 日,清华大学类脑计算研究中心施路平团队研发的"天机芯"登上了 *Nature* 封面。封面标题为 *Dual Control*,作为人工通用智能 AGI 领域的一个重磅应用案例进行了展示。该论文介绍了一款新型人工智能芯片,它结合了类脑计算和基于计算机科学的人工智能,是世界首款异构融合类脑芯片。

当前,人工智能芯片代表性工作可概括为两个主流方向:深度学习加速器(支持人工神经网络)和类脑芯片(主要支持脉冲神经网络)。然而,每种方法都需要自己独特且不兼容的平台,难以发挥计算机和神经科学两个领域的交叉优势,这已经阻碍了 AGI 的总体研究和开发。由于其本身的巨大挑战性,近年来不少 AI 专家认为,AGI 只是一个牵强附会的想象,而少数一些人则在求索不倦的过程中获得了灵感。

施路平恰恰认为,人工通用智能是一个必然的趋势,而异构融合,也就是让两种计算结合。"天机芯"处理器正是采用了混合芯片架构的人工通用智能,支持异构网络的混合建模,发挥它们各自的优势,既能降低能耗,提高速度,又能保持高准确度。这种旨在通过采用通用硬件平台来刺激 AGI 开发的"双重控制"正是点睛之笔。

这款革命性的芯片可以采用各种核心架构、可重构的构建模块等,以适应基于计算机科学的机器学习算法和面向神经科学的方案,如脑启动电路。

研究团队的一项重要创新是"天机芯"的统一功能核心(FCore),它结合了人工神经网络和生物网络的基本构建模块——轴突、突触、树突和体细胞块。这款 28 nm 芯片由 156 个 FCore 组成,在 3.8 mm×3.8 mm 的区域内包含大约 40 000 个神经元和 1 000 万个突触。

研究团队设计了一个自动驾驶自行车实验(图 4-36),来评估芯片整合多模态信息和做出迅速决策的能力。这款自动驾驶自行车配备了"天机芯"和 IMU 传感器、摄像头,刹车电机、转向电机、驱动电机等致动器,以及控制平台、计算平台、天机板级系统等处理平台。自行车的任务是执行实时物体检测、跟踪、语音命令识别、骑行减速等功能,还可实现避障过障、平衡控制和自主决策。这些任务中,部分运用了模拟大脑的模型,而其他则采用了机器学习算法模型。在自行车上利用一块"天机芯"同时运行了包括 CNN、CANN、SNN 和 MLP 网络在内的 5 种不同神经网络,来完成每项任务,最终实现了自行车无人驾驶。这些模型经过预先训练并编程到"天机芯"上,可以并行处理模型,实现不同模型之间的无缝片上通信。

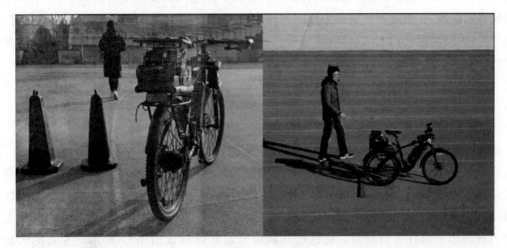

图 4-36 天机芯测试

在实验中,由"天机芯"驱动的自行车顺利完成了所有分配的任务,标志着 AGI 发展加速的巨大飞跃。这个芯片不是在试图复制人类大脑,而是在模仿人类的思维方式,如注意力、记忆力和预测能力。

施路平教授表示,人工通用智能是一项非常具有挑战性的工作。目前还处于起步阶段,而他和团队的研究愿景则是"发展类脑计算,支撑人工通用智能,赋能各行各业。"

4.6 互联网与神经学的交叉对比研究

互联网已经成为我们日常工作和生活中必不可少的工具,文献[9]通过将互联网与神经学进行交叉对比研究,提出了互联网类神经、互联网虚拟大脑、互联网虚拟神经元、互联网神经系统等新概念。

4.6.1 互联网的新定义

无论是 1995 年 10 月 24 日"联合网络委员会"(FNC)关于"互联网定义"的决议,还是计算机网络的 7 层结构,一般认为,互联网是由计算机、通信线路,以及在它们中传输和运行的信息、数据、资料和应用组成的。

传统的互联网和网络定义往往忽略了"人"和"人脑中的数据"这两个要素。纵观人类的发展历史和互联网诞生后的进化过程,可以看到人类进步就是一部感觉和运动器官不断延长的历史。棍棒延伸了双臂,石头延伸了拳头,汽车、火车延伸了双腿,望远镜、显微镜延伸了眼睛,传递信号的锣、鼓、电话线延伸了耳朵,大工业革命后出现的公路网、铁路网、飞机航线、海运航线的出现最终使人类四肢实现联网。

与此同时,人类大脑的延伸也一刻没有停止。结绳、算盘、数筹的出现就是早期的例证。1946年,在美国诞生的电子计算机使人类大脑实现质的延伸。1969年,互联网诞生后,台式机、笔记本计算机、3G手机的出现无一不是增加人脑与互联网的连接时间。人脑中的信息和知识不断与互联网里的信息和知识进行交互。人类和互联网的发展史告诉我们,互联网不仅仅是机器的联网,它更是为了加强人脑之间的连接。因此,可以认为,互联网是由网络线路、计算机节点、人脑和在它们之间存储、流动和运行的数据等4个部分组成的网络结构,这个定义最大的特点是把人脑和人脑中的数据也作为互联网的一部分。

4.6.2　互联网类神经元现象

在知识管理领域,知识可以划分为显性知识和隐性知识。对这种划分方法进行扩充,可以将人脑的功能从知识层面划分成:①共享知识区,如免费给人指路的信息;②可交易知识区,如医生的专业知识必须等病人挂号后才能表达;③问题区,如学生不知道答案的数学难题;④隐私区,如个人或几个朋友之间的隐私信息;⑤运动控制功能区,如人用筷子夹菜的能力或者用手指打字的能力。把这些区域组合起来就形成图4-37所示的左边的人脑知识功能。

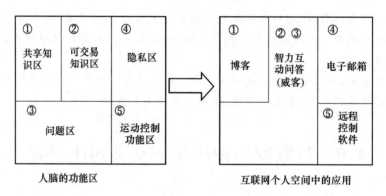

图4-37　人脑知识功能区与互联网个人空间的对应关系

如果将人脑知识功能区与互联网个人空间进行对比,可以看到共享知识区对应了博客,可交易知识区和问题区对应了智力互动问答,隐私区对应了电子邮箱,运动控制功能对应了远程控制软件。由于互联网进化的目标是使人类的大脑充分联网,但是目前互联网不可能通过物理手段直接将线路和信号接入人的大脑中。通过上述对应关系的描述可以看出,人脑的知识功能区通过互联网个人空间被映射到互联网中。

在互联网中,电子邮件和网络远程软件需要通过光纤及电话线里的数据通道与其他人或设备进行联系。这个数据线路如图4-38(a)所示,可以看出它与图4-38(b)中真实的神经元十分相似。在神经学中,神经元的胞体是信息处理中心,树突和轴突负责与外界进行信息沟通。因此可以这样类比,互联网个人空间对应了神经元的胞体,电子邮件和远程控制软件的远程数据线路对应了神经元的树突和轴突。人们将互联网这一结构命名为互联网的映射型神经元。

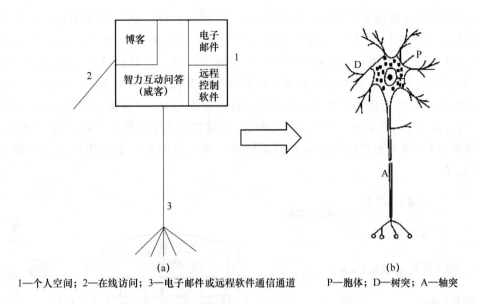

1—个人空间；2—在线访问；3—电子邮件或远程软件通信通道　　P—胞体；D—树突；A—轴突

图 4-38　互联网虚拟神经元与人类大脑神经元

4.6.3　互联网虚拟大脑的结构组成

互联网正在从一个原始的、不完善的、相对分裂的网络进化成一个统一的、与人类大脑结构高度相似的组织结构，它将同样具备自己的虚拟神经元，虚拟感觉、视觉、听觉、运动，中枢，自主和记忆神经系统。将互联网这一结构命名为互联网虚拟大脑，并由此绘制出互联网虚拟大脑结构，如图 4-39 所示。

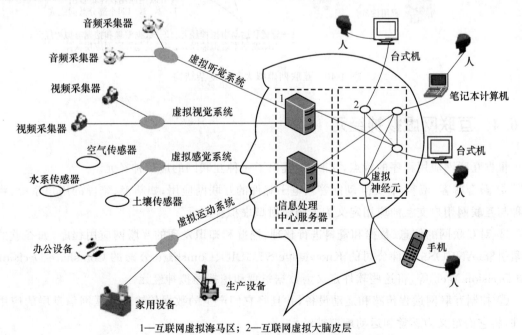

1—互联网虚拟海马区；2—互联网虚拟大脑皮层

图 4-39　互联网虚拟大脑的简要结构

更为详细的互联网虚拟大脑的结构如图 4-40 所示。将互联网从低端到高端划分为硬件层、软件层和信息层。其中,互联网硬件层包括互联网核心硬件层、互联网远程传感和运动设备、互联网个人终端、互联网网络线路 4 个组成部分。互联网软件层包含互联网操作系统和互联网应用软件,其中互联网的应用软件根据其特点又被划分为人脑映射型虚拟神经元、数据整理和挖掘虚拟神经元、感觉和运动虚拟神经元、特异类虚拟神经元,互联网的信息层包含文字、二维图片、文档、视频、声音、三维图像等,分布在互联网的服务器、路由器、交换机、用户终端和互联网虚拟神经系统里。这些分布在互联网中的信息统称为互联网数据海洋。

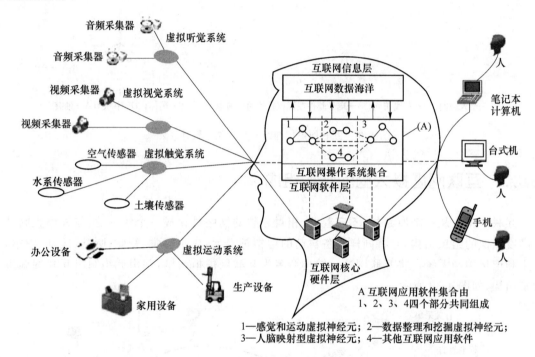

图 4-40　互联网虚拟大脑的复杂结构

4.6.4　互联网虚拟神经元

根据互联网应用程序的特点,文献[9]提出了 4 种互联网的虚拟神经元。

① 融合博客、威客(智力互动问答)、电子邮件的互联网应用,如新浪、雅虎的用户系统,将这种与互联网用户交互的应用定义为人脑映射型虚拟神经元。

② 对互联网的信息、数据和资料进行整理、挖掘和知识发现的互联网应用程序,如谷歌的搜索引擎、ANGOSS 软件公司的 Knowledge STUDIO、Comshare 公司的 Comshare Decision and Decision Web 等,将这些软件定义为数据整理和挖掘虚拟神经元。

③ 控制互联网远程传感和运动设备,并且将它们产生的数据传输给互联网信息层的应用软件,将它们定义为感觉和运动虚拟神经元。

④ 其他类型的互联网应用软件,如网络游戏、防病毒软件等,将它们定义为特异类虚拟神经元。

4.6.5 互联网虚拟神经系统

1. 互联网虚拟感觉和运动神经系统

互联网虚拟感觉和运动神经系统主要有两种运行模式,第一种是互联网用户直接操控模式(如图4-41所示),流程为:①互联网用户登录个人终端;②个人终端运行个人空间应用程序(映射型虚拟神经元);③个人空间相关应用程序与远方传感器、工作设备的驱动程序进行接驳;④互联网用户通过个人空间界面直接操控传感器、视频、音频和办公设备进行活动。

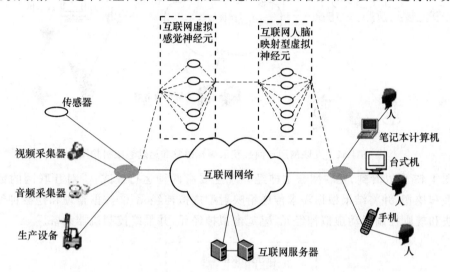

图 4-41　互联网用户直接操控的虚拟感受和运动系统机构图

第二种是互联网用户的间接获取模式(如图4-42所示),流程为:①传感器、视频和音频采集器、工作设备在本身程序(或在数据整理和挖掘虚拟神经元)的驱动下,自动运行;②传感器、视频和音频采集器、工作设备在运行中得到的相关数据进入互联网的数据海洋中;③互联网用户通过个人终端的个人空间应用程序(映射型虚拟神经元)与数据整理和挖掘虚拟神经元接驳并获取数据。

2. 互联网虚拟自主神经系统

互联网软件层包含了一种虚拟神经元——数据整理和挖掘虚拟神经元,这种神经元应用了人工智能、知识发现和数据挖掘领域的算法,针对互联网中的信息、数据和资料进行处理。其处理的结果通过互联网供个人用户和机构用户查阅和研究。因为这一类神经元包含了预先存放的算法和知识,在运行时并不需要人的主动控制。

数据整理和挖掘虚拟神经元与互联网虚拟感觉、视觉、听觉、运动系统结合。设计者可以将算法和规则放入数据整理和挖掘虚拟神经元(或直接放入感觉和运动神经元)中,当从互联网虚拟感觉、视觉、听觉系统获得信号触发时,数据整理和挖掘虚拟神经元便开始驱动互联网虚拟运动系统或其他系统完成特定功能(如图4-43所示)。例如,连接到互联网的传感器将气压、湿度、温度等参数发送给互联网的特定应用程序(数据整理和挖掘虚拟神经元),经过运算,如果符合下雨的条件设定,程序受到触发,激活互联网虚拟运动神经元,远程控制野外设备如收割机、挖掘机打开防雨设备。对于上述互联网现象,可将其归纳为互联网的类自主神经系统。

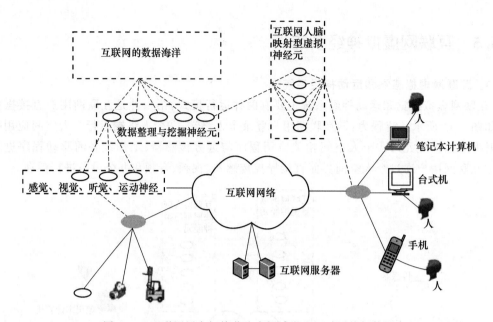

图 4-42   互联网用户间接获取虚拟感觉和运动系统机构图

从图 4-43 可以看到,互联网自主神经系统主要有两种运行模式:①对互联网的数据海洋进行整理和挖掘,并将结果根据需求传递给映射型虚拟神经元;②数据整理和挖掘神经元用内置的算法和规则控制运动虚拟神经元、感觉虚拟神经元,并最终控制机器设备。

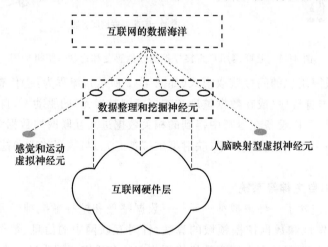

图 4-43   互联网虚拟自主神经系统示意图

3. 互联网虚拟中枢神经系统

互联网中枢神经系统的硬件基础是互联网的核心服务器以及连接它们的路由器和交换机,在这些硬件设备上统一运行的虚拟感觉神经元、听觉神经元、视觉神经元、运动神经元、数据整理和挖掘神经元、映射型神经元等互联网应用程序将构成互联网中枢神经系统的软件基础,包含文字、音频、视频、文档等信息的数据海洋将组成互联网中枢神经系统的信息基础(如图 4-44 所示)。

从 2007 年开始,互联网的核心服务器和应用也开始出现集中化的趋势,2007 年 9 月 Google 和 IBM 提出和推广的云计算就代表了这种趋势。通俗地讲,云计算就是将传统上分散在个人计算机上的应用集中在若干个大型服务器中,互联网用户通过终端使用大型服务器提供的互联网服务。从云计算的这些特点看,它具备了互联网虚拟中枢神经系统的雏形。

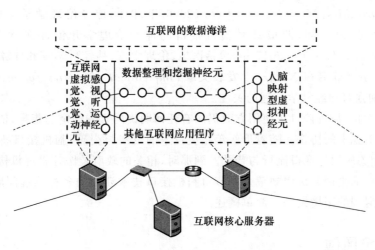

图 4-44　互联网虚拟中枢神经系统示意图

4.6.6　互联网与人脑功能结构对比

文献[9]总结了目前互联网虚拟大脑与人脑功能结构的对比应用表(如表 4-3 所示)。

表 4-3　互联网与人脑功能结构对比表

互联网的结构	人脑功能结构
SNS	类 SNS 应用
电子商务	类电子商务应用
Twitter	类 Twitter
威客(Witkey)	类威客(Witkey)
博客应用	类博客应用
维基百科应用	类维基百科应用
互联网的地址编码系统(IPv4、IPv6)	人脑的地址编码系统
互联网的搜索引擎(百度)	人脑的搜索引擎
互联网网络的路由协议(TCP、RIP、BGP)	人脑的路由协议
互联网的信用体系	人脑的信用体系
互联网的信息筛选、整理和推荐机制	人脑的信息筛选、整理和推荐机制

4.7　浅谈脑机接口伦理

自脑机接口这一概念提出后,伴随而来的伦理问题便引起了广泛而激烈的讨论。特别是近些年生物技术、人工智能等领域的发展,使伦理道德这一问题显得更加突出与重要。2002

年,美国科学促进会(AAAS)、*Neuron* 杂志、斯坦福大学等机构举办了一系列重要会议,聚集了众多神经科学家和伦理学家共同讨论神经伦理问题,其中最后一次会议影响巨大,相关成果结集成书 *Neuroethics:Mapping the field*;2006 年,国际神经伦理学学会成立;2008 年,*Neuroethics* 创刊;2009 年,两篇针对脑机接口的神经伦理学开创性文章发表在 *Neural Networks* 和 *Neuroethics* 上。2017 年,包括医生、伦理学家、神经科学家和计算机科学家等在内的 20 多位研究者联名在 *Nature* 上发表文章 *Four ethical priorities for neurotechnologies and AI*,呼吁加强对神经科学伦理的关注。

　　然而迄今为止,脑机接口在使用方面仍未有任何明确的官方规定与指导,依然部分遵循医学伦理和法律道德上的协议。随着近些年相关技术的发展与突破,脑机接口技术有望未来变得更加成熟,相关应用将变得流行与普及。到那时,相关的政府及医疗管理机构非常有必要制定有关脑机接口的伦理与法律规范。本节对脑机接口技术涉及的多种伦理问题,以及该技术的使用与研究遇到的困境做一个简单概述。

4.7.1　安全风险

　　脑机接口的首要问题是安全问题。在众多采集大脑信号的技术中,脑电技术成本较低,信号的时间分辨率较高,在脑机接口中使用更为广泛。例如,在神经反馈训练、使用脑机接口控制外界机械臂中,多采用非侵入式头戴设备采集人脑头皮电信号。虽然安全无创,但信号质量不高。

　　但在使用侵入式的脑机接口设备时,安全问题变得尤为关键,生理损伤和感染的风险是不可忽视的。若采用侵入式设备,将电极植入颅腔内脑皮层中,收集到的信号质量更高,定位更加准确。但侵入式设备对个体意味着较大的创伤和更高的风险,在植入电极过程中可能会使大脑组织产生局部机械损伤。参考深层脑技术(DBS)数据来看,脑部手术有 $2\%\sim4\%$ 的概率产生脑部大出血和 $2\%\sim6\%$ 的概率发生感染。术后植入电极还可能带来排异反应,引起脑组织损伤。另外,电极植入后的使用时长也尚无可靠数据。虽然有记录显示电极植入五年后仍能继续运作,但是电极的包装、腐蚀、迁移预定位置等问题都有待深入研究。

　　因此,对于那些需要依靠脑机接口设备来提高生活质量的患者来讲,更加需要考虑的现实问题是能否接受这些存在的风险。实际上,这样的风险-利益分析已经是当下医院中所使用协议的一部分,随着不同类型脑机接口设备的发展和商业化,可能需要对当前参考的医疗协议进行修改加以适应,相关政府和医疗管理部门应在对每类侵入式设备的功效与安全性方面进行整体评估的基础上,最终针对脑机接口技术的临床应用制定更全面的指导方针。

4.7.2　知情同意问题

　　无论是以医疗还是非医疗的目的使用脑机接口设备,存在一个重要的方面就是确保已获得受试者的知情同意,知情同意被定义为病人或者研究对象的自愿行为,其允许专业人士对其采取医疗措施,或被纳入研究项目中。这意味着双方需要就决策本质,干预措施的合理选择,每种选择相应的风险、利益和不确定性等进行讨论,同时评估研究对象的理解程度和对干预的接受程度。其中受试者特别需要获知以下三方面内容:

- 相比较其他方案来讲,选择脑机接口技术所带来的风险与收益;

- 脑机接口设备将从大脑提取信息；
- 提取的信息具有不可知定向，即可能提取到导致受试者尴尬或者可能引起法律后果的信息等。

脑机接口的知情同意难点在于一类特殊的病人——闭锁综合征患者，他们无法与外界交流。闭锁综合征病人的问题在于，他们究竟能多大程度上代表自己的意愿，他们可能被判定为无民事行为能力的人，需要在别人的帮助下表达意愿。同时，医生和研究人员究竟在多大程度上正确解释了被试者意愿也是一个问题。因此，这些情况下可能引起以下纠纷：

- 在受试者是不能交流的闭锁综合患者的情况下，应由谁来代其进行知情同意？是否只征得监护人的同意就足够了？
- 在受试者是孩子的情况下，是否只征得其家长的同意就足够了？
- 对于有认知障碍、不能完全理解使用脑机接口设备所带来的风险与利益的患者，能征得他们的同意吗？

此外，临床应用中知情同意的透明化也成为近年来研究者关注的一个重要问题。在脑机接口的临床应用和研究中，存在被试者对实验的期待可能与实际不符的问题。每个被试者都希望脑机接口设备可以个性化改善甚至消除自己当下的困境，但可能现有的设备不能很好地针对被试者的需求，无法满足被试者的期望。但另一方面来看，被试者的积极配合和参与将会对该领域的研究进展做出贡献，未来很有可能这种设备会取得成功，而被试者不一定能在短时间内使用这种成果。此时，研究者是否应该告诉被试者完整的实情？

脑机接口知情同意问题是损伤认知的疾病和脆弱的参与者的结合，更要求对风险和利益、知情同意的过程进行仔细而谨慎的评估，这一方面仍需要进行相关研究和制定相应措施保障。

4.7.3 隐私问题

当下很多大数据公司会根据用户的网页浏览习惯，个性化推荐商品和广告，这样的大数据分析和应用容易侵犯个人的隐私。而基于脑机接口的数据特性，神经信号携带了丰富的个人信息，有理由相信，随着数据的累积，它对个人特性的描述会更加全面、准确和深入。例如，群体水平的大数据分析能够实现对一些重要个人特征的预测，包括智力、动机、人格、患病概率、忠诚度、犯罪企图等，而对单个人大脑信号进行长期记录和解码，能够实现大脑状态和"意念"的实时动态监测。这些数据则涉及个人最为核心的隐私，关乎精神内容。保护大脑数据的隐私和完整性是最有价值和不可侵犯的人权。所以在脑机接口技术研究中，有必要考虑如下涉及隐私安全的问题：受试者被采集了哪些种类的神经数据？采集到的数据是否涉及受试者不愿意透露的个人信息？这些数据要被存储或者与其他研究机构分享吗？存储的话要存储多长时间，又是出于什么目的呢？这些都是研究机构的伦理审查委员会（IRB）在对受试者进行审核的过程中考虑的典型问题。

4.7.4 公平问题

随着脑机接口和认知增强技术的发展，在未来能使人的身体、记忆等得到增强这一事实可能导致社会的两极分化，产生"有增强"和"没有增强"两种新的类型。例如，这样的技术由于价格、技术控制、市场管控等原因，只能被少数人所使用，这些人可能会让他们的孩子在很小的时候就植入脑机接口设备,使他们在生理与心理上获得优势。而那些没有能力购买使用脑机接口设备的人,毫无疑问会在成长过程中落后,这样会产生严重的社会后果,比如导致更大的贫富差距。假如脑机接口设备可以普及,可能不同类型的脑机接口设备会把社会重新划分成不同的阶层。同样,如果一些国家给自己的公民和士兵安装了脑机接口设备,从而比未装脑机接口设备的国家有巨大的优势,这可能会拉大国家间的差距,加深国际社会矛盾。这些情况都表明在脑机接口技术成熟之前,围绕着脑机接口技术发展和使用的公平问题需要进行迫切并广泛的讨论。

4.7.5　法律问题

随着脑机接口技术的进一步成熟,产生了大量亟待解决的新的法律问题。首先立法者需要制定足够细致的法律,规定与脑机交互相关的哪些行为是合法的,哪些行为是不合法的。法庭需要决定谁应该为涉及脑机接口设备的违法行为负责,是使用者还是制造商。类似于生活中的车辆交通事故,造成伤害车辆制造商是不需要承担责任,除非事故原因是由车辆制造缺陷引起的。这就需要脑机接口设备的使用者签署一份弃权声明,免去设备制造商除制造缺陷以外的其他责任,由使用者来承担全部责任。同时还应考虑到,可能脑机接口设备具备一定程度上的自主学习能力,对于违法的行为,是使用者主观发布的指令还是使用者在潜意识状态下由脑机接口设备自行完成的行为,可能是存在争议的。

本 章 小 结

本章首先介绍了人工大脑的概念和分类,并给出了一些与人工大脑相关的模型。接着,讲述了实现人工大脑所需的基础知识与技术及应用实例,又通过一个模拟人工大脑简单记忆功能的电路让大家有比较直观的认识。最后,通过互联网和神经学的交叉对比研究介绍互联网虚拟大脑等新概念。

习题与思考

1. 什么是人工大脑? 如何分类?
2. 简述脑中模型的三个层次。
3. 简述人工大脑的相关模型。
4. 什么是 ERP? 在脑科学研究中有哪些作用?
5. 什么是 BCI 技术? 它的构成是什么? 有哪些应用?
6. 什么是赛博格?
7. 神经系统的结构与功能的基本单位是什么? 它由哪几部分组成?
8. 简述神经脉冲的产生过程。
9. 请画出感知机的基本结构,并标出其层次名称。
10. 海马得名的原因是什么? 它起到什么作用?

11. 请画出海马记忆功能神经网络图,并写出各个区突触连接变化的方程式。
12. 简述生物医学领域人工大脑的培育方式。
13. 天机芯主要应用了哪些技术?它的构成是什么?
14. 简述人工大脑相关伦理的几个方面。

参 考 文 献

[1] 王志良.人工心理[M].北京:机械工业出版社,2007.

[2] 张晓荣.计算主义:从 Cyborg 走向人工生命[J].青海社会科学,2007(1):133-136.

[3] 王上飞,王煦法.基于大脑情感回路的人工情感智能模型[J].模式识别与人工智能,2007,20(2):167-172.

[4] 黄秉宪.脑的高级功能与神经网络[M].北京:科学出版社,2000.

[5] 唐孝威.脑功能原理[M].杭州:浙江大学出版社,2003.

[6] 张宏伟.基于知识的人脑模型综合算法的研究与实现[D].北京:北京科技大学,2001.

[7] 李冰.基于知识的人工脑模型及概念提取算法研究[D].北京:北京科技大学,2004.

[8] 张凯,王炜,唐孝威.短时记忆的生物物理学模型[J].生物物理学报,1997,13(6):221-226.

[9] 任天.植入大脑的"神经织网"能否帮助人类与人工智能竞争[EB/OL].https://xueshu.baidu.com/usercenter/paper/show? paperid=1w4c0x30qn110er03h6w04b0ng017417&site=xueshu_se.

[10] 杨心舟.人工培养的"大脑"发出第一声问候! 与人类胎儿一致[EB/OL].[2018-11-26].http://www.kepuchina.cn/public/new/201811/t20181126_834649.shtml.

[11] 陈超瑜,马妍,方群.微流控器官芯片的研究进展[J].分析化学,2019,47(11):1711-1720.

[12] 袁战.人脑及其操作系统[M/OL].www.sciencetimes.com.cn.

[13] 佚名.碳纳米管神经键电路酷似神经元,人造大脑迈出重要一步[N].参考消息,2011-4-24.

[14] 郑艳红,王青云.生物神经网络系统的动力学研究进展及展望[J].复杂系统与复杂性科学,2010,7(2):90-96.

[15] 刘锋.互联网与神经学的交叉对比研究[J].复杂系统与复杂性科学,2010,7(Z1):104-115.

[16] 杨立才,李佰敏,李光林,等.脑机接口技术综述[J].电子学报,2005,33(7):1234-1241.

[17] 江君.基于双向神经接口的生物机器人系统的研究[D].杭州:浙江大学,2008.

第 3 篇　认知科学

认知科学(Cognitive Science)是探索人类的智力如何由物质产生和人脑信息的处理过程,包括从感觉的输入到复杂问题的求解,从人类个体到人类社会的智能活动,以及人类智能和机器智能的性质。认知科学的兴起和发展标志着对以人类为中心的认知和智能活动的研究已进入新的阶段。认知科学的研究将使人类自我了解和自我控制,把人的知识和智能提高到前所未有的高度。

第5章

认知科学基础知识

认知科学是探究人脑或心智工作机制的前沿性尖端科学,研究人类感知和思维信息处理过程,包括从感觉的输入到复杂问题的求解,从人类个体到人类社会的智能活动,以及人类智能和机器智能的性质。所涉及的内容主要有感知觉(包括模式识别)、注意、记忆、语言、思维与表象等。本章将分别对感知、注意、记忆以及知识的构建与表征进行论述。

5.1 感　知

5.1.1 感觉

1. 感觉的定义

感觉就是人脑对客观事物的属性、特征的直接反映,是人察觉并获取信息的一个重要渠道,同时也是人们知识的源泉。它处在人类生理特点的制约下,同时受到客观事物本身的影响。

而感觉信息加工就是指感觉器官与刺激信息相互接触作用之后,感受器将刺激转化为生物电信号,同时通过动作电位把外部事件信息传递至大脑中枢特定区域的过程。具体的感受器、大脑中枢特定区域如表5-1所示。

感觉滞留现象是感觉信息加工部分一个重要的概念。认知心理学领域研究发现,感觉信息只有被个体"注意"时,才会被进一步加工处理。例如,一个人走在街上,在某一瞬间,他眼前所有的事物都对他造成了感觉刺激,此时对于这个人来说感觉滞留信息量是很大的,但其中大部分信息还没有被加工处理就迅速消失了,只有被注意到的那一部分刺激信息被进一步加工与处理。

感觉器官对光、气、声等物理刺激都非常敏感,大脑无法直接接受并处理这些刺激,需要通过感受器进行加工处理,产生感觉,这一过程被称为感觉信息的转录。

需要说明的是,每一种感觉都有着特定的感受器,并"配备"专门的转换机制,如视网膜上的锥细胞和杆细胞分别将明、暗光信号转换为不同的视觉信息。而且不同感觉通道在传递信息时都有自己特殊的神经通路,最终到达大脑中枢的不同区域,如视神经将光刺激传递到大脑的枕叶,而听神经则把声音刺激传递到颞叶。

表 5-1　感觉种类、感受器及皮层中枢分布情况

种类		感受器	皮层中枢	适宜刺激
外部感觉	视觉	视锥细胞、视杆细胞	枕叶	380～780 nm 的电磁波
	听觉	毛状细胞	颞叶	16～20 000 Hz 的声波
	嗅觉	嗅细胞	边缘系统	挥发性物质
	味觉	味蕾	中央后回最下部	溶解于水、唾液和脂类的化学物质
	肤觉	毛发的篮状末梢和游离神经末梢、迈斯纳斯触觉小体、巴西尼氏环层小体、罗佛尼氏小体、克劳斯氏球	中央后回	机械性和温度性刺激物
内部感觉	运动觉	肌梭、肌腱和关节小体	中央前回	骨骼肌运动、身体四肢位置状态
	平衡觉	内耳前庭器官中的纤毛	前外学氏回	头部运动的速率和方向
	机体觉	内脏器官及组织深处的神经末梢	下丘脑、第二感觉区和边缘系统	机体内部各器官的运动和变化

感觉系统把外部物理刺激转化为生物电能,然后再进一步编码为动作电位。神经系统在传递不同性质的刺激信息的时候,采用了两种基本方式:其一是刺激各自的神经元,即激活特异性神经系统,如视觉和听觉;其二是被激活的神经元内部的动作电位本身也具有不同的活动模式,或者说不同的生物电性质。另外,外界物理刺激强度还在影响动作电位的频率,即频率编码。这种信息通过物理刺激激活神经元并使神经冲动经由特异性神经通路传递下去的过程,被称为总体编码。

2. 感觉的阈值

G. Fechner 在其提出的心理物理法测量心理量值的实验中发现,刺激的强度与感觉之间的关系并非一一对应的。举个很简单的例子,音响中的声音如果过小,虽然声音的确存在,但是人却听不到。如果我们把声音提高两倍,人们并不会认为响度也扩大了两倍。也许我们需要把音响的音量提高十倍才能让听众感觉响度扩大了两倍。这种情况就涉及一个重要的阈限值的概念。

这一概念最早由 J. Herbart 应用于心理学,后被 Fechner 采用。我们可以把它理解为一个刺激系列中的截面或断点。假设把一个刺激的连续体分为两个等级,截面的一侧中任何刺激机体都不会发生反应,而另一侧任何刺激机体都会发生反应。因此,我们可以通过改变刺激的各种属性,找到机体在何处能够达到那个感觉点,使其左右两端产生如此分化,这个点就是阈限值。

经典心理物理学认为,由相同的物理刺激产生的真实的心理量值,对不同的实验是不一样的。这里需要说明的是,阈限值实际上是一个统计概念,它的值取决于所定标准分布的平均值大小。

通常,感觉阈限可以表示一个人的感觉能力。感觉能力(感受性)是人对刺激物的感觉灵敏程度。每个人对刺激物的感觉能力是不同的。人的感觉能力和感觉阈限成反比,感觉阈限越大,感觉能力越差。值得注意的是,人的感觉能力是可以通过后天提升的。感觉阈限分为两种,一种是绝对感觉阈限,另一种是差别感觉阈限。绝对感觉阈限指的是引起某种感觉的最小

刺激量,人类重要感觉的绝对阈限如表 5-2 所示。差别感觉阈限指的是刚刚能引起差别感觉的刺激物之间的最小差异量。

表 5-2 人类重要感觉的绝对阈限

重要类别	绝对阈限
视觉	晴朗的夜空中可以看到 30 英里外的烛光
听觉	安静条件下可以听见 20 英尺外手表的滴答声
味觉	一茶匙糖溶于 2 加仑水中可以辨别出甜味
嗅觉	一滴香水扩散到二个房间的套房
触觉	一只蜜蜂的翅膀从 1 cm 的高处落在你的面颊
温冷觉	皮肤表面温度有 1 ℃之差即可察觉

5.1.2 知觉

1. 知觉的定义

知觉是人脑对客观事物的各种属性、各个部分及其相互关系的综合的、整体的反映,是通过感觉器官,把从环境中得到的各种信息,如光、声音、味道等转化为对物体、事件等的经验的过程。

知觉和感觉的主要区别在于,感觉是人脑对直接刺激的个别属性的反映,主要是感受器上滞留的未经整合的具体信息;而知觉则是整合组织后的信息。

2. 知觉恒常性

知觉恒常性指的是个体能够在一定范围内不随知觉条件改变而保持对客观事物相对稳定特性的组织加工的过程。知觉恒常性又细分为大小恒常性、形状恒常性、颜色恒常性、距离恒常性和明度恒常性。

大小恒常性指个体对物体的知觉大小不完全随视像的大小而变化,而是趋向于保持物体的实际大小。这种特性主要是个体经验的作用。例如,同一个人站在离我们 5 m、10 m、20 m 的不同距离处,虽然他投射在我们视网膜上的视像大小不断改变,但我们看到的这个人的大小是不变的,仍然按照其实际大小感知。图 5-1 是著名的庞佐错觉,图中央看起来大小不一的两条线其实是等长的。这是因为两条趋近的线条造成了深度线索,即对于不同的深度大小,相同的图像通常会显得大小不同。同样著名的缪勒莱尔错觉(如图 5-2 所示)也是如此。通常影响大小恒常性的因素有三种:其一是刺激条件,条件越复杂,表现出越多的恒常性,刺激条件减少时,则恒常性现象也随之减少。其二是距离因素,距离很远时,恒常性便消失。其三是水平观察时恒常性较大,而垂直观察时则较小。另外,使用人工瞳孔时,大小恒常性消失。

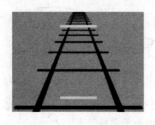

图 5-1 庞佐错觉

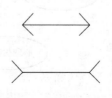

图 5-2 缪勒莱尔错觉

形状恒常性指个体观察物体的角度不同,物体在视网膜上的投射位置随之变化,但个体仍然按照物体原来的形状感知。例如,门在由闭到开的过程中,在视网膜上的视像不断变化,但我们看到门的形状仍是不变的。同样地,个体经验在形状恒常性中起重要作用。

颜色恒常性指个体通常可以正确地反映事物本身的固有颜色,而不受照明条件的影响。例如,在黄光和蓝光的照射下,人们都会把红旗感知为红色,而不随照明条件发生改变。

距离恒常性也叫作距离不变性,指物体与个体的距离发生变化时,个体感知到的距离有保持原来距离的趋势。

明度恒常性指在不同照明条件下,个体感知到的明度不因物体的实际亮度的改变而变化,对物体表面亮度的感知倾向于不变。明度恒常性是因为个体通常考虑了整个环境的照明情况与视线中各个物体反射率的差异,假如周围环境的亮度结构发生不正常变化,明度恒常性就会被破坏。

3. 知觉信息加工过程

知觉过程包括以下三个方面:觉察、辨别和确认。觉察是指发现某事物信息的存在,但并不知道是什么。辨别是指把某事物的属性与其他事物的属性区别开来。确认是指利用已有知识经验和当前信息进行比较,在人脑中确定知觉对象,为其命名,并将其纳入某个范畴的过程。

认知心理学中,知觉过程分为直接知觉和间接知觉。直接知觉指个体直接从客观事物中获得信息,并对它们进行整体属性的反映。间接知觉指个体利用已有知识经验来对客观事物进行整体属性的反映。两种知觉都包含了两种相关联的信息加工过程,即自下而上加工和自上而下加工。前者指始于外部刺激信息的加工,强调了感觉器中滞留的刺激信息在知觉中的作用。自下而上加工通常从较小知觉单元开始分析,不断转向较大的知觉单元。例如,在看英文单词时,先确认字母的各种特征,然后通过特征来确认字母,最后再结合起来形成单词。它的一个重要特点就是加工在较低阶段时不受较高加工阶段的影响。相反地,自上而下加工指在知觉过程中,个体运用已有知识经验和概念来加工处理当前刺激信息的过程。它的一个重要特点是较低阶段的加工输出受到了较高加工阶段输出的制约与影响。

两种加工过程方向不同,二者相互作用,构成统一的知觉过程。通常情况下,当个体受到非感觉刺激信息较多、知识经验较多时,往往主要采用自上而下的加工过程;而当非感觉的刺激信息较少、所需要的感觉信息较多时,主要采用自下而上的加工过程。

5.1.3 模式识别

模式识别是认知心理学研究领域的核心问题之一,在人工智能、神经生理学等学科中也受到高度的关注和研究。与模式识别相关的学科如图 5-3 所示。

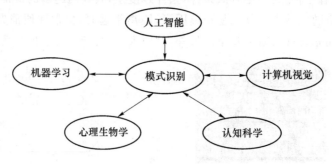

图 5-3 模式识别的相关学科

模式就是指由若干元素或成分按一定关系集合而成的某种刺激结构或刺激的组合。因此,模式这个概念可大可小,人们身边的物体、图像、声音、符号或人脸等都可以是模式,有些模式很简单,有些则很复杂。其中复杂的模式中还包含若干子模式。

在所有的感觉通道中,一个模式总是区别于其他模式。正因为如此,人的每一个感觉通道都有着相适宜的信息模式,而在任何一个感觉通道中,一个模式得到准确识别的前提条件都是其区别于其他的模式。

模式识别则是指人把模式的信息与长时记忆中的信息进行匹配,并辨认出该刺激属于什么范畴的过程。或者说,和之前的概念相对应的,我们对物体、图像、声音、符号或人脸等的识别过程,就是模式识别。它是一个再认知的过程,也是一个再整合再归类的过程。

模式识别过程一般经历分析、比较和决策三个阶段,如图 5-4 所示。

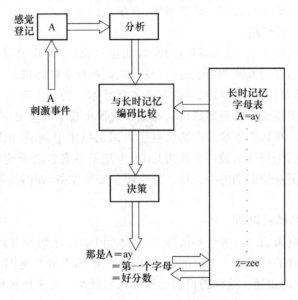

图 5-4　模式识别过程的简单模型

正如图 5-4 中描述的这样,模式识别的过程是需要感觉登记和长时记忆参与的。感觉登记主要是对感觉信息进行输入并且短暂存储。而长时记忆则存储着个体在过去获得的知识与经验等,在模式识别过程中与输入的感觉信息进行比较匹配。

接下来分别对模式识别过程的三个阶段进行介绍。

（1）分析

模式识别整个过程的第一个阶段是分析。在这一阶段中,感觉登记中短暂滞留的感觉信息将会根据自己的物理特征与属性被抽取并分解。例如,字母 A 被分解为两条斜线、一条水平线这样三个成分。

（2）比较

比较是模式识别过程中的第二个阶段。在分析阶段取得的成分信息将在这个阶段与长时记忆中已存储的信息进行比较。这里需要说明的是,长时记忆的知识必须与抽取出来的信息具有类似的编码,才能够互相进行比较,否则比较过程无法进行。这涉及长时记忆中信息的编码问题。

（3）决策

模式识别的第三个阶段是决策。在比较阶段之后,对刺激信息模式与哪一种记忆信息编码最为匹配作出判断,进而了解模式的意义并且赋予模式名称,使得刺激信息模式得到识别,此时,即为识别了某个事物。

5.1.4 模式识别研究成果的应用

(1) 字符识别系统的模式识别

字符识别的范围有很多,包括手写体、印刷体、汉字、英文和阿拉伯数字等。计算机之所以能够进行文字输入,主要是因为能对输入的字符进行识别。在字符识别的功能下,使用计算机的人也可以通过扫描将图片中的文字提取出来。二维码也是字符的一种。收银员正是通过这种扫二维码的方式进行商品识别。总之,在日常生活中,字符识别起着重要的作用。认知心理学家深入地对字符进行研究以提高它的准确率,方便人们的生活。

(2) 生物特征的模式识别

在生物特征的模式识别中,有几项热点技术,如指纹识别、人脸识别及虹膜识别等。指纹识别和人脸识别主要通过对人脸和指纹进行分析,从而进行准确的识别。指纹图像的读取、特征的读取、数据的保存及对比是指纹识别的四个关键技术。公司上班打卡用的指纹机和公安利用指纹数据库识别出指纹抓获犯罪嫌疑人都是指纹识别技术的重要应用。虹膜识别基于眼睛中的虹膜进行识别。在包括指纹在内的所有生物识别技术中,虹膜识别是当前应用最为方便和精确的一种。虹膜识别技术被广泛认为是 21 世纪最具有发展前途的生物认证技术。虹膜特征的唯一性决定了身份识别的唯一性。其应用于安防设备(如门禁等)以及有高度保密需求的场所。

(3) 医疗诊断中的模式识别

它可以应用于心电图、心音、多普勒信号、染色体和 DNA 序列等方面,以此来作为判断疾病的基础。心电图反映的是人体上电位的变化,医生根据病人的心电图与正常人的心电图进行比较,查找其中存在的差异。这样的识别过程可以帮助医生快速地找到疾病的原因或部位,以此来进行针对性诊断。可以看到,医院内的模式识别应用十分广泛,已成为医生诊断过程中的必备手段。

(4) 遥感方面的模式识别

遥感是在卫星的辅助下,监测地球上的各种现象并进行分析,对未来的状况进行预测,对导致的原因进行分析。在气象卫星的辅助下,气象学家就能很好地预测飓风,对其是否会形成强飓风进行判断,政府可根据相关预测情况来决定居民是否需要搬离,以此来降低飓风带来的损失。但是天气预报也存在不准确的情况,主要是不完善的识别系统不能准确分析大气云层现象,最终导致误判。这就需要相关研究人员深入研究遥感方面的识别问题,提升天气预报的准确性,将其带来的损失降到最低。

5.2 注　意

1. 注意的含义

注意是指人的心理活动对一定对象的指向与集中。其核心在于人对于刺激信息进行选择性的加工分析而忽略其他刺激的心理活动。注意同时还是非常重要的心理机制,它揭示了人具有主动加工刺激信息的本质特性。

注意最基本的功能就是对刺激信息进行选择。人们周围的刺激信息极其丰富,就在此时,眼睛的前方就有数不胜数的刺激信息。这其中自然就有些对某个体来说非常重要的信息,对其他的人来说可能不那么重要,甚至有的人觉得毫无意义,是对自己正常活动的干扰。因此,每个人在生活中,都必须要选择对自己来说比较重要的信息,同时排除掉无用的刺激信息的干扰。

2. 注意的种类

根据注意的意识水平,可将注意分为无意注意、有意注意、有意后注意三种。

无意注意又称不随意注意,是指没有预定的目的,也不需要意志努力的注意。无意注意往往是在周围环境发生变化时产生的。例如,你正在听讲,教室的门突然被人打开,你不由自主地看了一眼,这就是无意注意。无意注意是注意的初级形式,不仅人有,动物也有,在个体的发展过程中,最先产生的是无意注意,尔后才产生有意注意。

有意注意又称随意注意,是人所持有的一种心理现象,它是有目的、需要一定意志努力的注意。例如,有的学生初学"心理学基础"课程时,觉得非常枯燥,但是为了通过期末考试,就必须克服困难,上课认真听讲,下课认真复习,这就是有意注意。有意注意是人特有的一种高级注意形式,它会受意识的调度和支配,因而有人称它为意志的注意。有意注意也像无意注意一样,受人的情绪、经验、兴趣的影响。

有意后注意也称随意后注意,是指既有预定目的,又无须意志努力的注意。有意后注意通常由有意注意转化而来,浓厚的直接兴趣则是转化的条件。有意后注意兼有无意注意和有意注意的优点,但它们又有区别。有意后注意有预定目的,是一种更为高级的注意形态。例如,人们在刚开始进行某项工作时,需要意志努力参与才能将注意维持在这项工作上,但时间久了,对该项工作产生了浓厚的兴趣后,即使没有意志努力也可以将注意维持在该项工作中,而对这项工作的注意仍然是有目的、自觉的。一个人如果能够对学习或工作形成直接兴趣,产生有意后注意,则对个人发展具有重大的积极意义。

以上三种注意是可以相互转化的。例如,商业广告首先是引起一个人的无意注意,如果此类产品与他的需要无关,他对此的无意注意会很快消失或转移,但如果他发现此类产品正是自己最近想购买的东西,他便会继续注意广告所提供的细节信息,还可能到别处继续打听或查询此类产品的各方面情况,这时的注意就转化为有意注意了。有意注意一旦与直接兴趣相结合便转化为有意后注意。

三种注意力的区别如表5-3所示,主要从目的性、意志努力以及性质三个方面进行区分。

表5-3 三种注意力的区别

类型	目的性	意志努力	性质	举例
无意注意	无	不需要	低级、自发的	窗外的歌声
有意注意	有	需要	高级、自觉的	学习、听歌
有意后注意	有	不需要	最高级、自觉性很强	打字"盲打" 织毛衣不用看

3. 注意的特征

注意具有三个基本特征,分别是注意的选择性、持续性和转移。

注意的选择性是指人只会注意并选取全部刺激信息中的一部分信息进行进一步的加工与

处理。

注意的持续性是指人可以根据自己的目的与意愿,对某刺激信息在连续的一段时间内保持注意的状态不变,并且不受其他刺激信息的干扰。

注意的转移是指人可以根据自己的需要、目的与意愿,把对某刺激信息的注意转移到另一个刺激信息上。

这三个基本特征当中,注意的选择性尤为重要。从认知心理学的角度,注意被看作个体内部的重要心理机制,是人用来实现对刺激信息的选择、控制与调节的工具,人可以利用注意有效地加工处理最重要的刺激信息。认知心理学对注意的研究就以这个角度为基础,着眼于其作用过程,并且从理论层面上对注意的内部心理机制进行诠释。

4. 注意的功能

正如之前所说,周围环境每时每刻都在给个体提供大量的刺激信息,但这些对每个个体来说具有不同的意义。注意的三个特征体现了它的重要性与功能,下面我们着重介绍几个具体的功能。

(1) 定向控制

定向控制是指大脑把注意焦点导向感兴趣的地点,实现空间选择的能力。有两种方法来实现空间信息的选择,第一种涉及眼睛的注视机制。个体受到视线中突出的目标或者意志驱动的影响,将眼睛转移到感兴趣的地点,注视相应目标。这种依靠眼动而实现的定向控制和注意转移称为显式注意转移。第二种注意转移机制不涉及眼睛或头部的移动,而是发生在两个大的跳动性眼动之间,隐蔽地将注意力转向注视点之外的某个位置,也称作隐式注意转移。

注意的定向性说明,人们不能同时注意视线中的多个目标,只能逐个依次转移注意点,即串行移动方式。但是我们可以选择与视觉输入相应的加工尺度。注意点既可以精细聚焦,也可以散布在较广的空间范围。

注意的定向选择性与注意系统的有限信息处理能力有关,而注意点的信息处理效率是以非注意点的信息被抑制为代价的。

(2) 指导搜索

在视觉搜索任务中,注意的指导作用非常显著。通常情况下,个体发现目标的时间随干扰目标数目的增加而呈线性递增。但要找出某个特定目标,并不需要对所有目标进行搜索。大量的实验以及各种确凿的证据都说明,搜索可以在目标的非位置特征指导下进行,这些特征包括颜色、形状、运动等。另外,通过这些特征进行选择和通过位置进行选择是同时发生的,互相干扰很少。

(3) 保持警觉

警觉系统的功能是让大脑做好准备并保持警觉,以此来快速加工处理具有最高优先权的刺激信息。保持警觉与注意密切相关,它涉及注意的一个子网络。

5.3 记　　忆

5.3.1　记忆概述

记忆这个词包含的内容十分广泛,它涵盖了一个人所拥有的众多技能与能力。首先要了解它的基本含义:学习过后,信息保持一段时间,在一些特定的情境中提取出它们并加以运用。

认知心理学认为,记忆是对输入信息的编码、存储,并在一定条件下进行检索和提取的过程。从这个角度出发可以看出,记忆的整个过程包含三个阶段,它们分别是编码、存储和提取。所有的信息都经过这些过程的加工处理,然后进入长时记忆系统转换为个体的知识与经验,个体随即可以利用它们来解决实际问题。

在认知心理学上,人类的记忆被划分为三个连续的阶段:信息编码、信息存储和信息提取。

信息编码的过程是人的记忆在对刺激信息进行某种方式的转换与编码,在这个过程中,人利用各种方法加工处理自己所要记忆的刺激信息。需要说明的是,在记忆系统结构当中,信息编码不尽相同,它们有着不同的层次或水平,并以不同的形式存在。信息编码同时也是个包含对刺激信息的反复感知、思考、体验和操作的展开过程。新输入的刺激信息需要有知识结构与经验体系形成某种联系,并成为后者的一部分,才能被个体获得,成为知识与经验。当然,例外普遍存在,当某个事物与个体的需要、兴趣、情绪等紧密联系时,一次经历也能够让个体牢固地存储这种信息。

信息存储则是把上一阶段加工处理后的信息,以一定的形式保存在记忆系统中的过程。认知心理学称信息存储的状况为知识的表征,该表征可以是图像,也可以是概念或命题。信息存储作为记忆的中间环节,发挥着非常重要的作用,没有信息存储,记忆根本不可能存在。

信息提取便是指个体在一定情境下,从记忆系统中查找出已存储的信息,重现并运用的过程。一个人记忆力的强弱,其实就表现在这个人对已存储信息的提取顺利与否。

一个人在记忆过程中获得了成功,即表明以上三个过程都是完整的。倘若失败,则说明以上三个过程并不完整。但就目前的情况来说,若要确切地知道哪个过程出了问题,是较为困难的事情。

认知心理学认为记忆结构是由三个不同的子系统构成的,它们分别是瞬时记忆、短时记忆和长时记忆,如图 5-5 所示。

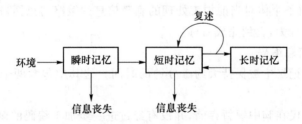

图 5-5 人类记忆结构模型

5.3.2 瞬时记忆

瞬时记忆也被称为感觉登记或感觉记忆,是刺激信息通过感觉器官时,根据刺激信息原本的样子,以感觉痕迹的形式在人脑中被暂留的一个过程。

虽然各种感觉器官通道都存在相应刺激信息的瞬时记忆,但并非所有刺激信息都得以登记在瞬时记忆中,它具有选择性。其影响因素既包括客观事物本身的特点,也包括个体的主观心理因素。

瞬时记忆具有以下三个基本特点。

① 刺激信息进入瞬时记忆后,完全依据刺激信息的物理特征进行编码,以未加工处理的

原始状态以及被感知的顺序予以登记。

② 进入瞬时记忆的刺激信息保持时间十分短暂。这为感觉记忆保持高效能的信息编码加工创造了基本条件。尽管刺激信息在瞬时记忆阶段停留时间非常短暂,也已经足以使人的认知系统对其进行操作加工了。

③ 瞬时记忆的记忆容量是由感受器的解剖生理特点决定的。几乎所有进入感觉器官的刺激信息都会被登记,但记忆痕迹非常容易衰退,只有当被登记的刺激信息受到了注意,才能将其转入短时记忆,否则就会迅速衰退并消失。

5.3.3 短时记忆

1. 短时记忆概述

短时记忆被看作信息到达长时记忆的中间环节或过渡环节,是记忆对信息加工处理的核心环节之一。瞬时记忆中编码之后的刺激信息会在短时记忆中经过进一步加工处理,然后进入长时记忆。

20世纪50年代后期,布朗、彼特森等人通过实验证实了短时记忆是一种独立的记忆结构。如果在刺激信息的加工处理过程中,所加工信息的复述被终止,那么刺激信息就会被迅速遗忘,哪怕是很少的刺激信息。这表明,短时记忆中刺激信息的遗忘原因与长时记忆不同,两种记忆是区分开来的。

短时记忆作为信息加工处理的过渡环节,十分重要。它的作用主要有以下几点。

① 短时记忆就像个体的意识一样,使其能够了解自己正在接受、加工和处理的是什么刺激信息。

② 短时记忆使得各个感觉通道获得的刺激信息能够被整合并且构成完整的信息图像。

③ 短时记忆在加工处理刺激信息的过程中可以充当暂时寄存器。

④ 短时记忆保留了个体对当前加工处理的刺激信息的策略与意愿,这使得个体能够采取更为复杂的信息处理行为,直到完成目标。

2. 短时记忆的信息编码

信息能够在短时记忆中被保持大约1分钟的时间。这其中包含两个部分,分别是直接记忆和工作记忆。

直接记忆就是仅仅在脑中短暂存储,并没有经过进一步加工编码的刺激信息,其信息容量非常有限。工作记忆也被称作操作记忆,是对刺激信息的再处理与编码,使得信息容量扩大,并且在与长时记忆中信息的相互作用中,已经产生了比较广泛的联系,因而能够进入长时记忆中永久保存。

短时记忆中,最重要的就是刺激信息的编码。认知心理学对编码的解释是,对刺激信息进行简化、转换,使之获得适合认知结构的形式的加工过程。经过短时记忆编码之后所产生的具体信息,被称为代码(Code)。

短时记忆对刺激信息的加工,主要以听觉形式来编码并保持或存储。如果刺激信息以视觉方式出现,在加工处理过程中,也会将其转化为可被短时记忆编码的听觉代码。1964年,英国剑桥大学心理学家柯拉德通过实验证实了这一点,当刺激信息是视觉形式时,通过形-音转换,信息会以声音的形式在短时记忆中保持和存储。

之后威克格林通过实验发现,人在读书的时候,阅读过程通常借助人的内部言语进行,从读者喉、舌等有关部位记录到的肌电图就可以发现。如果视觉接收到的字母、词汇和语句等都是通过内部言语的形式转换为言语运动器官的动作模式,在短时记忆的加工过程中,就有可能存在言语动作代码或者口语代码。但就目前而言,还无法把刺激信息加工时的声音混淆和发音混淆区分开来,所以认知心理学家认为,听觉代码可能与口语代码同时存在。若采用这样的解释,字母、词汇和语句的听觉代码和口语代码就成为不同形式的言语代码。认知心理学中,通常会把听觉代码(Auditory)、口语代码(Verbal)、语言代码(Linguistic)联合起来,称为 AVL 单元。AVL 单元作为短时记忆的信息加工代码,可以被用来解释说明短时记忆对刺激信息的加工处理、编码以及存储。

在短时记忆中,对于字母、词汇和语句等刺激信息,毫无疑问 AVL 单元是适合的。因为言语可以参与非言语刺激信息的加工,所以即使是图像也同样可以得到听觉言语编码,这曾经让人误以为,短时记忆只有一种听觉代码。但后来的研究和实验证实,短时记忆中还存在视觉形式的信息编码。1969 年,波士纳在实验中证明,对字母的视觉代码加工存在于短时记忆的最初阶段,之后才逐渐向听觉代码过渡。当面对大量非言语刺激信息材料时,或许视觉代码非常重要。

短时记忆的听觉代码和视觉代码都是感觉代码,它们与瞬时记忆的代码不同。瞬时记忆中,刺激信息按照原有形式进行加工处理及编码,这一点在 5.3.2 节中已经有所了解。而短时记忆中的感觉代码则比瞬时记忆中的信息要抽象得多,它们已经排除了刺激信息的某些物理特性或细节。通常情况下,短时记忆中的信息项目都是已经被识别的,这是短时记忆对信息加工编码与瞬时记忆对信息加工编码的重要区别之一。

大量研究证明,长时记忆是一个非常庞大的信息库,理论上,这个信息库可以存储无限的信息。而瞬时记忆中图像记忆也有近 20 个项目,甚至更多。但是,短时记忆的容量不仅无法跟长时记忆相提并论,而且少于瞬时记忆。实际上,短时记忆一个非常突出的特点就是它信息容量的有限性。

1956 年,米勒在经过大量实验之后发表论文提出,短时记忆中,刺激信息项目的数量大约为 7 个。米勒认为,短时记忆中的信息并不是以信息论中的比特为单位,因此他提出了组块这个概念。组块是指由若干较小的信息单元联合成的、熟悉的、较大单位的、具有意义的信息单元。它可以是字母、数字,也可以是音节、词汇等。如果刺激信息是一系列没有关联的字母或词汇,人只能记住 7 个左右。但如果把它们加以意义上的连接,就可以显著扩大短时记忆的信息容量。这时需要注意的是,由于人的知识经验的差异,对同一材料的组块就有可能不同。例如,对于不会英语的人来说,一个简单的英语单词只是一些毫不相关的字母,因此这个单词组成的是数个字母组块;而对于会英语的人,这就只是一个组块而已。可见,短时记忆的信息容量是受一个人原有知识和经验影响的,是以一个人主观上运用知识经验的意义单元的数量来计算的。

在对信息加工与编码的过程中,个体把几种水平的加工代码归并成一个高水平的、单一认知代码的加工编码过程,被称为组块化(Chunking)。组块化的过程就是个体提取并利用自己既有的知识经验,通过扩大各组块信息之间的意义联系,来增加短时记忆容量的认知操作。

许多研究表明,一个人的知识经验对组块化过程会产生非常大的影响。而组块化可以明显增加一个人的记忆容量并提高记忆效果。默多克曾用实验证明了这种巨大作用,他在实验中证实,短时记忆容量与一个人对刺激信息的熟悉程度,以及既有知识经验有很大关联,通过组块化过程,能够在很大程度上提高自己的记忆水平。

5.3.4 长时记忆

1. 长时记忆的含义

长时记忆中存储着个体的经验和获得的知识,并且为个体的心理活动与行为提供必要的信息基础。从某种角度上可以认为,短时记忆的作用是使个体能够应对眼前的事件或问题,而长时记忆则是利用过去的经验与知识,来再现眼前的事件或问题。实际上,除了一小部分由于印象深刻而一次性存储于长时记忆的刺激信息,绝大部分长时记忆的信息都来自短时记忆的精致性复述加工。

长时记忆可以被理解为一个庞大且复杂的信息库,库里面存储着个体所具有的一切经验与知识。长时记忆中的刺激信息存储的时间是很长久的,并且容量无限。人们活动的过去与现在,通过长时记忆连接成了一个有机的整体。

长时记忆中的信息是一个有组织、有体系的知识与经验系统,这样的系统对个体的学习与行为决策具有至关重要的意义。例如,它能够使个人有效地对新信息进行编码加工,从而更好地存储,还能够使个体有效地从记忆中提取有用信息,来解决眼前的问题。知识与经验系统的组织程度,以及个体提取信息的速度,直接影响着知觉、语言理解和问题解决的速度。

2. 长时记忆的类型

长时记忆又分为过程记忆和命题记忆。过程记忆是保持有关操作的技能,其主要组成部分是知觉运动技能和认知技能。命题记忆用于存储用符号表示的知识,反映事物本质。过程记忆和命题记忆的相同点是它们都反映了某个人现在的经验和行动受到以前的经验和行动的影响。它们的区别主要有四点。其一,过程记忆只有一种表示方法,那就是"要进行技能的研究";命题记忆的表示却可以是各种各样的。其二,对于熟练的过程来说,并无真假可言,真与假的问题只涉及对世界的认识以及个体与世界的关系的知识方面。其三,过程记忆需要一定的练习才可以获得,但命题记忆的习得只要一次就可以了。其四,熟练的过程是自动执行的,而命题信息的表达需要首先获得注意。

命题记忆又可以分为情景记忆和语义记忆。情景记忆是存储个人发生的事件和经验的记忆形式。语义记忆存储的是个人理解的事件本质的知识,也就是记忆关于世界的知识。

情景记忆的基本单位是个体的回忆行为。其始于事件或情景生成的经验的主观再现,或变换到保持信息的其他形式,也可能是两者的结合。情景记忆的要素分为编码和检索。简单地说,编码是关于某时刻某情景的经验事件的信息,它指出了变换到记忆痕迹的过程。检索又与检索方式和检索技术有关。

语义记忆的基本单元是概念,以及每个概念具有的一定特征。实际上,这些特征也是一种概念,只是这种概念是用来说明另一些概念的。

从信息编码的角度出发,又可以把长时记忆分为两个系统,分别是表象系统和言语系统。表象系统通过表象代码存储关于具体客体和事件的信息;言语系统则利用言语代码存储言语信息。两个系统既相互独立,又紧密联系。

3. 长时记忆的模型

长时记忆模型可以分为基于语义记忆的模型和将语义记忆和情景记忆结合起来推理解释复杂记忆的模型。语义记忆将记忆、言语、思维更加紧密地连在一起,它很快成为研究的重点,随即产生多个语义记忆模型,经典的有层次网络模型、激活扩散模型、集理论模型和特征比较模型。这些模型主要研究知识的存储和提取方式。例如,是推想还是预存,存储方式是分层还是线式,提取是比较还是搜索等。但单纯只考虑语义记忆,模型比较单一化。事实上记忆非常复杂,情景记忆也很重要,有些模型则试图将语义记忆与情景记忆结合起来推理解释复杂记忆,如 HAM 模型和 ELINOR 模型等。作为记忆的重点,以下将对这几种长时记忆模型进行比较。

(1) 层次网络模型

基于语义记忆的层次网络模型由 M. R. Quillian 等人提出。在这个模型中,长时记忆的基本单元是概念,所有的概念在记忆系统中相互联系,形成一个有层次的网络。例如,在图 5-6 中,节点代表一个概念;有向线段表示概念间的从属关系以及概念与特征的关系,指明各级概念分别具有的特征。通过有向线段,所有的概念与特征都被联系起来,构成复杂的层次网络。层次网络模型对概念的特征相应实行分级存储,每一级概念的水平上,只存储该级同水平的概念,同一级概念所具有的共同特征则存储于上一级概念组。概念的级别由下而上,逐层提高,级别越高越抽象,加工所需时间也越长。每一级上,只存储该级概念的独有特征。因此,一个概念的意义或内涵由该概念与其他相关联的概念的特征来决定。

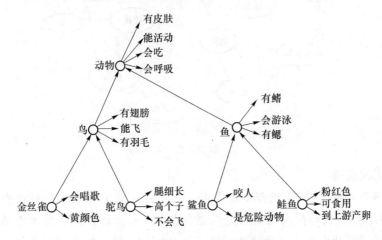

图 5-6 语义记忆的层次网络模型

(2) 激活扩散模型

A. M. Collins 等人提出了另一种网络模型,即激活扩散模型,如图 5-7 所示。与层次网络模型不同,激活扩散模型放弃了概念的层次结构,转而利用语义联系或语义相似性将概念组织起来。图 5-7 中,椭圆代表一个概念。连线表示概念间的联系,连线越短,表明联系越紧密,两个概念有着越多的共同特征;或者是两个概念间通过共同特征有越多的连线,也说明两个概念的联系越紧密。

激活扩散模型是对层次网络模型的修正,它认为概念的特征可以在同一层级,也可以不在同一层级,以激活扩散的方式互相联系。

(3) 集理论模型

集理论模型是由 D. E. Meyer 提出的。在集理论模型中,每个概念由集信息或要素来表征。这些信息集分为样例级和属性级。样例级是一个概念的一些样例,而属性集是一个概念的属性或特征。从这个角度,理所应当地,语义记忆应该是由无数信息集所构成的。但事实是,集理论模型中,这些信息集之间并没有现成的联系。当个体需要从语义记忆中提取信息来对句子做出判断的时候,会对相关信息集的属性集进行搜索,并进行比较,根据属性集之间的重叠程度做出决定。重叠程度高的时候,做出肯定判断,反之则否定。集理论利用概念属性集的重叠程度来表征概念间的联系,这一点与层次网络模型和激活扩散模型有着很大的不同。

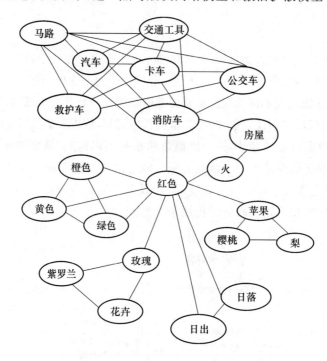

图 5-7　激活扩散模型片段

（4）特征比较模型

从名称上来看,似乎特征比较模型这个名字更适用于之前提到的集理论模型。但 E. E. Smith 等人提出的特征比较模型与集理论模型有着一个很大的区别。集理论模型中,一个概念的全部属性或特征并没有按照重要性加以区分,或者说,属性集中的各个属性都是同等的。特征比较模型将一个概念的所有语义特征分成定义性特征和特异性特征,前者是对概念起到定义作用的重要特征,而后者则是具有一定描述功能但并不必要的特征。定义性特征和特异性特征可以被看作一个语义特征连续体的两端,语义特征的重要程度是连续变化的,可以任意选择一点将较重要和不太重要的特征分开来。特征比较模型强调定义性特征的作用,认为判断概念间联系紧密程度时,定义性特征的多少起到决定性作用。

（5）HAM 模型

HAM(Human Association Memory)模型是指人类联想记忆的模型。它最大的特点在于记忆的表征单元是能够将单独若干概念联系在一起的命题。而命题又是抽象的,由若干概念联合起来,相当于"命题是由一小集联想构成的"。共有四种类型的联想:上下文联想、地点—时间联想、主语—谓语联想和关系—宾主联想。这几种联想经过恰当组合,就可以形成一个个命题。概念不是依据其本身的特征或者语义距离来组织,而是根据命题结构组织起来,可以用树形图很好地表明多种联想是怎么结合在一起而形成一个命题的,这种命题被称为命题树,如

图 5-8 所示。在命题树里既可以表征语义记忆,也可以表征情景记忆,或者将两者结合起来。

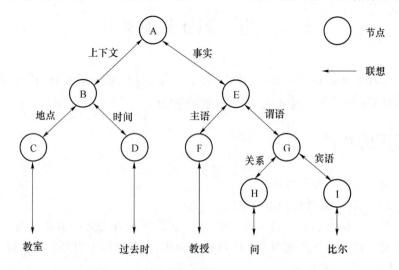

图 5-8　表征"教授在教室里问过了比尔"的命题树

命题树由节点和指针构成。节点代表命题、上下文、事实等概念,指针代表联想。图 5-8 中 A 代表命题节点,树形图的最底部是终极节点。

HAM 模型的操作过程就是匹配过程,此过程可以分为四个阶段。第一,输入外界信息;第二,对输入的信息进行分析,构成命题树;第三,搜索长时记忆的每一个相应节点,力图找到与输入的命题树相匹配、存在记忆中的命题树;第四,匹配输入的与搜索到的命题树。在这个过程中,既可加工言语信息,也可加工非言语信息,如视觉信息(可将看到的东西转化为命题树而后得到加工)。

HAM 模型得到若干实验的支持,也实现了计算机模拟。集语义记忆与情景记忆于一身,是其突出优点,但它以命题为基本单元,没有或较少考虑概念本身的特征,这样又导致难以解释前面几个模型所涉及的现象,如熟悉效应等,这使其受到批评。

(6)ELINOR 模型

ELINOR 与 HAM 一样也是一个综合的记忆模型、网络模型之一。该模型由节点和连线组成,节点表示概念、事件等,连线表示它们之间的意义联系。其中同时存储 3 类信息:概念、事件和情景。

① 概念:指特定的思想,由 3 种关系来定义。第一,"是一种(个)",指明上级概念;第二,"有(是、会)",指明所有具体特征;第三,"是一种(逆向)",指明一个概念的实例或下级概念。例如,鸟是一种有羽毛的动物,如金丝雀。

② 事件:一个由行动、行动者和对象等构成的场景;事件的表征以行动为中心,围绕行动而展开各种联系。例如,母亲为孩子做早饭。

③ 情景:数个事件按一定时间关系结合而成,时间关系说明事件的先后顺序。例如,母亲为孩子做早餐,孩子吃完早餐,背着书包去上学。

在 ELINOR 模型中,语义记忆与情景记忆混杂在一起,混合了各种概念和事件,包含了各种联系。与前面的模型相比,ELINOR 所具有的巨大优势是能够容纳各种联系,表征各种信息。但它并不是一个很成熟的模型,至少人们认为它的加工过程还不清楚。

5.4　知识的建构和表征

现代认知心理学从信息加工的角度将知识看作信息在记忆中的存储、整合和组织。本节将论述知识的获得、知识的建构以及知识的表征等内容。

5.4.1　知识的获得

人类对知识的获得有四个特点。

其一,人类的知识是通过建构而获得的。

这一特点是当代认知心理学的一项重要结论,它表明人自身是刺激信息加工以及行为活动的主体。人类最初将由经验规则产生的行动或动作,逐渐扩展至内部的信息传递,以此来建构知识,并表述外部事实性知识。

实际上,人们有时所获得的知识要多于提供给他们的知识,因为人会创造出许多新的知识,这一般通过个体解决问题的方式或理解性活动的形式表现出来。知识虽然在不断地被传播与交流,但通过传播与交流而获得的知识必须经过个体的重新建构,即得到理解,并且与个体脑中已有的知识联系起来,才能在某种情况下掌握并加以运用,也只有如此,知识才有用,只有此时,才称之为知识被获得。

其二,人类对知识的获得包含着重构过程。

这一特点就是说,随着个体所获得的知识越来越多,不仅仅是知识的数量在不断增加,存储在长时记忆中的知识体系也在不断地被重新组织。

重构过程在形式和水平变化上,要比概念的获得过程更加精细和细微。概念的内涵可以产生实质性改变,从而导致旧概念和新概念之间的不对称。而且,概念的内涵还有可能随着因果关系的不同而不同。

总而言之,知识重构过程可以视为个体创造性思维活动及其产物,因为在其中,必然包含了对具有适应性价值的知识的分析和阐述。

其三,人类对知识的获得具有制约性。

个体知识获得的制约性表现为,有些知识很容易获得,而有些知识的获得极其困难。认知心理学认为,知识的获得既受到个体先天倾向的影响,同时也受到个体已有知识结构的限制。

其四,人类大多数知识是一个领域一个领域逐个获得的。

在认知心理学领域,有研究表明,在面对不同领域的知识时,个体的认知能力会产生巨大的差异。研究者认为,由于每个领域的知识都受到互不相同的条件制约,因此个体在获得某个领域的专业知识之前,必然要先涉及领域的概念内涵、概念之间的联系,以及它们在该领域时空条件下发生的变化。也就是说,一个人的知识很大一部分是通过参与相关领域活动,并且以其特有的活动方式获得的。

5.4.2　知识的建构过程

人类的知识建构是刺激信息在个体大脑中存储和组织的过程。知识在大脑中的存储和呈现的形式与方式,称为知识的心理表征。知识的心理表征是人脑对客观事物及其相互关系的反映,同时也是被大脑加工处理的对象。同样的客观事物,不同的心理表征,在大脑中对它的加工处理就不相同。对刺激信息的编码、存储和组织,有形象性的表征,也有抽象性的表征,分别称为表象表征和命题表征。

人类的知识建构分为两个部分:词汇的和概念的,两者之间既有区别,也有着紧密的联系。这里为大家介绍两个概念:心理词典和语义启动。

1. 心理词典

心理词典也称为内部词汇。个体能够辨认、识别并读出语音、文字及大量的词汇,这说明在大脑当中有着一部心理词典。外界的刺激信息必须要接触到这部心理词典的某一地址,然后才能被辨识出来。认知心理学认为,字或词汇等在大脑的心理词典中,很可能是按照事物的类别或是通过联想之后的连接来排列和检索的。

认知心理学上,把心理词典所使用的外在刺激信息进入心理词典的过程称作词汇触接。外在的符号、字或词汇等触及大脑中心理词典的相应位置,然后开始对指代外在事物的符号、字或词汇等及其意义的辨别与认识过程。

词汇触接有两个途径,其一是直接词汇触接,就是外在的符号、字或词汇等,无须任何媒介,直接触接心理词典,对该符号、字或词汇产生意义信息。其二是间接词汇触接,外在的符号、字或词汇等必须转换为语音信息,进而通过语音信息,触接到心理词典,对该符号、字或词汇产生意义信息。这种语音信息的转换在间接词汇触接中是词义产生的必要过程,具有一定的强制性。只有当语音转换成了自动化的时候,才可以不必再通过语音媒介,进行直接词汇触接。

2. 语义启动

外在的某个符号、字或词汇进入个体的认知结构系统,激活其心理词典中相应词义的过程,会促进与其相关联的符号、字或词汇的联系。这种刺激促进与其相关联的符号、字或词汇的触接过程,被称为语义启动现象。刺激信息的呈现进而导致个体对这个刺激信息的识别和觉察能力有所提高,这被称为语义启动效应。具体地说,个体加工处理了某一个刺激信息,引起了个体对这个刺激信息的表征,随后该刺激信息相对于其他未出现过的刺激信息来说,就更容易被提取。

5.4.3 知识的表征

1. 知识表征的含义

知识在大脑中存储和组织的形式或者呈现方式,称为知识的表征。认知心理学中,将知识表征的描述分为符号取向和连接取向两大类。符号取向认为知识是大脑对具有符号性质的信息进行加工处理的结果,并且以某种抽象的、概括的形式存储在大脑中。这意味着知识的存储、组织与呈现形式都是符号的。连接取向则认为大脑中知识的存储与组织形式是大脑以某种神经活动方式的计算结果。大脑中有大量类似于神经元的实体,它们以简单的方式相互作用并连接。知识在大脑中的存储、组织和呈现的形式,即是这种有组织的类似于神经元的实体的连接方式。

符号—网络模型是知识表征的常用模型,在此基础上又衍生出层次语义网络模型、原型模型、激活—扩散模型等。

（1）基本的符号—网络模型

认知心理学通过构建认知模型来说明个体大脑中的知识表征。符号—网络模型基于数学和计算机程序，模拟和探讨知识在大脑中的组织和呈现方式。符号—网络模型明确显示出，个体大脑内部知识的每一个成分以怎样的联系方式排列并相互作用。

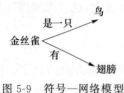

图 5-9 符号—网络模型
中的一小部分

符号—网络模型假设大脑中知识的存储、组织和呈现都是以类节点和连线的形式，在符号网络节点之间进行检索的。在符号—网络模型中，节点表征的并不是词汇，而是概念。对心理事件的表征，要远比指代外在事物的词汇要复杂得多。符号—网络模型的一个例子如图 5-9 所示。

（2）层次语义网络模型

层次语义网络模型是符号—网络模型的一个特例，由 A. Collins 和 M. R. Quillian 在论文中提出。该模型认为，语义知识可以表征为一种由相互连接的概念组成的网络。图 5-10 所示为层次语义模型的一个实例。

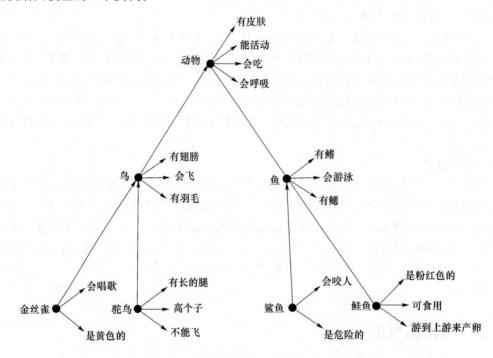

图 5-10 动物层次语义网络模型的一部分

人脑中的概念是相互联系的，概念是对客观事物本质特征的反映，每个概念都具有一定的本质属性和特征，其中的部分属性和特征又与另外的概念属性和特征有所联系，有的还能说明其他一些概念的基本特征。

在层次语义网络模型中，每个概念都具有两种关系：其一，每个概念都具有从属于上一级概念的特征，这决定了知识表征的层次性；其二，每个概念都具有一个或多个特征。

（3）原型模型

原型模型是对层次语义网络模型的修正补充，弥补了后者的一些缺点。

原型模型中，概念的内涵按照其与事物原型的相似性程度来进行心理表征。而概念与原型的相似性则通过概念特征之间的重叠程度来表示。

原型模型提出的个体对外界事物典型特征表征的观点,得到了有关句子判断实验和分类实验的支持。认知心理学认为,原型模型用来表征概念的典型性特征,具有很高的确定性和灵活性。

（4）激活—扩散模型

层次语义网络模型在 S. M. Collins 和 E. F. Loftus 的修正下,衍生出了激活—扩散模型（如图 5-11 所示）。它是一种概念知识模型,认为个体内部的知识并非按照层次组织,而是根据语义关系或语义之间的距离来进行组织和表征。

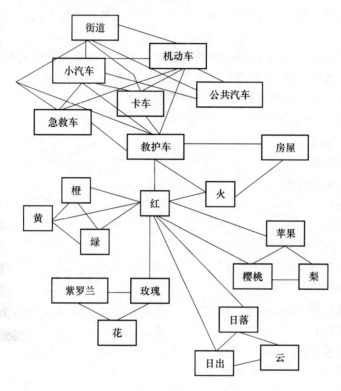

图 5-11 激活—扩散模型中语义表征的一部分

激活—扩散模型认为,个体大脑中的知识是一种组织巨大的概念网络,而连接各个概念的,并不是层次语义网络中孤立的词汇或概念,而是概念以及概念之间的关系。模型假设,连接节点的线段表示概念之间的联系,连线越短,概念之间的联系越紧密,它们具有的共同特征越多;语义距离是知识组织的基本原则,并不是分层存储的。

知识可以分为陈述性知识和程序性知识,它们有不同的适用模型。

2. 陈述性知识表征

陈述性知识主要以命题和命题网络、表象系统和图示形式来表征。本书主要介绍联想记忆模型和脚本模型。

（1）联想记忆模型

联想记忆模型假设命题是知识表征的基本单位。单个命题由一小集联想观念构成,每个联想又将两个概念连接在一起。以下简单介绍命题联想的五种主要类型,即命题的五种连接方式。

第一种:上下文—事实联想。"事实"是发生的事情;"上下文"是事情发生的时间、地点等。

　　第二种:地点—时间联想。其由第一种中的上下文分解而成,即将事情发生的时间和地点拆分。

　　第三种:主项—谓项联想。主项指说明事实的主题,可以理解为主语;而谓项说明主项的特性,或指出主项发生了什么、做了什么。

　　第四种:关系—宾项联想。其由谓项分解而成。关系指主项的某行动或与其他事物的联系;宾项则是行动的对象,即类似于宾语。

　　第五种:概念—实例联想。个体大脑中存储的概念与外界具体事物之间的相互关系。

　　将以上五种联想适当地结合起来,就可以形成一个完整的命题表征。

　　(2) 脚本模型

　　在长时记忆系统中,存储着许多从事各种活动先后次序的事件的序列知识,认知心理学将这种个体从事某些典型活动,并按照先后次序所做的有组织的认知,称为脚本。

　　脚本被用来表征典型系列事件,如下面的模型实例。

　　场景 1:进饭店

　　　　顾客走进饭店

　　　　顾客寻找餐桌

　　　　顾客决定坐的位置

　　　　顾客走到桌边

　　　　顾客坐下

　　场景 2:点菜

　　　　顾客拿到菜单

　　　　顾客翻看菜单

　　　　顾客决定食物

　　　　顾客唤来侍者

　　　　侍者来到餐桌旁

　　　　顾客点菜

　　　　侍者走到厨房

　　　　侍者将菜单交给厨师

　　　　厨师准备食物

　　场景 3:上菜

　　　　厨师把食物交给侍者

　　　　侍者把食物端给顾客

　　　　顾客用餐

　　场景 4:离开饭店

　　　　侍者写账单

　　　　侍者走到顾客旁

　　　　侍者把账单交给顾客

　　　　顾客给侍者小费

　　　　顾客走到柜台

　　　　顾客把钱交给收银员

　　　　顾客离开饭店

这一个脚本表征了顾客到饭店用餐的典型序列特征。人可以理解并进行各种日常活动，主要原因是人运用了大脑认知结构中所存储的各种脚本。

3. 程序性知识表征

在认知心理学中，陈述性知识被视为是相对静态的、相对不变的事实性知识，它代表个体对外界事物的认知和理解。而程序性知识则涉及个体如何去做某件事情的知识。

程序性知识包含两个方面：动作技能和认知技能。程序性知识的主要特点是，它能够轻易用动作或步骤显示某事如何做，但是却难以清晰地用语言加以描述。

如果说陈述性知识表示"知道这是什么"，那么程序性知识则代表了"知道怎么做"，这也是程序性知识与陈述性知识的主要区别之一。对于陈述性知识，通常经过一次学习就可以把相关刺激信息存储起来，而程序性知识则需要多次练习，才能够存储进大脑。

程序性知识和陈述性知识还有一个重要区别，就是它们各自的运用速度。通常，程序性知识的运用速度要快于陈述性知识的运用速度，并且更加自动化。即认知心理学中所称，陈述性知识具有事实性，程序性知识则具有动力性。

程序性知识是按照规则来进行表征的，规则将程序性知识与对事物的操作连接起来，并且在人脑中以产生式规则进行存储。

所谓产生式规则，即一个产生式具有两部分，即如果（if）部分和那么（then）部分。

如果　　　　天下雨

那么　　　　穿上雨衣

当一个人获得了某种程序性知识，也就获得了运用该知识产生行为或者解决问题的能力。在认知心理学中，程序性知识分为两个范畴：一般领域程序性知识和特殊领域程序性知识，它们的区别涉及程序性知识的程序性及系统性的构成。

一般领域程序性知识在记忆系统中被表征为一般性活动的产生式系统，即一般方法或一般途径。而特殊领域程序性知识则被表征为能够有效运用于特定条件下解决问题的产生式系统。相较于一般领域程序性知识，特殊领域程序性知识具有典型特征，在对其进行运用时，迅速而又准确。特殊领域程序性知识也可细化为自动化基本技能和策略性知识。

特殊领域程序性知识包含三个基本成分：认知成分、连接成分和自动化成分。各种技能的程序性知识均具备这三种成分，并且拥有一个共同的特性，即需要经过练习。当然，各种认知技能和运动技能之间也存在重要差异。

将人脑中已经存储的陈述性知识迅速简约转化为程序性知识的过程，称为程序性知识的程序化。例如，在解决四则运算题时，最初是以陈述性知识进行表征，随着练习的增加、解题步骤的熟练，大脑会很快将其以产生式规则表征，并使其成为四则运算的程序性知识的一部分，它由多个产生式规则连接，称为一个产生式系统，并通过该系统产生一系列的行为，不断地完成子目标，最终完成目标任务。

本 章 小 结

本章学习了感知觉、模式识别、注意、记忆等基本概念，理解了瞬时记忆、短时记忆、长时记忆的区别，学习了知识获取的特点，了解了知识的构建过程，以及知识的表征模型等内容，掌握了使用联想记忆模型、脚本模型和产生式系统等工具表征知识的方法。

习题与思考

1. 简述感觉和知觉的概念,并简单谈一谈它们的区别。
2. 简述模式识别的过程。
3. 简述注意的含义及其基本特征。
4. 简述记忆的分类以及各类记忆的特点。
5. 尝试画出人类的记忆结构模型。
6. 总结人类获得知识的几个特点。
7. 试总结知识表征的几种模型。
8. 简述注意的分类以及各类注意之间的区别与联系。

参 考 文 献

[1]　梁宁建. 当代认知心理学[M]. 上海:上海教育出版社,2003.
[2]　史忠植. 认知科学[M]. 北京:中国科学技术大学出版社,2008.
[3]　Soiso R L. 认知心理学[M]. 邵志芳,等,译. 北京:北京大学出版社,2005.
[4]　巴尔斯. 认知、脑与意识[M]. 北京:科学出版社,2008.
[5]　威尔逊. MIT 认知科学百科全书[M]. 上海:上海外语教育出版社,2000.
[6]　Stemberg R J. 认知心理学[M]. 杨炳钧,等,译. 北京:中国轻工业出版社,2006.
[7]　贝斯特. 认知心理学[M]. 黄希庭,等,译. 北京:中国轻工业出版社,2000.
[8]　朱宗秋. 长时记忆结构模型比较研究[J]. 怀化学院学报,2007(05):141-143.
[9]　周梦媛. 认知心理学模式识别的原理与生活应用[J]. 心理月刊,2019,14(17):35.

第6章

认 知 计 算

认知计算源自模拟人脑的计算机系统的人工智能。20 世纪 90 年代后,研究人员开始用认知计算一词,以表明该学科用于教计算机像人脑一样思考,而不只是开发一种人工系统。人工智能重在研制一种能够实现人类认知功能的人工机器,而认知计算则重在研究可以模拟人类的认知功能的计算原理和方法。传统的计算技术是定量的,并着重于精度和序列等级,而认知计算则试图解决生物系统中不精确、不确定和部分真实的问题,以实现易于处理、高效和低价的工程问题解决方案。

认知计算是一种自上而下的、全局性的统一理论研究,旨在解释观察到的认知现象(思维),符合已知的自下而上的神经生物学事实(大脑),可以进行计算,也可以用数学原理解释。认知计算寻求一种符合已知的有着大脑神经生物学事实的计算机科学类的软件元件,并用于处理感知、记忆、语言、智力和意识等心智过程。

2008 年,国家自然科学基金委员会发布了"视听觉信息的认知计算"重大研究计划,旨在充分发挥信息科学、生命科学和数理科学的交叉优势,从人类的视听觉认知机理出发,研究并构建新的计算模型与计算方法,提高计算机对非结构化视听觉感知信息的理解能力和海量异构信息的处理效率,克服图像、语音和文本(语言)信息处理所面临的困难。

随着科学技术的大力发展以及大数据时代的到来,对于认知计算的目标也提出了一个更高的要求,如何把计算机的功能实现变得具备人脑一样的认知和判断能力,通过图像、语音、文本等大数据的信息建立起计算机和人脑之间的关联,让计算机可以通过自身的运算来实现正确的决策是当前研究的核心问题,同时也是一个机遇和挑战。另据 IDC 预测,到 2020 年,50% 的商业分析软件已包含基于认知计算功能的分析工具,同时认知计算服务将嵌入新的应用之中。

本章将介绍常见的认知模型、机器学习、视听觉认知计算等内容。

6.1 认知模型

人类认知过程的计算机模型即认知模型。认知建模即建立认知模型的技术,其目的是从某些方面研究和探索人的思维机制,特别是人的信息处理机制,同时也为设计相应的人工智能系统提供新的体系结构和技术方法。

一般人们将认知分为感性认知和理性认知两个阶段,包括感知过程、表象过程、记忆过程、思维过程等人的认知过程。如果把这些认知过程结合起来构成一个完整的控制系统,并采用信息的输入、存储、检索、加工、输出等概念,就能揭示出认知的实质和过程相互之间的内在联系,并说明人从感觉经过表象、记忆、思维而做出反应的全过程。

如果把人看成一个信息加工系统,那么认知科学的研究主要采用信息观点和加工理论研究如何注意和选择信息,对信息的认识、记忆,利用信息制定决策、指导外部行为等。认知科学不同于传统的心理科学,必须寻找神经生物学和脑科学的证据,以便为认知问题提供确定性基础。由于认知问题是一个非常复杂的非线性问题,因此必须借助现代科学的方法来研究心智世界。

如果在两个对象之间存在某种相似性,那么可以把这两个对象之一看作原型,另一个看作模型,即在这两个对象之间存在着原型—模型关系。这里对象之间的相似性为模型概念的基础,应作最广义的理解。一般来说,相似性可以有功能相似、结构相似、动力相似、几何相似等。从控制论观点看来,在两个系统之间导致原型—模型关系最重要的相似性是行为上的相似。建立行为模型的基础是,在一定条件下,在形式、结构和工作过程的物理性质上完全不同的若干系统中,可以观察到同样的行为。相似性概念适用于非常广泛的对象,包括自然界的生物和无生命对象等。

现代认知派关于认知模型的研究趋向于采纳两种不同的模仿认知的观点:一种是物理符号主义系统模型,以 John K. Anderson 等人的 ACT 和 Allon Newell 的 SOAR 为代表;另一种是连接主义认知模型,又称为神经网络或平行分配过程模型(PDP),以 McClelland 以及 PDP 研究小组为代表。每一个模型都是从某个方面对人的认知进行模拟,各有各的优势,下面具体介绍这些认知模型。

1. 物理符号系统模型

一个信息加工系统常称作物理符号系统。例如,认知是一个物理符号系统,计算机也是一个物理符号系统。很明显不同的英文字母、纸上的文字即是不同的符号。符号既可以是物理的符号,也可以是头脑中抽象的符号,既可以是计算机中的电子运动模式,也可以是头脑中神经元的某种运动方式。实际上所谓"符号"就是模式;任何一种模式,只要能和其他模式相区别,它就是一个符号。而物理符号系统的基本任务和功能就是辨认相同的符号和区分不同的符号。简单来讲,对符号进行操作就是对符号进行比较,即找出哪几个是相同的符号,哪几个是不同的符号。物理符号系统则主要是强调所研究的对象是一个具体的物质系统,如计算机的构造系统、人的神经系统、大脑神经元等。

既然认知与计算机均是物理符号系统,那么就能用计算机来模拟认知活动。根据"物理符号系统的第 3 个推论",心理学和人工智能之间有一种互相依靠的密切关系。符号主义为认知科学的基本范式,符号主义范式的基本方法是探究智能或认知是由理性的符号表示的,符号主义认知模型就是在这种理论基础上建立起来的典型代表。符号主义模型的共同特点是产生式规则。虽然纸上的文字是物理符号系统,但并不是一个完善的物理符号系统,因为它的功能只是存储符号,即把字保留在纸上。一个完善的符号系统还应该有更多的功能。产生式规则是对符号串进行的替换运算,其实是一种抽象的符号,类似于数学公式和数字的关系,数学公式是数字的替换。产生式规则被描述成"条件—动作"的形式,每一个产生式系统依次评价规则的每一个条件,当每一个条件都满足时,相应的动作才能执行。产生式规则可以用来有效地描述人类在推理和问题解决中的信息加工过程,较好地解释人在不同领域问题解决活动中的操作行为。目前符号主义范式发展的主要认知模型有通用问题求解程序(GPS)、机遇问题求解、

EPRM、奎联的语义记忆系统、HAM、ACT、MEMOD 以及"信念系统"和 SOAR。

一个物理符号系统的输出是输入的函数,即对输入的客体进行修改或建立。一般输出客体会变成后面的输入客体,或者影响后面的输入客体,从而使整个物理符号系统变成一个封闭系统。此系统的外部行为即由系统输出组成,内部行为是由它的记忆和控制的状态全部变化构成。其中记忆是由一组符号结构 $\{E_1, E_2, \cdots, E_m\}$ 组成的。每种符号结构都具有给定的类型和一些不同的作用 $\{R_1, R_2, \cdots\}$,为了定义符号结构给出一组抽象符号 $\{S_1, S_2, \cdots, S_n\}$,每种作用包括一个符号。采用显式表示可以写成 $(\text{Type}: T\ R_1: S_1\ R_2: S_2, \cdots, R_n: S_n)$,若用隐式表示则写成 $(S_1, S_2, \cdots, S_n)$。其中,符号结构的内部改变称作表达。

(1) ACT 模型

ACT 系统是美国心理学家安德森(J. A. Anderson)于 1976 年继人类联想记忆模型(HAM)以后提出的系统的整合理论与人脑如何进行信息加工活动的理论模型,原意为"思维适应性控制",简称 ACT(Adaptive Control of Thought)。

ACT 为用户提供了一种语言建立心理学过程的计算机模型,可以通过程序来完成许多种认知课题,这是因为除了有长时记忆以外,ACT 还有关于活动概念的短时工作记忆以及一个可编程的"产生式系统",它使工作记忆、长时记忆产生变化。将 HAM 与产生式系统的结构相结合,模拟人类高级认知过程的产生式系统,在人工智能的研究中有重要意义。

如图 6-1 所示,安德森所提出的 ACT 产生式系统的一般框架由陈述性记忆、产生式记忆、工作记忆三个记忆部分组成。工作记忆包括从陈述性记忆中提取的信息、传入信息的编码和产生式活动所执行的信息;外部世界的信息经过编码暂时存储在工作记忆中,将要长时保持的信息存储到陈述性记忆中;匹配过程是把工作记忆中的材料与产生式的条件相对应;执行过程是把产生式匹配成功所引起的行动送到工作记忆中。在执行前

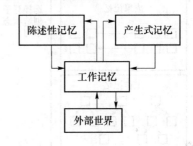

图 6-1 ACT 产生式系统的一般框图

的全部产生式匹配活动也称为产生式应用,在应用中还可以学习到新的产生式,这表明依据 ACT 理论,程序性学习是"做中学"的。最后的操作由工作记忆完成。

ACT 理论试图将认知过程表达成一种模式。详细来说,人们获得新知识有 3 个阶段,分别是:陈述性阶段,人们获得有关现实的陈述性知识,并且运用一般可行的程序来处理或理解知识;知识编辑阶段,学习者通过形成新的产生式规则或用新规则代替旧规则使得新旧知识产生联系;程序性阶段,学习者形成与任务相适应的产生式规律,即产生式被扩展(概括)、具体化(辨别)及根据使用程度不同得到强化或削弱。ACT 中的信息结构如图 6-2 所示。

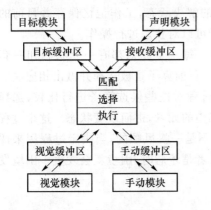

图 6-2 ACT 中的信息结构

在图 6-2 中,系统的模块包含用来辨别视野中的物体的视觉模块、控制手的运动的手动模块、获得记忆中信息的声明/描述模块、明了目前目标和意图的目标模块。中心成果系统实现模块间行为的调节和信息的处理。它对大部分模块中的活动不敏感,而是仅仅对存储在模块缓冲区中的信息做出响应。对于人的反应过程,人们不会关注到视野中

的所有信息,而仅仅在意需注意的信息。接收缓冲区保存长期描述记忆所获得的信息。一般来说,手动的缓冲区控制和调节手的运动;视觉缓冲保存物体的位置,辨别物体的特点。基本的神经中枢和相关的连接实施 ACT-R 中的成果规则,成果规则一个重要的功能是分辨和更新 ACT-R 结构的缓冲区。这样,在 ACT-R 中的循环是:缓冲区保存外部世界和内部模块的描述,模块在缓冲区中被确认,成果开火(即成果为当前状态建议算子),然后缓冲区被更新,执行下一个循环。这个结构是一个并行和串行的混合。

(2) SOAR 模型

SOAR 模型是由 Allon Newell 等人于 1986 年开发的,被称为"通用智能的一种框架"。Allon Newell 相信存在着认知和智能的通用性理论。SOAR 主要讨论了知识、思考、智力和记忆,是一个应用范围非常广的认知结构。概念＋事实＋规则构成了人类的知识,并存放在人的大脑中,因此大脑实际上就相当于一个存放大量知识的"知识库"。Baddeley 认为工作记忆指的是一种系统,它为复杂的任务,如言语理解、学习和推理等提供临时的存储空间和加工时所必需的信息,工作记忆系统能同时存储和加工信息,这和短时记忆概念仅强调存储功能是不同的。

SOAR 模型就是以以上概念为基础开发研制出来的。它实现了短时记忆的功能,并且很好地使概念、事实、规则有机结合在一起。虽然 SOAR 的成果是以 if-then 的形式出现的,但是它的思想并不是按照一般程序那样将具体执行步骤都写得很清楚,而是对问题的状态进行描述,然后针对不同的状态执行动作,具体应该选择哪个动作则是不确定的(一个状态有几个动作可以选择),这些类似于人的处理问题的方法(对于一个问题,人可以有几种不同的解决方法),SOAR 的处理机制就像人的大脑一样选择应该应用哪种方法。SOAR 的高层结构如图 6-3 所示。

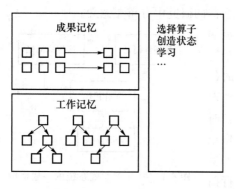

图 6-3　SOAR 的高层结构

右边是潜在的结构过程,包括选择算子、创造状态、学习新成果等。它们都是用一般程序语言实现的,用户不必改变它们的代码。左上方是成果记忆区,它包括所有的成果。用户可以创造成果来完成具体的功能。左下方是工作记忆区,工作记忆区是短时记忆单元存放的地方,以表结构来表示。SOAR 在工作记忆中表示目前问题的解决状态,工作记忆保存着目前的状态和算子(还有因为困境而产生的子状态和算子),算子可以对状态进行操作。

SOAR 把长期知识表示为成果存储在成果记忆中。每一个成果都有一套状态和一套行为,当状态与工作记忆中的对象相符合时,行为就执行。目前算子是被选择并做出相应决定的算子;建议的候选算子被放在工作记忆区中;参数选择过程对这些候选算子进行比较,选择一个作为目前算子;然后目前算子中的成果改变工作记忆中的元素,进而改变状态。这个过程的循环就是 SOAR 的执行过程。目前算子的优先选择并不是一帆风顺的,当决定过程用来评价优先和决定状态的算子论证时,优先或者是不完全的或者是矛盾时,困境就会发生。困境发生后,SOAR 结构会创造出新的子状态来解决它。

2. 连接主义认知模型

连接主义认知模型即人工神经网络。人工神经网络是基于生物神经网络的结构和功能而构成的一种信息处理系统。人工神经网络的一般结构有五种。

① 前馈网络:前馈网络的神经元是分层排列的,每个神经元只与前一层的神经元相连。

② 输入输出有反馈的前馈网络:它是指输出层上存在一个反馈回路到输入层,而网络本身还是前馈的网络。

③ 前馈内层互联网络:这种网络是指在同一层内互相连接,它们可以互相制约,而从外部看还是一个前向网络。

④ 反馈型全互联网络:在这种网络中,每个神经元的输出都与其他神经元相连。

⑤ 反馈型局部连接网络:每个神经元的输出只与其周围的神经元相连,形成反馈的网络。

虽然连接主义和符号主义的模型有很大差别,但不是说二者之间没有相通之处。目前的发展趋势是神经网络与符号主义范式的模型互相取长补短并相互融合。现有的融合模型有 J. R. Anderson 的 ACT-R 及 ACT-RN、Hendler 的混合模型等。

6.2 机器学习

6.2.1 机器学习概述

机器学习研究计算机怎样模拟或实现人类的学习行为,以获取新的知识或技能,重新组织已有的知识结构使之不断改善自身的性能,是人工智能的一个研究领域。它是人工智能的核心之一,是使计算机具有智能的根本途径。机器学习的应用遍及人工智能的各个领域,如专家系统、自动推理、自然语言理解、模式识别、计算机视觉、智能机器人等。

机器学习按照从简单到复杂、从少到多的次序分为以下六种基本类型:①机械学习(Rote Learning);②示教学习(Learning from Instruction 或 Learning by Being Told);③演绎学习(Learning by Deduction);④类比学习(Learning by Analogy);⑤基于解释的学习(Explanation-based Learning,EBL);⑥归纳学习(Learning from Induction)。

机器学习系统的基本结构如图 6-4 所示。

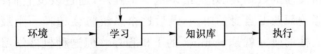

图 6-4　机器学习系统的基本结构

机器学习是让计算机模拟和实现人类的学习的过程,目的是获取知识。机器学习中的知识是人类知识的一个很小的子集,而且与人类知识的表示也有区别。无论这种知识是概念、规则还是定理等,一旦要使用在机器学习中,就必须要求知识的表示能够被机器所接受、应用。要搞清楚这个问题首先要搞清楚机器学习中的知识究竟是什么。这可以从机器学习系统的基本结构中去分析。在图 6-4 所示的机器学习系统中,系统的学习部分从环境中获得相关信息,并根据这些信息和执行部分反馈回来的信息修改知识库,提高系统执行部分完成任务的效能;执行部分根据知识库完成任务,同时把获得的信息反馈给学习部分。机器学习系统实际上是一个能自动处理数据信息,并能根据数据信息的变化或者对不确定的数据信息自动完善自己的数据信息处理方式。即不但能够处理数据信息,还能够改变处理数据信息的方式。因此,机器学习中的知识和它所要处理的数据信息分不开。数据来源于环境,而环境中的数据信息很多,如何识别有用信息需要用到知识库中的知识。这时的知识是有用数据信息知识,也可以称为样本特征知识,它应该包括有用数据信息的基本特征。这些特征应该是指对数据集中数据分类的那些依据,也就是经常所说的机器学习中的知识。当机器具备了这些知识之后就需要进行数据信息处理。处理数据一种是对数据信息进行分类,另一种是对给出的数据信息做出决策。这是依据数据信息的特征推理出来的,也就是机器学习系统中的执行过程。因此,在机器学习系统中还需要一类知识——操作性知识,它的功能是处理数据信息,由一系列推理规则构成。同时当环境变化后,数据信息发生了变化或者数据信息不确定时,利用人类原来给定的知识去处理这些数据信息可能得到错误的决定,因此要求机器应该具有学习能力,也就是能自我完善知识的能力。在这种情况下,机器学习中的知识还需要一种知识——推理性知识,这种知识有两个功能,一个是获取新的数据信息特征;另一个是修改并完善操作性知识以及推理性知识自身。对于操作性知识和推理性知识,它们是人类总结出来的定理或定义,然后按照某种具体的数学表示形式提供给机器使用。因此,机器学习系统中的知识库包括三个方面的知识:样本特征知识、操作性知识和推理性知识。

6.2.2 机器学习的发展历程

机器学习实际上已经存在了几十年,或者也可以认为存在了几个世纪。追溯到 17 世纪,贝叶斯、拉普拉斯关于最小二乘法的推导和马尔可夫链构成了机器学习广泛使用的工具和基础。从 1950 年艾伦·图灵提议建立一个学习机器到 2000 年年初出现深度学习的实际应用以及最近机器学习领域的研究进展,如 2012 年的 AlexNet,这些标志性的成果记录了机器学习的发展历程。

从 20 世纪 50 年代开始研究机器学习以来,不同时期的研究途径和目标并不相同,可以划分为四个阶段。

第一阶段是 20 世纪 50 年代中叶到 60 年代中叶,这个时期主要研究"有无知识的学习"。这类方法主要是研究系统的执行能力。这个时期,主要通过对机器的环境及其相应性能参数的改变来检测系统所反馈的数据,就好比给系统一个程序,通过改变它们的自由空间作用,系统将会受到程序的影响而改变自身的组织,最后这个系统将会选择一个最优的环境生存。在这个时期最具有代表性的研究就是 Samuet 的下棋程序。但这种机器学习的方法还远远不能满足人类的需要。

第二阶段从 20 世纪 60 年代中叶到 70 年代中叶,这个时期主要研究将各个领域的知识植入系统里,目的是通过机器模拟人类学习的过程,同时还采用了图结构及其逻辑结构方面的知识进行系统描述。在这一研究阶段,主要是用各种符号来表示机器语言,研究人员在进行实验时意识到学习是一个长期的过程,从这种系统环境中无法学到更加深入的知识,因此研究人员将各专家学者的知识加入系统里,实践证明这种方法取得了一定的成效。在这一阶段具有代表性的工作有 Hayes-Roth 和 Winson 的对结构学习系统方法。

第三阶段从 20 世纪 70 年代中叶到 80 年代中叶,称为复兴时期。在此期间,人们从学习单个概念扩展到学习多个概念,探索不同的学习策略和学习方法,且在本阶段已开始把学习系统与各种应用结合起来,并取得了很大的成功。同时,专家系统在知识获取方面的需求也极大地刺激了机器学习的研究和发展。在出现第一个专家学习系统之后,示例归纳学习系统成为研究的主流,自动知识获取成为机器学习应用的研究目标。1980 年,在美国的卡内基梅隆大学(CMU)召开了第一届机器学习国际研讨会,标志着机器学习研究已在全世界兴起。此后,机器学习得到了大量应用。1984 年,Simon 等 20 多位人工智能专家共同撰文编写的 *Machine Learning* 第 2 卷出版,国际期刊 *Machine Learning* 创刊,更加显示出机器学习突飞猛进的发展趋势。这一阶段的代表性工作有 Mostow 的指导式学习、Lenat 的数学概念发现程序、Langley 的 BACON 程序及其改进程序。

第四阶段是 20 世纪 80 年代中叶,是机器学习的最新阶段。这个时期的机器学习具有如下特点。

(1) 机器学习已成为新的学科,它综合应用了心理学、生物学、神经生理学、数学、自动化和计算机科学等。

(2) 融合了各种学习方法,且形式多样的集成学习系统研究正在兴起。

(3) 机器学习与人工智能各种基础问题的统一性观点正在形成。

(4) 各种学习方法的应用范围不断扩大,部分研究成果已转化为产品。

(5) 与机器学习有关的学术活动空前活跃。

6.2.3　机器学习算法的分类

总体上,机器学习算法可以分为有监督学习、无监督学习、强化学习 3 种。半监督学习可以认为是有监督学习与无监督学习的结合,不在本文讨论的范围之内。

有监督学习通过训练样本学习得到一个模型,然后用这个模型进行推理。例如,如果要识别各种水果的图像,则需要用人工标注(即标好了每张图像所属的类别,如苹果、梨、香蕉等)的样本进行训练,得到一个模型,接下来就可以用这个模型对未知类型的水果进行判断,这称为预测。如果只是预测一个类别值,则称为分类问题;如果要预测出一个实数,则称为回归问题。例如,根据一个人的学历、工作年限、所在城市、行业等特征来预测这个人的收入。

无监督学习则没有训练过程,给定一些样本数据,让机器学习算法直接对这些数据进行分析,得到数据的某些知识。其典型代表是聚类,例如,我们抓取了 1 万个网页,要完成对这些网页的归类,在这里并没有事先定义好的类别,也没有已经训练好的分类模型。聚类算法要自己完成对这 1 万个网页的归类,保证同一类型的网页是同一个主题的,不同类型的网页是不一样的。无监督学习的另一类典型算法是数据降维,它将一个高维向量变换到低维空间中,并且要保持数据的一些内在信息和结构。

强化学习是一类特殊的机器学习算法,算法要根据当前的环境状态确定一个动作来执行,然后进入下一个状态,如此反复,目标是让得到的收益最大化。例如,围棋游戏就是典型的强化学习问题,在每个时刻,要根据当前的棋局决定在什么地方落棋,然后进行下一个状态,反复地放置棋子,直到赢得或者输掉比赛。这里的目标是尽可能赢得比赛,以获得最大化的奖励。

总结来说,这些机器学习算法要完成的任务是:分类任务,即根据一个样本预测出它所属的类别;回归任务,即根据一个样本预测出一个数量值;聚类任务,保证同一个类的样本相似,不同类的样本之间尽量不同;强化任务,即根据当前的状态决定执行什么动作,最后得到最大的回报。

6.2.4　机器学习应用现状

机器学习是机器具有智能的重要标志,同时也是机器获取知识的根本途径。机器学习主要研究如何使计算机模拟或实现人类的学习功能。机器学习是一个难度较大的研究领域,它与认知科学、神经心理学、逻辑学等学科都有着密切的联系,并对人工智能的其他分支也起到重要的推动作用。许多新的学习方法相继问世并获得了成功应用,使得机器学习的研究取得长足的发展,如增强学习算法、Reinforcement Learning 等。近年来,国内对机器学习的研究发展较快,主要在泛化能力的研究、监督学习算法向多示例学习算法转化的一般准则、机器学习技术在工作流模型设定中的应用、机器学习技术在数据挖掘中的商业应用、基于机器学习的入侵检测技术、人工智能原理在人类学习中的应用等领域中得到了广泛应用并且得以发展。在国外机器学习的发展同样很迅速,主要体现在对于搜索引擎和汽车自动驾驶的支持。在搜索引擎方面,Google 的成功使得Internet搜索引擎成为新兴产业,机器学习技术正在支撑各类搜索引擎。在汽车自动驾驶方面,机器学习算法的核心是决定车辆继续前进、左转、右转等,主要任务是从立体视觉中学习如何在高速公路上行驶,根据观察人类的驾驶行为记录各种图像和操纵指令,并且将各种图像和指令进行正确分类等,对于在路况复杂的道路上行驶的汽车,由计算机控制车辆自动行驶可以大大减少交通事故的发生。同时,在学习对天文物体进行分类、生物技术(可折叠的蛋白质预测、遗传因子的微型排列表示)、计算机系统性能预测、银行信用卡盗用检测、美国邮政服务属性识别、互联网文档自动分类等方面人工智能同样也在不同的层面和角度上快速发展壮大。总体来说,机器学习应用广泛,无论是在军事领域还是在民用领域,都有机器学习算法施展本领的机会,具体主要包括数据分析与挖掘、模式识别、人工智能、生物医学等应用方向。

1. 数据分析与挖掘

数据分析与挖掘技术是机器学习算法和数据存取技术的结合,利用机器学习提供的统计分析、知识发现等手段分析海量数据,同时利用数据存取机制实现数据的高效读写。机器学习在数据分析与挖掘领域中拥有不可替代的地位,2012 年 Hadoop 进军机器学习领域就是一个很好的例子。

2. 模式识别

模式识别起源于工程领域,而机器学习起源于计算机科学,这两个不同学科的结合带来了模式识别领域的调整和发展。模式识别研究主要集中在以下两个方面。

① 研究生物体(包括人)是如何感知对象的,属于认知科学的范畴。

② 在给定的任务下,如何用计算机实现模式识别的理论和方法,这些是机器学习的长项,也是机器学习研究的内容之一。

模式识别的应用领域广泛,包括计算机视觉、医学图像分析、光学文字识别、自然语言处理、语音识别、手写识别、生物特征识别、文件分类、搜索引擎等,而这些领域也正是机器学习大展身手的舞台,因此模式识别与机器学习的关系越来越密切。

3. 人工智能

(1) 虚拟助手

Siri、Alexa、Google Now 都是虚拟助手。顾名思义,当使用语音发出指令后,它们会协助查找信息。对于回答,虚拟助手会查找信息,回忆我们的相关查询,或向其他资源(如电话应用程序)发送命令以收集信息。我们甚至可以指导助手执行某些任务,例如,设置 7 点的闹钟等。

（2）交通预测

生活中我们经常使用 GPS 导航服务。此时,我们当前的位置和速度被保存在中央服务器上来进行流量管理。之后将这些数据用于构建当前流量的映射。通过机器学习可以解决配备GPS 的汽车数量较少的问题,在这种情况下的机器学习有助于根据估计找到拥挤的区域。

（3）过滤垃圾邮件和恶意软件

电子邮件客户端使用了许多垃圾邮件过滤方法。为了确保这些垃圾邮件过滤器能够不断更新,它们使用了机器学习技术。多层感知器和决策树归纳等是由机器学习提供支持的一些垃圾邮件过滤技术。每天可以检测到超过 325 000 个恶意软件,每个代码与之前版本的 90%～98% 相似。由机器学习驱动的系统安全程序理解编码模式。因此,它们可以轻松检测到2%～10% 变异的恶意软件,并提供针对它们的保护。

4. 生物医学

随着基因组和其他测序项目的不断发展,生物信息学研究的重点正逐步从积累数据转到如何解释这些数据。未来,生物学的新发现将极大地依赖我们在多个维度和不同尺度下对多样化的数据进行组合和关联的分析能力,而不再仅仅依赖对传统领域的继续关注。序列数据将与结构和功能数据基因表达数据、生化反应通路数据表现型和临床数据等一系列数据相互集成。如此大量的数据,在生物信息的存储、获取、处理、浏览及可视化等方面,都对理论算法和软件的发展提出了迫切的需求。另外,基因组数据本身的复杂性也对理论算法和软件的发展提出了迫切的需求。而机器学习方法(如神经网络、遗传算法、决策树和支持向量机等)正适合处理这种数据量大、含有噪声并且缺乏统一理论的领域。

6.3 听觉信息认知计算

6.3.1 听觉信息的中枢处理

1. 耳的结构

耳由外耳、中耳、内耳三部分组成。外耳包括耳廓和外耳道(如图 6-5 所示),主要起集声作用。中耳主要由鼓膜、鼓室和听小骨组成,主要起传声作用。内耳由前庭器官(它与听觉无关)和耳蜗组成。耳蜗形似蜗牛壳,内部充满着淋巴细胞,是一个绕蜗轮盘旋两圈半的骨管。骨管内部被骨质螺旋板和基底膜分隔成上、下两半,在基底膜上排列着毛细胞(即听觉的感觉细胞),毛细胞的适宜刺激是声波。概括地说,听觉过程包括机械→电→化学→神经冲动→中枢信息加工等环节。声波从外耳至内耳基底膜的运动是机械过程,毛细胞受刺激后引起电变化、化学介质的释放、神经冲动的产生等活动,冲动传至中枢后则是一连串复杂的信息加工过程。

2. 频率分析机理

听觉系统是如何对声音频率进行编码的? 对这个问题的解释,有地点说和频率说两种主要的理论。地点说(Place Theory)的基本假设是基底膜由不同地点感受不同频率的声音刺

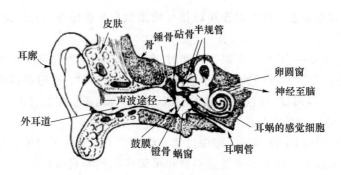

图 6-5　人耳的构造

激,所产生的神经冲动传达到脑便产生不同的音高感觉。地点说又分为共鸣说和行波说。1863年亥姆霍兹提出共鸣说(Resonance Theory),认为基底膜的横纤维是感音的共鸣要素。亥姆霍兹在考察内耳结构时,观察到基底膜底部的横纤维短,顶部的横纤维长,当声波的振动作用于前庭窗时,前庭窗将振动迅速传遍前庭阶,但基底膜的横纤维只是有选择地对一定的频率发生共鸣,就像竖琴的琴弦对不同频率的声波发生共鸣那样:短纤维对高频率发生反应,长纤维对低频率发生反应,且一条纤维只对一种声波频率发生反应。由于横纤维的振动转化为神经兴奋,传到听觉中枢便产生不同音高的听觉。而贝克西(Békésy,1960)否定了这一理论,

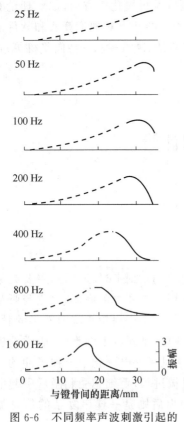

图 6-6　不同频率声波刺激引起的
行波最大振幅的位置

他通过对新鲜尸体的耳蜗进行直接观察,没有发现基底膜的横纤维有足够的共振张力(而这对于共鸣说是必不可少的)。他发现,基底膜受到运动液体振动时是以行波的形式发生振动的,基底膜横纤维很少是孤立起作用的,于是提出了行波说(Traveling Wave Theory),认为基底膜对不同频率的声音的分析,决定于最大振幅所在的位置:声波的振动作用于前庭窗时,基底膜便产生相应的振动,而振动的幅度随着振动从蜗底向蜗顶推行的过程逐渐加大,当到达基底膜的某一个部位振幅达到最大时振动停止前进而消失。其中,基底膜最大振幅的所在部位与外来声波的频率有关:声波频率越低,最大振幅部位越靠近蜗顶;频率越高,最大振幅部位越接近蜗底(如图6-6所示)。耳蜗底部的基底膜对高、低音都能发生振动,顶端只对低音刺激发生振动,中间按频率高低次序排列,因此基底膜就成为一个初级的频率分析器。这就是听觉的行波说。

频率说(Frequency Theory)是由拉瑟福德(W. Rutherford)在1886年提出的。他认为声音的频率是由听神经中神经元发放的速率来编码的。例如,听到一个频率为2 000 Hz的声音,听神经的第一级神经元每秒钟必须发放2 000个动作电位。但生理学的研究表明,听觉通路中的单一神经元冲动发放速率根本不能

快于1 000 Hz,也就是说,单一的听觉神经纤维是不能传递人类听觉范围的所有频率的。为此,温弗尔(E. G. Wever)在1949年提出了齐射说(Volley Theory)。他认为,声音频率在400 Hz

以内时,单一神经纤维以符合频率的发放速率发放冲动。但当频率增高时,由于神经纤维之间存在着合作和相互联系,就产生神经齐射现象。这样,神经纤维发放冲动的总效应就能体现声波的频率。图 6-7 显示每条纤维对每种声波作出反应,反应的汇集代表声波的全部频率。

对声波频率的听觉编码很可能像色觉理论一样,既包括地点说,也包括频率说。听觉信息在基底膜上按照行波说编码,在神经传导路上按照频率说编码。神经冲动传到大脑皮质听区就产生音高听觉。现在已有一些研究结果证明了这种猜想。

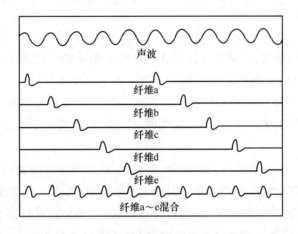

图 6-7 齐射原则图解

3. 强度及声源定位技术

响度,又称为声强或音量,它表示的是声音能量的强弱,主要取决于声波振幅的大小。在物理上,客观测量声音信号强弱的单位是 Pa(声压)或 W/cm³(声强)。它与基本声压比值的对数值称为声压级,单位是 dB(分贝)。响度是听觉的基础。正常人听觉的强度范围是 0~140 dB(也有人认为是−5~130 dB)。超出人耳的可听频率范围(即频域)的声音,即使响度再大,人耳也是听不出来的(即响度为零)。但在人耳的可听频域内,若声音弱到或强到一定程度,人耳同样听不到。与频率分析相比,声音的强度分析相对研究得较少。按照一般的规律,感受细胞和神经单元的兴奋阈值有高有低,刺激强时被兴奋的感受细胞和神经单元便多,每一神经单元兴奋后发放神经冲动的数目也大。被兴奋的单元是高阈值的还是低阈值的,兴奋单元的总数是多是少,发放的神经冲动是多是少,这三者都可以成为强度分析的依据。在动物的听神经和听觉中枢,声音刺激强度与反应的上述关系都不难找到实验证据。但有资料表明,听皮层及其他听觉中枢与声音的强度间还有一定的区域分布关系,即不同的区域分别对不同的刺激强度敏感,似乎部位原则也在起作用。

声源定位指听觉系统对声源方位的判断,以双耳听觉为基础,利用当声音由声源传到人耳时所具有的强度差(声级差)、时间差(相位差)、音色差来区别。这些差别作用于人的中枢神经系统,使中枢神经系统对声音传来的方向做出心理判断,这就是我们所说的"听觉定位"。由于从声源到两耳的距离不同及声音传播途中屏障条件的不同所产生的强度差、时间差、音色差与声源的方位有关,是声音定位的三个要素。当一个声源发声时,由于聆听者自身头部的屏蔽作用,声源到两耳的距离一般来说并不相等,因此到达两耳的声音也就不完全相同,而是具有一定的时间差和强度差。一般近似地把人头当作一个球体来处理,对于一般人来说两耳间距为

15 cm左右。对于纯音来说,声音到达双耳时存在时间差。声音绕过聆听者的头部以后,在双耳产生的声音响度差不仅与入射角有关,而且还是频率的函数。在频率低于300 Hz时,由于波长很长,声波可以不受阻挡地绕过头部,在左耳和右耳产生相等的声压,这样双耳感觉到的声波强度差几乎为零。总体来说,在声音为低频时,双耳强度差并不明显,因此对声源方位的判断主要依赖于双耳时间差的信息;在声音为高频时,到达双耳时的相位差不明显,对声源方位的判断主要依赖于双耳强度差的信息。实际上,一般声源发出声波绕过聆听者的头部后既会产生强度差又会产生时间差。

声源定位技术是通过声学传感装置接收声波,再利用电子装置将声信号进行转化处理,以此实现对声源位置进行探测、识别并对目标进行定位及跟踪的一门技术。现有的声源定位技术有3类基本方法:①基于最大输出功率的可控波束生成技术;②基于高分辨率谱的估计技术;③基于声达时间差(TDOA)的定位技术。前两种方法为直接定位法,计算量较大、效率较低。第三种方法是一种间接定位法,相对前两种方法而言,计算量小,定位精度高,目前得到广泛的应用。

除了声源定位这一重要功能外,和单耳听觉相比,双耳听觉有明显的优点。由于双耳综合的结果,声音的响度可以增加,相当于单耳时提高3~6 dB,双耳听觉的辨别能力比单耳好;特别是在有噪声干扰的情况下,双耳听觉对语言的识别能力明显比单耳高。在双耳听觉的条件下,右耳对语言信号的感受似乎占较重要的地位,左耳则似乎对非语言信号的感受较重要,这可能和大脑两半球的分工有关。

关于听觉系统如何辨别复杂的问题,目前存在着两种截然不同的观点:①复杂声的感受以听觉系统对其简单组成成分的感受为基础,在听觉中枢引起的神经活动过程是各组成成分引起的神经活动过程的总和;②听觉系统有分工检测各种复杂声音或声音某种特征的专门结构单元,称为探测器或特征探测器,它们只对特定的声音或特定的声音特征敏感,对其他声音或声音特征则无反应。两种意见谁是谁非,目前未有权威性定论。

6.3.2　语音编码

现代通信的重要标志是实现数字化,而要实现数字化首先需要将模拟信号转变为数字信号,这种变换对语音信号来说就是语音编码。为了提高语音编码和语音信号数字传输的有效性,通常还要进行语音压缩编码。语音压缩编码技术有多种,归纳起来大致可分为三类,即波形编码、参量编码和混合编码。另外,根据编码速率的高低还可分为中速率和低速率两大类。

波形编码是将时间域信号直接变换为数字代码进行传输,也就是说这种编码是将语音信号作为一般的波形信号来处理,力图保持重建的语音波形与原语音信号波形一样。这种编码方式的特点是适应能力强、重建语音的质量高,如PCM、ADPCM、自适应预测编码(APC)、子带编码(SBC)及自适应变换编码(ATC)等均属于这一种。但这种方式所需的编码速率较高,在16~64 kbit/s速率范围能得到较高的重建质量,而当速率进一步降低时,语音重建质量就会急剧下降。参量编码,又叫声码化编码,是在信源信号频率域或其他正交域提取特征参量并将其变换为数字,以及在接收端从数字代码中恢复特征参量,并由特征参量重建语音信号的一种编码方式。这种方式在提取语音特征参量时,往往会利用某种语音生成模型在幅度谱上逼近原语音,使重建语音信号有尽可能高的可懂性,即力图保持语音,但重建语音的波形与原语音信号的波形却有相当大的区别。这种方式的特点是编码速率低(1.2～2.4 kbit/s 或更低),只能达到合成语音的质量(即自然度、讲话者的可识别性都较差的语音),并当码率提高到与波形编码相当时,语音质量也不如波形编码。利用参量编码实现语音通信的设备通常称为声码器,如通道声码器、共振峰声码器、同态声码器以及广泛应用的线性预测(LPC)声码器等都是典型的语音参量编码器。当前,由参量编码与波形编码相结合的混合编码的编码器正在得到人们的广泛关注。这种编码器既具备了声码器的特点(利用语音生成模型提取语音参数),又具备了波形编码的特点(优化激励信号,使其与输入语音波形相匹配),同时还可利用感知加权最小均方误差的准则使编码器成为一个闭环优化的系统,从而在较低的比特率上能获得较高的语音质量。例如,多脉冲激励线性预测(MPLPC 或 MPC)编码、正规脉冲激励线性预测(RPE-LPC)编码和码激励线性预测(CELP)编码都属于这种类型的编码器,这种编码方式能在 4～16 kbit/s 中低编码的速率上得到高质量的重建语音。

在全欧洲数字蜂窝标准 GSM 语音编码器中,采用规则脉冲激励长期预测编解码技术(RPE-LTP),比特率为 13 kbit/s,该编解码器在与各种编码器一起进行主观测试后被选中。RPE-LTP 编解码器结合了早期法国提出的基带(RELP)编码的优点与德国提出的多路脉冲激励长期预测(MTP-LTP)编码的优点。图 6-8 为 GSM 语音编码框图。

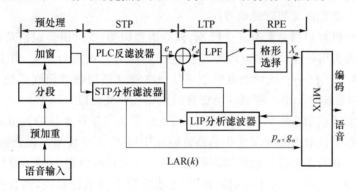

图 6-8　GSM 语音编码框图

编码器包括 4 个主要处理模块,语音序列首先预处理,排列成 20 ms 的分段,然后加窗,短期预测(STP)滤波分析,即计算反射系数 $r_n(k)$ 的对数面积比 LAR,8 个 LAR 参数有不同的动态范围和概率分布函数,这样它们不用同样的比特数进行编码,为了误差 e_n 最小化,LAR 参数也同样用 LPC 反滤波器解码。LTP 分析包括寻找基音周期 p_n 增益因子 g_n,使得 LPC 差值 r_n 最小化,LTP 通过判决时延 D,提取基音。D 使当前 STP 误差抽样 e_n 和前一个误差抽样 e_{n-1} 之间的互相关性最大化。以 3.6 kbit/s 速率对提取的基音 p_n 增益 g_n 编码。LTP 差值 r_n 经过加权和分解,成为 3 个候选激励序列。分析这些序列的能量,选择其中能量最高的一个来表示差值,激励序列中的脉冲用最大值归一化、量化,然后用 9.6 kbit/s 传输。

图 6-9 为 GSM 语音解码框图。解码也包括 4 个步骤,执行与编码互补的操作,接收的激励参数通过 RPE 解码,再通过 LTP 合成滤波器,LTP 合成滤波器使用基音和增益参数来合成长期信号,运用接收的反射系数执行短期合成来再生语音信号。

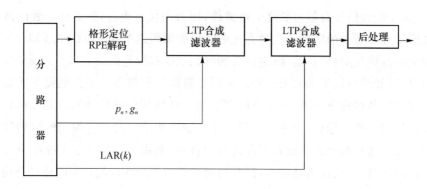

图 6-9　GSM 语音解码框图

6.3.3　语音识别

随着计算机、通信技术的发展,语音识别技术的重要性进一步得以体现。语音识别技术指计算机能根据人类说话的语句或命令做出相应的反应。当声音通过一个转换装置输入计算机内部并以数字方式存储后,语音识别程序便开始以所输入的声音样本与事先存储的声音样本进行对比。对比完成后计算机会算出数个最匹配、最接近的声音样本序号,这样就可以知道所输入的声音是什么意思进而执行此命令了。

用计算机进行语音识别主要有三个阶段:孤立语音识别、连续语音识别及语言理解。孤立语音识别已经进入实用阶段,目前国内外正在进行连续语音识别的研究,并且已经有商品出售,如卡内基梅隆大学 Harpy 连续语音识别系统、RTSRS 通用语音识别系统、DP-100 和 DP-200 连续语音识别系统等。语言理解这个课题目前正在研究阶段。

一个完整的语音识别系统如图 6-10 所示,可大致分为以下三个部分:①语音特征提取,其目的是从语音波形中提取出随时间变化的语音特征序列;②声学模型与模式匹配(识别算法),声学模型通常将获取的语音特征通过学习算法产生,在识别时将输入的语音特征同声学模型(模式)进行匹配和比较,得到较佳的识别效果;③语言模型与语言处理,语言模型包括由识别语音命令构成的语法网络或由统计方法构成的语音模型,语言处理可以进行语法、语义分析。

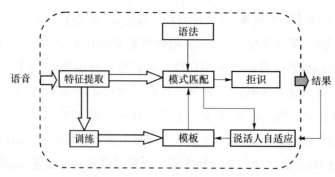

图 6-10　语音识别系统基本构成

语音分析和特征抽取方法有以下几种。话筒把语言信号变成毫伏级电信号,经过线性放大后为了使后面识别工作进行得顺利准确,要进行高频提补,即辅音部分频率高、能量小,为了使系统得到足够的辅音信息对高频加权。再经过 16 个带通滤波器、A/D 变换器,变成数字量送到计算机中。从数字化信号中抽取特征的一种方法是进行傅里叶变换。傅里叶变换可以用来识别组成声波时影响最大的频率，抽取出的频率集合称作频谱。在语音识别中，常用另一种称作线性预测编码（LPC）的技术来抽取特征。傅里叶变换可用来在后一阶段中提取附加信息。LPC 把信号的每个采样表示为前面采样的线性组合，预测需要对系数进行估计，系数估计可以通过使预测信号和附加真实信号之间的均方误差最小来实现。第三种方法是倒频谱分析。语音信号 $S(n)$ 通过傅里叶变换，得到声道函数和激励源傅里叶变换的乘积，激励源的傅里叶变换是高频部分的函数，声道是低频部分，取对数后使乘积变成加法运算，很容易把激励源和声道函数分开。实验结果抽取这个特征进行匹配，效果很好。第四种方法是修正相位谱。1843 年欧姆（G. S. Ohm）提出声学定律：听觉对发音的理解仅取决于振幅谱，而与各谱串成分相位无关。用短时傅里叶谱分析语音（带通滤波器级法）时，只包括了幅度谱信息，而语音信号是非最小相位系统，短时谱可能丢失一些语音信息，可以想象相位谱包含了某些有用的东西。相位有利于区别两语音特征，利用相位来识别就是可取的。

　　早期的语音识别模型多是建立在模板匹配基础上的，它们大多是按照简单的模板匹配的特定人、小词汇量、独立词识别系统。这一阶段的重要研究成果是动态时间伸缩算法。概率语法分析法适用于大长度范围的连续语音识别，主要是针对"语言区别性特征"，对不同层次的知识，用若干不同的知识规则来描述和区分。这种方法的困难在于如何建立一个普遍有效的实用知识系统。随机模型法是目前语音识别研究的主流途径。随机模型法的主流代表算法是基于参数模型的隐马尔可夫模型（HMM）方法和基于非参数模型的矢量量化（VQ）方法。基于 HMM 的算法主要用于大量词汇的语音识别系统，在语音识别性能上优于 VQ 算法。一般应用的语音识别系统都采用基于 HMM 的识别方法作为基本算法。

　　要完成语音识别程序的设计，首先要熟悉语音识别的工作模式，它包括识别模式和命令模式。在识别工作模式下，语音识别引擎将提供一个巨大的语音单词库和识别模板库。任何语音识别程序都不需要对识别语法进行设置和编程，只需要编制识别主程序就可以进行语音识别应用了。在命令方式下，用户需要为应用程序提供的语音编写语音字典，并编译形成语音模板，然后再编写语音识别主程序，对应用程序提供的语音字典内的语音进行识别和处理。语音字典的设置包括识别语法设置、语音规则设定、语音模板制作、字典编译等。语音程序环境的设置包括 CTI 服务器的设置、语音采集系统的初始化和引擎端口设置等几个部分。为了实现语音识别，必须为计算机主程序添加必要的代码，以最终完成语音识别功能。根据语音平台提供的应用程序开发向导，可以设置各个端口的调用，并在 Windows 的 GUI 界面下，方便地完成程序开发过程，实现语音识别功能。

6.3.4　语音合成

　　语音合成概括地讲就是可以让计算机像人一样将要表达的信息以普通人可以听得懂的语音播放出来的技术，是一门典型的交叉学科。它涉及声学、语音学、语言学、语义学、信息论、信号处理、计算机、模式识别、人工智能、心理学以及人类的大脑神经活动等众多学科的理论和技术。根据人类语言功能的不同层次，语音合成可以分成三个层次：①按规则从文字到语音的合成（Text-To-Speech）；②按规则从概念到语音的合成（Concept-To-Speech）；③按规则从意向到语音的合成（Intention-To-Speech）。从现有的语音合成水平来说，可以解决的还是从文字到语音的合成这个阶段，也就是文语转换（TTS），本书所述的语音合成都指文语转换。

图 6-11 显示了一个完整的语音合成系统框图。将语音的合成过程看作一个层次化的分析过程,从文本信息到语音信息的文语转换过程可以看成不同层次的信息在不同的层面上进行分析处理的过程。在文本的层面上,先要在语言层、语法层和语义层上进行分析,得到文本的层次信息(包括词组、短语、句子等信息)。然后在层次化信息的前提下在语音层的基础上进行韵律分析,得出语音层面上的韵律信息(针对汉语来说就是超音段特征的生成,包括基频、时长、能量的综合韵律曲线),根据生成的韵律特征,利用合成器生成或者从语音库中挑选单元来完成语音数据的最后生成。在语言层、语法层、语义层的工作可以归结为前端的文本分析,而语音层面上的韵律生成和声学层面上的按韵律合成语音单元或在音库中挑选单元可以说是后端的韵律合成。对于语音合成系统来说,前端的文本分析部分都是相同的,只是由于要求的不同而有不同的信息表达方式。而后端的韵律合成方面也可以层次化地分为两个部分,一个是按照前端给出的层次化文本信息生成合适的韵律,另一个是按照生成的韵律来产生最后的合成语音。在产生韵律和合成语音的方法上,各种方法不尽相同,甚至两个部分成为一个不可分割的整体,但是从思想上来说,每个合成系统都包含这样两个方面。后面的工作介绍主要围绕语音合成系统的后端进行。

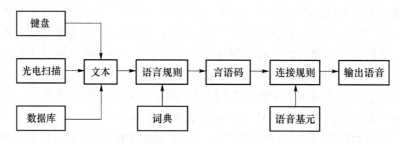

图 6-11　文语转换系统框图

从整个语音合成研究的发展历史来看,早期的机械式语音合成器反映了人们对语音产生机理的粗略了解,现代语音合成的方法基本上都是采用一种语音模型来合成语音。总体说来,近期语音合成的方法可以归结为四种:①物理机理语音合成;②源—滤波器语音合成;③基于波形拼接技术的语音合成;④可训练的语音合成。其中,基于波形拼接技术的合成包括基于小样本的波形拼接调整合成以及基于大语料库的波形拼接合成。下面简要介绍这几种语音合成方法。

物理机理语音合成是通过对人产生语音的物理结构进行建模,从而产生语音。例如,对发音过程中嘴唇、牙齿、下巴等运动进行建模。Tizte 曾经研究过一个数学模型,这个模型是对声带振动的过程进行建模。也有另外一些研究是对通过声带的气流来建立模型。近来,物理机理语音合成的研究受到了制约,因为难以将它在现阶段推向实用。其原因主要在于两个方面:一方面是对语音产生过程中发声器官的运动和变化进行度量非常困难,比如,如何精确记录舌位运动和口腔的变化;另一方面是与源—滤波器的语音合成模型相比,对通过声道气流特征和运动轨迹的数学建模非常复杂,计算量非常大。但是目前,随着高性能计算机的出现和对发音机理的深入了解,很多学者在推动这方面的研究。

源—滤波器语音合成基于一种声学理论。这种理论认为声音由激励和相应的滤波器形成,其中激励主要分为两种:一种是类似噪声的激励,主要形成非浊音语音信号;另一种是周期性的激励,主要产生浊音信号。这两种激励有时也会共同使用,如产生某些浊辅音信号。在该方式下,音库中预先存放各种语音合成单元的声道参数,这些参数根据控制规则的要求进行修正,以合成出各种语言环境下的语音。其结构框图如图 6-12 所示。

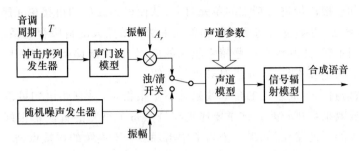

图 6-12　源—滤波器合成方式结构框图

在基于源—滤波器的参数合成中,合成器的工作流程主要可分为三步。

- 首先,根据待合成音节的声调特性构造出相应的声门波激励源。
- 然后,根据协同发音、速度变换(时长参数)等音变信息在原始声道的基础上构造出新的声道参数模型。
- 最后,将声门波激励源送入新的声道模型中,其输出就是符合给定韵律特性的合成语音。共振峰合成和 LPC(线性预测分析)合成是上述源—滤波器型结构的参数合成器中最常用的两种方法。它们的实现原理基本类似,只是所用声道模型不同。同时,针对声道模型的特性,在源的选取上略有差别。

由于在模型的精确度方面的原因,以前的合成器都难以有效地合成高自然度的语音,而基于原始语音库的波形拼接合成在实现高自然度的合成系统上,取得了很大的进展。波形拼接合成方法的基本原理是根据输入文本分析得到的信息,从预先录制和标注好的语音库中挑选合适的单元,进行少量的调整(也可以不进行调整),然后拼接得到最终的合成语音,其中用来进行单元挑选的信息可以是前端分析得到的韵律文本,也可以是生成的声学参数(如基频、时长和谱参数),或者两者兼有。由于最终合成语音中的单元都是直接从音库中复制过来的,其最大的优势就是保留了原始发音人的音质。其实在单元拼接合成方法最初提出时由于受音库容量以及单元调整算法的限制,其优势并不是很明显,主要缺点是合成语音不连续,自然度不高,而且单元调整过大时语音音质急剧下降。一般把这种原始音库比较小(即拼接样本数比较少)的合成系统,称为基于小样本的波形拼接合成,而与此对应的就是现在比较流行的基于大语料库的单元拼接合成。这种方法的演变主要得益于近年来计算机的运算和存储能力的飞速增长,其音库由以前的 1 MB 变为 100 MB,甚至超过 1 GB,相应的单元挑选策略也越来越精细,使得挑选出来的单元基本不需要调整,不仅保持了原始语音的音质,而且不连续现象也得到很大的改善,自然度得到极大的提高。因此,基于大语料库的单元拼接合成系统得到越来越广泛的应用。为了方便,后面所称的大语料库合成系统指的就是基于大语料库的拼接合成系统。构建一个大语料库合成系统主要包括以下几个重要环节。

① 单元尺度的选择:可以是音素、双音素、音节、词甚至短语等,对于中文语音合成系统,比较常用的基本单元是声韵母和音节。

② 语料库构建:首先在保证单元覆盖率的前提下,根据特定的搜索策略从原始文本语料中挑选出合适大小的语料;然后进行音库录制并对音库进行标注,包括音段切分和韵律标注等。

③ 单元挑选算法设计和优化:大语料库合成系统的单元挑选算法一般分为两步,首先是

基于决策树或者其他索引方式的快速预选算法,得到一定数目的候选单元序列;然后考虑候选单元的自身代价和连接代价进行精细的单元打分,从而得到最优的拼接单元序列。

④ 单元拼接算法:主要包括韵律调整和单元平滑。虽然大语料库合成系统合成语音的音质和自然度都相当不错,尤其针对一些特定领域的应用,包括新闻播报和信息查询等,但是它也存在一些内在的缺陷和不足,下面将对其进行介绍。

一般而言,大语料库合成系统的合成效果都不是很稳定,对有些语句可以合成的很好,而对有些语句则合成效果会比较差。这主要体现在虽然每个单元的音质都很好,但是有些拼接单元之间有比较大的不连续性,如果一个句子中出现多个不连续的拼接点,整个句子听起来效果会比较差。因此,大语料库合成系统更适合在受限领域的应用,如数字串合成、新闻合成、旅游信息合成等。而对于任意文本合成,其合成效果还有待提高。

在大语料库合成系统中,一个非常重要的环节就是语料库的构建,具体包括语料设计、音库录制以及音库制作,其中音库制作包括韵律和音段标注。现在的音库越来越大(超过1 GB),使得音库制作的工作量非常大,而且周期也很长,虽然可以采用一些自动标注的技术来替代人工的方法,但是效果并不是很稳定,所以现有的系统一般只构建少数几个发音人(如只有一个男声和一个女声)的音库,导致合成系统的合成语音比较单一。

此外,现在在很多大语料库合成系统的单元挑选算法都是通过经验总结,并在具体环境(包括语种、发音人、语料等)下针对合成效果进行调试和优化得到的,其稳健性不高。如果环境有一定的变动,如换一个发音人甚至换一个语种,则需要对单元挑选算法重新进行设计和优化。

从以上分析可以看出,虽然现在大语料库合成系统的效果不错,但是也存在不少缺陷,如合成语音的效果不稳定、音库构建周期太长以及合成系统的可扩展性太差等。这些缺陷明显限制了大语料库合成系统在多样化语音合成方面的应用,因此,近年来可训练的语音合成(Trainable TTS)概念被提出来并逐渐得到越来越广泛的应用。

Trainable TTS 的基本思想就是基于一套自动化的流程,根据输入的语音数据进行训练,并形成一个相应的合成系统。一般而言,训练是针对模型或者参数进行的。在语音信号处理中,最普遍有效的建模方法就是隐马尔可夫模型(HMM),它在语音识别中已经有非常成熟的应用,目前的 Trainable TTS 技术也都是基于 HMM 进行参数建模。根据 HMM 的应用层次和方式的不同,不同的研究机构,包括 NIT、Microsoft 和 IBM,对 Trainable TTS 提出了不同的实现技术和方法,对于它们的相同点和各自的技术特点,将会在后面做详细介绍。由于本书的一系列关键技术研究都是围绕着 NIT 的 Trainable TTS 技术展开的,所以后面所称的 Trainable TTS 一般都是指在 NIT 的技术基础上构建的 Trainable TTS。

在最初提出 Trainable TTS 方法时,由于受模型训练算法的不匹配以及参数合成器合成音质的限制,其合成效果与大语料库合成系统有比较大的差距,因此并没有得到研究人员的重视。不过,由于对模型训练算法的改进以及 STRAIGHT 分析合成器的提出,其合成效果有明显的提高。总体而言,Trainable TTS 相对于现在大语料库系统的优势就在于可以在短时间内,基本不需要人工干预的情况下自动构建一个新的系统,因此对于不同发音人、不同发音风格甚至不同语种的依赖性非常小。而它的不足之处在于,由于采用模型来生成目标参数并基于参数合成器来合成最终的语音,其合成效果与原始语音相比还是有不小的差距。考虑到 Trainable TTS 在合成时所需的存储和运算资源非常有限,因此特别适合在嵌入式环境下的应用。

由于现在大语料库合成系统的合成音质和自然度都不错,人们对合成系统提出了更多的、多样化的语音合成需求,包括多个发音人、多种发音风格、多种情感以及多语种等。而现有的语音合成系统大多是单一化的,一个合成系统一般只包括一两个说话人,采用朗读或者新闻播报风格,而且针对某个特定的语种。这种单一化的合成语音大大限制了语音合成系统在实际生活中的应用。为此,多样化语音合成方面的研究逐渐成为语音合成研究领域的主流。

实现一个多说话人的语音合成系统,最直接的方法就是录制多个人的音库并分别构建每个发音人的合成系统。由于针对每个发音人制作一个单独音库的工作量太大,因此这种方法在实际中并不可行。现在比较实用的方法是基于少量的目标说话人的语音数据,通过说话人转换技术对源说话人的语音参数(基频、时长和谱参数)进行转换,来实现多说话人的合成系统。对说话人转换技术的研究已经有近 30 年的时间,比较经典的几种说话人转换方法有基于SATSC 的码本影射方法、基于混合高斯模型 GMM 的转换以及基于 HMM 的线性回归转换等。虽然很多研究人员对说话人转换技术展开了比较深入的分析,但是到目前为止还没有一种方法可以很好地完成任意说话人声音之间的转换,因为这已经超越了当前语音科学技术所能达到的高度。

虽然目前大语料库合成系统的合成音质和自然度都不错,但是与真人发音相比缺乏表现力,主要体现在发音风格单一,基本没有情感。为了改善语音合成系统在表现力方面的欠缺,近年来,富于表现力的语音合成研究逐渐开展起来,尤其是情感语音合成方面。现在比较实用的情感语音合成系统的构建方法有两种:一种是直接构建法,即对每种典型的情感(如高兴、生气、难过等)录制一个单独的音库来构建对应情感的合成系统;另一种是采用情感参数控制的方式,即基于一定情感语音数据对情感参数模型进行训练,从而实现对情感类型和强弱可控的合成系统。

针对多语种语音合成的研究工作目前还处于初级阶段,而且相对于前面的多说话人、多情感语音合成的难度也更大,这主要是由于语种之间的差异性相当大,甚至可能需要采用截然不同的合成方法来分别处理。目前的多语种合成研究大多还停留在只有两种语种的情况下,如中英文混读,采用的方法一般是分别录制两种语种的音库以及混读音库,然后在合成时分别采用各自的合成引擎挑选单元,并拼接得到最后的合成语音。此外,与多语种合成类似的还有方言语音合成方面的研究,如汉语中除了普通话以外,还有多种方言,包括粤语、闽南语、东北话等,这方面的研究工作也正在开展。

为了合成高质量的自然语音,除了要考虑语音基元库的建立、语音单元的查找和拼接、语音合成外,还要考虑自然语言的理解问题,这涉及文本的分词、正则化、语音标注和韵律处理等问题。图 6-13 显示了一个完整的基于语音数据库的文语转换过程。

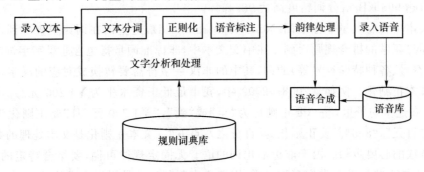

图 6-13　基于语音数据库的文语转换过程

在语音数据库的设计中,首先要确定合适的语音基元。在汉语普通话语音合成中可以选择的基元包括词、音节、半音节、声韵母、音素等。对于汉语普通话语音合成,将词作为合成基元不太合适,因为词条数目非常丰富,这不但会增加存储开销,还将极大地增加搜索的复杂度。将音素或声韵母作为基元,则由于保留的自然音成分太少,需要后期进行复杂的波形处理,造成自然度下降。而选择音节作为语音基元,由于合成的语音基元都是来自自然的原始发音,合成语句的清晰度和自然度都将非常高。而且,普通话本身是基于音节的语言,在普通话中共有417 个无调音节,如果考虑音调,每个音节可能有五种声调:阴平、阳平、上声、去声和轻声,这样普通话的所有音节大约 $417 \times 5 = 2085$ 个,常用的只有 1 300 个左右,在数目上也是可以接受的。因此,采用"带有声调的音节"作为合成基元,是比较合适的。

要获得合适的语音基元,则必须要有好的语料库,这样才能根据需要从语料库中切割出相应的基元。对于语料库的选择,可以采用权威部门发布的标准语料库,如中科院声学所、社科院语言所等制作的数据库。如果为了突出个性化,也可以自己用麦克风手工录制。有了合适的语料库,接下来就要进行基元的切割和存储。对于基元的切割,可以采用任何一款能处理声音波形的软件,如 GoldWave 等。切割后的语音数据可以以文件的形式存储在磁盘上,也可以以二进制的形式存储在数据库中。如果以文件形式存储,如 Windows 下的 Wave 文件,则需要建立数千个波形文件,这对于后续的查找和语音数据提取都比较麻烦。因此,在语音存储设计时最好采用数据库的方式来存储语音波形数据。在数据库的选择上,最好选择支持二进制大对象(Binary Large Object,BLOB)数据类型的数据库,如可以考虑 Oracle 和 SQL Server。

在对文本进行语音合成之前,必须对文本进行语音标注,以便搜索语音库,查找相对应的语音。而要对文本进行语音标注,则必须对所输入的文本作分词、正则化、自动注音和韵律控制等相关环节的处理。

与绝大多数中文信息处理一样,TTS 系统中的文本处理也是从分词开始的。通过分词,才能正确地分析语义,划分语音单元和注音,最终合成出准确的语音。如例句:"我/长大/以后,我/的/胳膊/也/变长/了。"只有进行正确的分词,才能依据上下文判定前一个"长"应该读"zhang3"(拼音后面的数字代表音调,0 为轻声,1 为阴平,2 为阳平,3 为上声,4 为去声),后一个"长"应读"chang2",否则就无法确定"长"该如何读。分词往往依靠事先编制好的词典,通过规则或统计计算作出字词切分的判断。当然,最近几年也出现了一些新的分词方法,如基于字标注法等。关于分词的研究,已经非常成熟,目前市场上有大量的自动分词算法和成熟的产品,其分词精度普遍都达到了 95% 以上。读者可以参阅相关的文献资料和选择相关的产品来解决自己的分词问题,如中科院计算技术研究所研制的汉语词法分析系统(ICTCLAS),分词速度单机可达 996 KB/s,分词精度高达 98.45%。

真实文本中含有大量非标准词(Non-Standard Word),这些词在词典中查不到,它们的读音也不能通过正常的拼音规则得到。在中文文本中,非标准词是指包含非汉字字符(如阿拉伯数字、标点符号、各种特殊符号等)的词,其中的非汉字字符需要转换成对应的汉字,这个转换过程称为文本正则化。例如,"2008—2009 年,我市最低工资水平为 ¥1 200 元/月,同比增长了 8.5%。"在这个句子里,"—"要正则化为"至"或"到","¥1 200 元/月"要正则化为"每月人民币一千二百元","8.5%"要正则化为"百分之八点五"。文本正则化是文本处理的关键环节,也是语音合成的必要步骤。由于非标准化词的语音无固定规律可循,要结合特定的语言环境才能确定,再加上非标准词类型多种多样,因此文本正则化也是语音合成的难点。

TTS 系统只对汉字、英文、数字等发音符号进行处理,对于其他不发音字符则不予标注,如空格、换行标记等。因此在进行语音标注之前,必须先进行预处理,过滤掉不发音字符,提取要发音的有效字符。正常情况下,对汉字注音,只需要建立一个汉字的拼音库,查阅该库就可以了。但汉语言是一门非常灵活的语言,存在非常多的特例和不规则的音变,因此对文字进行拼音标注,也是一个非常复杂的问题。造成汉字注音问题复杂的原因是多方面的,主要体现在以下几个方面:①命名实体难以检测;②数字串的读法不唯一;③一字多音及连续变调。命名实体的注音关键在于自动分词时能否将这些词或词组检测出来,之后就可以交由自动注音模块处理。对于数字串的读法,如"9·11 事件",只能标记为"jiu3 yao1 yao1 shi4 jian4",不能标记为"jiu3 dian3 yi1 yi1 shi4 jian4"。对于这类错误,解决的办法是根据数字串的相邻词及其词性,通过设定有限的规则,决定数字串的读法。对于多音字,如"我在北京出差时,出了一点差错",要想正确标记"差"的读音,就必须先正确地分词,将"出差"和"差错"分别分割出来,然后依据邻接关系来套用规则正确地判定。对于音变,则通常要依据词性、相邻词及位置信息等综合判定。比如,双音节动词重叠式 ABAB 的第二音节读轻声,像"考虑考虑"应该读"kao3 lv0 kao3 lv4"。再如,"敏感"涉及"上上"相连变调,要将第一个上声变为阳平,应标记为"min2 gan3"。对于上述这些特殊情况,通常可以根据经验和知识,建立一个音变的规则库,解决部分音变问题。

如果要让计算机合成的语音,既显得抑扬顿挫,有节奏感,又区分轻重缓急,富有感情,就必须对语音进行韵律处理。否则,合成出来的语音就会显得机械呆板,让人听起来极不自然,甚至会得到相反的信息。比如,同样一句"我好怕你哟",如果以陈述语气读出来,则表示"我真的怕你";如果语气加重,则意思完全相反,表示"我根本不怕你"。韵律是一个听觉感知的概念,表现出语调、节奏、停顿和重音等特征,是语言交际的必要手段,能够帮助听者更好地理解语音携带的信息。韵律处理主要是对语音的基频、时长、能量和停顿进行预测和控制,属于计算机语音合成技术中比较核心的部分,也是最难控制和把握的,涉及语言学、声学、信息学等多种学科,在当前的研究中尚属于探索阶段。

语音合成从本质上讲是一种"时间—波形"的编码技术。语音合成先前比较流行的是线性预测编码(Linear Prediction Coding,LPC)技术,通过该方法可以有效地估计基本语音参数,如基音、振峰、谱、声道面积函数等,可以对语音的基本模型给出精确的估计,而且计算速度较快。但是,由于自然语流中的语音和孤立状况下的语音有着极大的区别,如果只是简单地把各个孤立的语音生硬地拼接在一起,其整个语流的质量势必不太理想,因此线性 LPC 对于连续语流的处理效果并不好。20 世纪 90 年代初,基于基音同步叠加(PSOLA)算法的波形编辑技术开始用于语音合成。这种方法的核心思想是直接对存储在音库中的语音运用 PSOLA 算法进行拼接,从而整合成完整的语音。

随着数据库技术的不断发展和数据库性能的提高,当前广泛使用基于数据库的语音合成方法。基于数据库的语音合成方法采用基元波形进行语音拼接,然后对拼接后的波形采用各种算法进行后期处理,从而模拟出比较接近自然的语音。该方法比较简单和实用,特别是音库中的采样波形保留了原始发音人的语音特征,使合成语音的自然度和清晰度都得到了显著提高,因此受到广泛的欢迎。其不足之处是,要想获得比较理想的语音合成效果,往往要建立庞大的语音基元库,得到数据库的支持,因此对于某些硬件配置较低的系统或一般的嵌入式开发平台,其应用就受到限制。

将通过语音合成后的语音波形数据格式化为特定格式的波形文件,如 Windows 操作系统下最常用的 Wave 格式波形文件,通过播放软件,调用发声设备进行播放,人们就可以听到合成后的语音了。

6.3.5 自然语言理解

在语言理论的背景下,计算机通过自然语言理解技术对文字信息的内容及表达的意义进行分析。下面主要介绍语言、语言的起源与进化,以及人类的语言认知。

1. 语言

语言是人类特有的用来表达意思、交流思想的工具,是一种特殊的社会现象,由语音、词汇和语法构成一定的系统。语言学是指对语言的科学研究,是研究语言的本质、结构和发展规律的科学。语音和文字是语言的两个基本属性。语言的构成如图 6-14 所示。

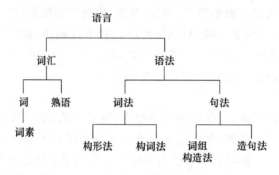

图 6-14 语言的构成示意图

语言的起源和进化问题似乎是个难解之谜。两千多年来,哲学家、人类学家、生物学家、心理学家和语言学家就此提出了各种各样的假设,但多属思辨性质,缺乏实证。针对语言起源的研究曾被列为禁区,但是随着科学的不断发展、研究手段的不断更新、研究视野的不断扩大以及关于宇宙的起源、生命的起源、人类的起源等研究硕果的涌现,语言起源问题的研究重新被提上议事日程,并在更大的规模、更广阔的领域、更坚实的基础和更多学科的参与中开展起来。由于语言的本质特性是它的口语性质,这种口语行为过后留不下任何印迹,因此现在的研究课题已从语言是怎样产生的转变到人类的祖先在什么时候已经具备了产生语言的必要和充分条件。人的语言能力要受到三个生物学因素的制约:输入系统(主要是听觉和视觉,特别是听觉)、中央处理系统(神经中枢)和输出系统(主要是发音器官)。其中,最重要的是中央处理系统(神经中枢)。因此,有关语言的研究就主要集中在人类大脑与语言能力的关系上。

语言的产生是古人类进化的必然结果,它与大脑功能和人体其他功能的发展是密不可分的。古人类学家 Leakey 认为,人类最早的语言产生于 200 万年前的能人。当时的语言是一种简单的原始语。他的证据是,现代人的大脑里存在与语言和工具的使用有关的布洛卡区(Broca's Area)和韦尼克区(Wernick's Area),而且大脑的两个半球不对称,控制语言和右手动作的左脑比右脑略大一些;布洛卡区和脑偏侧化的痕迹被 Holloway 在一个 200 万年前能人的头骨上找到了。Leakey 的结论是,能人使用的语言尽管内容和结构一定都很简单,但的确是真正的语言。然而 Lieberman 指出,根据 Damasio 等多位神经学家的最新研究,对语言起决定性控制作用的不是布洛卡区或韦尼克区的大脑皮层,也不仅是这两个区大脑皮层下面的部位,而是多处大脑皮层及下面的神经结构以及将所有这一切联系起来的神经通路。因此,在古人类头骨化石上发现布洛卡区的痕迹并不能证明什么。Lieberman 还指出,脑的偏侧化并不是人类的特征,猴类也有类似的现象。因此,古人类的脑偏侧也不能说明什么问题。大脑的进化可以说是人类获得语言能力的一个关键的必要条件,但不是充分条件。

产生语言符号的充分条件是一种心理和口头的社会行为,这种行为留不下任何印迹或证据供考古学家直接进行考察研究,但他们可以考察与语言相关的文化行为及其后果,揭示这些文化行为所蕴含的语言能力,从而达到对语言起源的认识。文化活动是人类的一种有意识的活动,标志着人类意识的产生,也意味着人类语言的产生,因为人类意识和语言差不多是同义词,是区分人类和动物的标志。意识的产生就意味着语言的产生,因为语言是生成意识的必要条件。大脑的语言能力和人类的意识、记忆、想象、知识都有密切的关系。

原始语言产生后,人类语言又不断地进化和发展。首先是原始词的产生,标志着人类的交际系统由以信号为基础发展到以符号为基础;其次是词序的形成,标志着原始语的诞生;最后是虚词、屈折变化等其他语法手段的产生,标志着原始语向现代语的过渡。主语、谓语和宾语一般被视为句子的三个最基本的成分。这三个成分的排列顺序因语言而异,语言学家根据各语言基本语序的不同,区分出"主宾谓"、"主谓宾"、"谓主宾"、"谓宾主"和"宾谓主"等不同的语序。关于语言最初的语序,目前尚无成熟的研究手段,也没有实质性的研究成果,语言学家只是提出了一些假设,其中一个就是思维定式理论。思维定式理论实际上是 Chomsky 普遍语法理论的一个翻版。这种理论认为人的大脑有某种先天的认知结构。人类识别人、物、行动、事件之类的大范畴以及以什么方式把这些范畴结合起来,要受到认知结构的制约,从而形成某种思维定式。语言建立在人的认知结构基础之上,由于人的思维定式中有"行事者先"和"行为—受事者比邻"这两条,所以世界上绝大多数语言的基本语序不是"主谓宾"就是"主宾谓"。但是这种观点受到了人们的质疑,因为任何一个物种的先天性行为都不应该在物种内部有变异。所以,关于原始语的语序问题,还需要进一步研究。同时,在语言的进化过程中,为了满足表意的需要,必然会发展出其他语法手段,其中最主要的是虚词和屈折变化。虚词中出现比较早的可能是介词,因为介词表示的方位和领属关系对人类基本的认知活动至关重要。介词有几个特点:分布广泛,似乎没有哪一种语言没有介词;数目有限,一种语言里不过二三十个;主要用来连接两个语言成分,表明二者之间的关系;通常是从动词、名词等实词转化来的。在屈折语里,各类实词都可能有屈折变化,其中以动词的屈折变化最为丰富。Aitchison 通过对皮津语和克里奥尔语的观察和研究发现,这些"动词附加成分"起初也是独立使用的实词,而且常有不止一个词作为同一个语法标记的候选者。开始时这些成分的使用比较灵活,后来经过词义淡化、词形改变、重新解释等过程,其中一个词淘汰了其他候选者,才演变成完全的语法标记。他认为皮津语和克里奥尔语的语法化是人类祖先语言语法化的重演,只是速度更快一些。

无论哪个语种,进化到现在的语言都与大脑及认知是密不可分的。研究表明,正常的语言理解过程至少包括两条相竞争的神经处理脉络:以记忆系统为基础的语义处理机制和以词汇符号组合为基础的处理机制。后者在处理句子结构时基本上以各种形态的句法规则为基础,同时兼顾特定语义词干的限制问题。当语言实时展开时,单独词汇的意义需结合语句的句法结构,以表达出整体意义。大脑通过接收的语义信息与存储在记忆中的语义信息相联系,将人、物体、行动之间的联系结合起来并建构出新的意义,而它们之间的平衡协作则使理解过程既合理又有效率。以前的证据已暗示文法的处理和左额叶皮层间的联系,包括布洛卡区,以及词汇记忆、左侧颞叶、顶叶皮层之间的联系。早期的语言处理模式常常包括一些记忆缓冲器,一些句子元素被暂时存储,用于把一些短语、从句、句子结合起来,每一个单词只有被放在一定的场合下才能被处理,然后快速融入句子中。Boutla 等人的研究结果证明,大脑的语法分析能对在句子理解过程中语言处理的各个方面进行可能的预测。因为对一个词进行语法分析要利用大量的约束因素,一个句子要根据每个词去估计语言所指和上下文的关系并进行分析,可预测类别中的意义特征,或预测目前的各种句法特征。句法结构是构成语言基本特性的心理表象,它允许词汇的含义与另一词汇相联系以传达谁在完成或接受一种行为。

2. 自然语言处理

在语言起源及进化理论的基础上,如何让计算机实现自动的或人机互助的语言处理功能?同时,如何让计算机实现海量语言信息的自动处理、知识挖掘和有效利用? 这就需要自然语言处理及自然语言理解。

自然语言处理(Natural Language Processing,NLP)是使用自然语言同计算机进行通信的技术,是研究在人与人交际中以及在人与计算机交际中的语言问题的一门学科。自然语言处理主要研制表示语言能力和语言应用(Linguistic Performance)的模型,建立计算框架来实现这样的语言模型,提出相应的方法来不断地完善这样的语言模型,根据这样的语言模型设计各种实用系统,并探讨这些实用系统的评测技术。因为处理自然语言的关键是要让计算机"理解"自然语言,所以自然语言处理又叫作自然语言理解。

自然语言理解(Natural Language Understanding,NLU)是人工智能早期的研究领域之一。这其中的自然语言是指人类社会发展过程中自然产生的语言,而不是人为编造的语言,如程序语言等。从微观上讲,语言理解是指从自然语言到机器(计算机系统)内部之间的一种映射。从宏观上讲,语言理解是指机器能够执行人类所期望的某些语言功能。这些功能包括回答有关提问、提取材料摘要、不同词语叙述、不同语言翻译。

计算语言学(Computational Linguistics)是语言学的一个研究分支,用计算技术和概念来阐述语言学和语音学问题。这其中包括自然语言处理、语音合成、语音识别、自动翻译、编制语词索引、语法检测,以及许多需要统计分析的领域。近几年来,自然语言处理技术迅速发展,并不断与语音技术相互渗透和结合形成新的研究分支,因此很多人在谈到"计算语言学"、"自然语言处理"或"自然语言理解"这些术语时,往往将其默认为同一个概念。

由于不同的研究方向所关注的侧重点不同,因此很多人愿意将语音识别、语音合成和说话人识别等以语音信号为主要研究对象的语音技术独立出来,而其他以文本(词汇/句子/篇章等)为主要处理对象的研究内容作为自然语言处理的主体。图 6-15 说明了自然语言处理与语音识别、语音合成的关系。

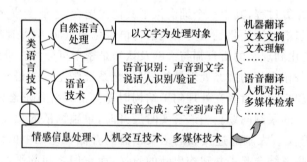

图 6-15 语音识别、语音合成、自然语言理解之间的关系

1956 年以前,人们主要进行自然语言处理的基础性研究工作。1948 年香农把离散马尔可夫过程的概率模型应用于描述语言的自动机,同时又把"熵"(Entropy)的概念引入语言处理中。而 Kleene 在同一时期研究了有限自动机和正则表达式。1956 年,Chomsky 提出了上下

文无关语法。这些工作导致了基于规则和基于概率两种不同的自然语言处理方法的诞生,使得该领域的研究分成了采用规则方法的符号派(Symbolic)和采用概率方法的随机派(Stochastic)两大阵营,进而引发了数十年有关这两种方法孰优孰劣的争执。1956 年,人工智能诞生以后,自然语言处理迅速融入了人工智能的研究中。随机派学者在这一时期利用贝叶斯方法等统计学原理取得了一些成果;而以 Chomsky 为代表的符号派也进行了形式语言理论、生成句法和形式逻辑系统的研究。由于这一时期,多数学者注重研究推理和逻辑问题,只有少数学者在研究统计方法和神经网络,所以符号派的势头明显强于随机派。1967 年,美国心理学家 Neisser 提出了认知心理学,从而把自然语言处理与人类的认知联系起来。

20 世纪 70 年代初,由于自然语言处理研究中的一些问题未能在短时间内得到解决,而新的问题又不断地涌现,许多人因此丧失了信心,自然语言处理的研究进入了低谷时期。尽管如此,一些发达国家的学者依旧进行着研究。基于隐马尔可夫模型的统计方法和话语分析(Discourse Analysis)在这一时期取得了重大进展。

20 世纪 80 年代,在人们对过去的工作反思之后,有限状态模型和经验主义的研究方法开始复苏。

20 世纪 90 年代以后,随着计算机速度的提高和存储量的增加,自然语言处理的物质基础大幅改善,语音和语言处理的商品化开发成为可能;同时,网络技术的发展和1994 年互联网商业化使得基于自然语言的信息检索和信息抽取的需求变得更加突出。自然语言处理的应用不再局限于机器翻译、语音控制等早期研究领域了。

从 20 世纪 90 年代末到 21 世纪初,人们逐渐认识到,仅用基于规则的方法或仅用基于统计的方法都是无法成功进行自然语言处理的。基于统计、基于实例和基于规则的语料库技术在这一时期开始蓬勃发展,各种处理技术开始融合,自然语言处理的研究又开始兴旺起来。

进入 21 世纪以来,现代自然语言处理算法主要是基于机器学习,特别是统计机器学习。机器学习范式是不同于之前一般的自然语言处理的。许多不同类的机器学习算法已应用于自然语言处理任务。这些算法的输入是一大组从输入数据生成的"特征"。一些最早使用的算法,如决策树,产生类似于 if-then 的手写规则,是普通的系统体系。然而,越来越多的研究集中于统计模型,这使得基于附加实数值的权重变得更加重要。此类模型能够表达许多不同可能性的答案,而不是只有一个相对确定性的、更可靠的结果,被作为较大系统的一个组成部分的优点。自然语言处理研究逐渐从词汇语义成分的语义转移转变成叙事的理解。然而,人类水平的自然语言处理主要是解决人工智能中遇到的问题。它相当于 CPU 为人工智能解决问题,使计算机和人一样聪明,自然语言处理的未来一般也因此密切结合人工智能的发展。

语言的分析和理解过程是一个层次化的过程,它主要包括 4 个层次。

(1) 语音分析

声音是通过音素、音节、音词、音句 4 个层次表达句子的。其中,构成单词发音的独立单元是音素。上下文不同而发音不同。语音分析就是根据音位规则,从语言流中区分出一个个独立的音素,再根据音位形态规则找出一个个音节及其对应的词素或词。

(2) 词法分析

语言是以词为基本单位的,词又是由词素构成的,即词素是构成词的最小的有意义的单位。词汇在语法的支配下构成有意义的和可理解的句子,从而进一步地按一定的形式再构成篇章。词法分析是理解单词的基础,因而也是自然语言理解和处理的基础,其主要目的是从句子中切分出单词,找出词汇中的词素,从中获得单词的语言学信息并由此确定单词的词义。

词法分析包括两方面的任务:第一,要能正确地把一串连续的字符切分成一个一个的词;

第二,要能正确地判断每个词的词性,以便于后续句法分析的实现。以上两个方面处理的正确性和准确度将对后续的句法分析产生决定性的影响,并最终决定语言理解的正确与否。

不同的语言对词法分析有不同的要求。英语和汉语在词法分析处理方面就存在着很大的差异。英语语言中,单词之间是以空格自然分开的,而汉语则不具备英语以空格划分单词的特点,其单词的切分是非常困难的,不仅需要构词的知识,还需要解决可能遇到的切分歧义。

【举例 6-1】

中国人为了实现自己的梦想

中国/ 人为/ 了/ 实现/ 自己/ 的/ 梦想

中国人/ 为了/ 实现/ 自己/ 的/ 梦想

中/ 国人/ 为了/ 实现/ 自己/ 的/ 梦想

【举例 6-2】

门把手弄坏了

门/ 把/手/ 弄/ 坏/ 了

门/ 把手/ 弄/ 坏/ 了

举例 6-1 和举例 6-2 说明,在汉语中,不同的分词方法会产生不同的意义。对于词性分析和判断,由于英语单词有词性、数、时态、派生、变形等繁杂的变化,再加上英语的单词往往有多种解释,词义的判断非常困难,仅仅依靠查词典常常是无法实现的,这就需要进行形态分析。

【举例 6-3】

I'll see prof. Zhang home after the concert.

I/ will/ see/ prof. / Zhang/ home/ after/ the/ concert.

举例 6-3 中 'll 和 prof. 属于形态分析中的特殊形式单词识别,要写入字典中。同时,形态分析中的有些情况要进行形态还原。有规律变化单词的形态还原有所有格、复数、比较级、时态的变化等,例如,developing 还原为 develop,worked 还原为 work。若是不规则变换,则要建立不规则变化词表。因此,形态分析主要遵循以下三步:①查词典,如果词典中有该词,直接确定该词的原形。②根据不同情况查找相应规则对单词进行还原处理,如果还原后能在词典中找到该词,则得到该词的原形;如果找不到相应的变换规则或者变换后词典中仍查不到该词,则作为未登录词处理。③进入未登录词处理模块。而汉语中的每个字就是一个词素,所以找出词素是相当容易的。可见,在自然语言理解的词法分析处理中,汉语、日语、韩语等语言词法分析的难点在于分词切词,而英语、法语等语言的难点则是词素区分。汉语自动分词是汉语语言处理和理解中的关键技术,也是中文信息处理发展的瓶颈,其困难主要在"词"的概念缺乏清晰的界定、未登录词的识别、歧义切分字段的处理三个方面。

因此,汉语的自动分词算法成为研究者们重点研究的内容,而其中,歧义字段的处理是各种算法研究的重点。至今专家学者们研究出了一系列的自动分词算法,如最大匹配(Maximum Matching,MM)法、基于标记法、约束矩阵法、句模切分法、基于统计语言模型(Statistical Language Models,SLM)的中文自动分词算法、神经网络分词算法、专家系统分词算法、基于词典的中文分词算法等。MM 法是最早出现的自动分词算法,是一种机械分词方法。该算法首先建立词库,将所有可能出现的词都事先存放在词库中,对于给定的待分词汉字串,采用某种策略进行匹配分词。策略有两种:一种是最大匹配法,每次匹配时优先考虑长词;另一种则是最小匹配法,每次匹配时优先考虑短词。在机械分词的基础上,利用各种语言信息(如规则、语法、语义、标点、数字等)进行歧义校正,从而提高其分词的正确性。前面提到的基于标记法、约束矩阵法、句模切分法等就属于机械匹配与切分歧义处理方法相结合的算法。基于 SLM 的中文自动分词方法又称为无词表分词算法。所谓无词表是指分词匹配的词表并不是事先建立的,而是利用机器学习手段从语料库中直接获取分词所需要的某些适用知识作为分词依据的重要补充手段。该算法的核心思想是:词是稳定的汉字组合,上下文中汉字与汉字相邻出现的概率能够较好地反映成词的可信度,因此将相邻共现的汉字组合的频率进行统计并将该统计信息作为分词的依据。神经网络分词算法和专家系统分词算法都属于基于人工智能技术的自动分词方法。该类方法应用人工智能中的神经网络和专家系统来进行中文自动分词。

(3) 句法分析

句法分析是从单词串得到句法结构的过程。为了实现句法分析的功能,必须赋予计算机两项内容。第一项是语法。通常语言学教材中的语法是面向人的,为了让机器分析句子,需要让机器知道这些语法,这种面向机器处理的语法也称为形式语法,它是规定语言中允许出现的结构的形式化说明。其中,很重要的是如何表示形式语法,即形式语法的表示方式。第二项是句法分析算法。在计算机自然语言处理中,更关心的是句法分析器的算法,因为句法分析器比识别器具有更强的能力,能够提供更多的信息。句法分析算法还应包括其中采用的数据结构的构造,在分析之后如何表示句子的句法结构等各个方面。在通常的人类自然语言中,未经分析的句子是线性的符号串表示。

在语法方面,乔姆斯基的形式语法理论是现代计算机科学的基础之一,同时也为语言学的研究打开了一个崭新的局面。乔姆斯基理论的层次体系(Chomsky Hierarchy)指的是乔姆斯基定义的四种形式语法:短语结构语法、上下文有关语法、上下文无关语法、正则语法。四种语法的具体说明如表 6-1 所示。这四种语法所产生的语言依据包含的关系构成了严格的层次体系,可统一定义形式如下:一个四元组 $G=(T, N, S, P)$,其中,T 为终结符集合,N 为非终结符集合,S 为起始符,P 为产生式规则集。

举例 6-4 中,定义了终结符集合 T、非终结符集合 N,这样就可以由起始符 S 根据产生式规则集 P 来进行形式语法分析。

【举例 6-4】

$T=$(the, man, killed, a, deer, likes)

$N=$(S, NP, VP, N, ART, V, Prep, PP)

$S=S$

P:(1) S→NP+VP   (2) NP→N (3) NP→ART+N

(4) VP→V (5) VP→V+NP   (6) ART→the/a

(7) N→man/deer   (8) V→killed/likes

表 6-1 乔姆斯基的四种形式语法

层次	语法	识别自动机	产生式规则形式
0 型	短语结构语法	图灵机	$\alpha \to \beta$
1 型	上下文有关语法	线性有界自动机	$\alpha A \beta \to \alpha \gamma \beta$
2 型	上下文无关语法	下推自动机	$A \to \gamma$
3 型	正则语法	有限状态机	$A \to aB$ $A \to a$

从 0 型语法到 3 型语法是逐层强化的包含关系,如图 6-16 所示。

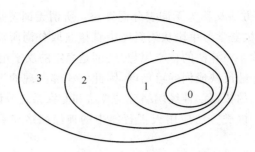

图 6-16 乔姆斯基四种形式语法的关系

除了乔姆斯基的形式语法理论外,句法分析树也是一种常见的形式语法。在对一个句子进行分析的过程中,如果把分析句子各成分间关系的推导过程用树形图表示出来,那么这种图就称为句法分析树。

【举例 6-5】

The man killed a deer.

利用句法分析树分析此句,得到图 6-17 所示的结果。

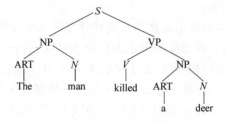

图 6-17 句法分析树

分析过程如下:

$S \to$ NP + VP

　　$\to$ ART + N + VP

　　$\to$ The man + VP

　　$\to$ The man + V + NP

　　$\to$ The man killed + NP

　　$\to$ The man killed + ART + N

　　$\to$ The man killed a deer

转移网络及扩充转移网络也是一种语言自动分析方法,是通过状态及其网络图进行分析的。

语法规律是否已经存在于人类的头脑当中,并且可以通过内省的方式总结出来,目前还有待考证,而能够体现语法规则的语言现象却随处可见。同时,自然语言处理的任务开始从小规模受限语言处理走向大规模真实文本处理。在这种情况下,利用统计的方法,从观察到的句法分析样本出发,对未知的句子进行分析是句法分析研究中的另一类方法。利用统计方法建立语言模型是用概率统计的方法来揭示语言单位内在的统计规律,它不是简单地判断句子是否符合文法,而是估计出句子在语言中出现的可能性。统计句法分析模型的目的是评价若干个可能的句法分析结果,是当前句子的正确语法解释的概率或在这若干个可能的分析结果中直接选一个最可能的结果。

对于一个字符串 S, $S = \omega_1, \omega_2, \cdots, \omega_n$，其中，$\omega_i$ 为词典中的一个词，则句子的概率 $p(s)$ 为 $p(s) = \sum_t p(s,t)$，t 为 s 的句法分析结果。以上是上下文无关语法的统计模型。在此模型下，就可以利用机器学习算法进行句法分析了。

（4）语义分析

语义分析的主要任务是解释自然语言句子各个部分（词、词组及句子）的意义。由于在自然语言句子中存在大量的歧义，同时，同一句子不同的人有不同的理解，所以仅仅靠句法分析是远远不够的，必须借助语义知识。语义分析主要有如下几种方法。

概念从属理论是美国语言学家香克（Schank）在 20 世纪 70 年代初提出的描述句义和语义的方法。他认为，人在理解自然语言时依赖的是潜在的概念表述，而不是具体的词或句子。人们总是用以前遇到的更简单、更基本的事来理解现在所遇到的事情。因此，当计算机理解自然语言时，也要依赖事件的概念表述而不是特定的词或句。概念是指动作或在某一方向上对一物体做些什么，所有概念都可以由少量作用于物体的原语动作来描述，这是概念从属理论的基本思想。原语可以表达大量动词潜在的意义，是描述事件的基础，其他动作都可由这些动作原语组合而成。因此，合适的原语概念表述体系对自然语言理解是必需的，原语的能力越强，理解系统的能力就越强。

语义场理论是德国学者特雷尔最先提出来的研究语言词汇的语义结构。他说："语义场是介于单个词和整体词汇之间的一种活的现实。作为整体的一部分，它们与词一样具有被并入一个更大的系统中去的特征，而又和词汇一样，具有被分成较小单位的特性。"由此可见，语义场具有层次性。根据语义场理论可以对语言词汇进行简单分类。

格语法（Case Grammar）是美国语言学家菲尔默（Fillmore）提出的一种语法分析模式。此语法承认语义在句法中的主导作用。格语法的基本思想是：动词在句中起中心作用，参与动作的个体称为"语义格"，且"格"的数量是有限的。针对每个动词的义项，由可能的"语义格"子集构成格框架，这一子集分为必要的和可选的两个集合。菲尔默提出了六种格："施事"格（Agentive），表示动作的主体；"工具"格（Instrumental），表示事件中使用的力量或工具；"与"格（Dative），表示动作的受益者；"使成"格（Factitive），表示结果；"处所"格（Locative），表示地点；"受事"格（Objective），表示动作的对象。后来又陆续加了"经验者"格（Experiencer）、"来源"格（Source）、"目标"格（Goal）、"时间"格（Time）和"途径"格（Path）。格语法给出了各格成分之间的深层语义，即句子的深层结构。这样，有不同表层形式的、含义相同的句子有同样的格框架。例如，I gave him the book. I gave the book to him. The book was given to him by I. 这三个句子有相同的格框架。格语法适用于汉语的分析。其最大的特点是承认语义在句法中的主导作用，由格语法分析可以得到句子的深层语义结构，给出各成分的语义角色，对于确定正确的句法结构有很大帮助。

语义网络（Semantic Network）由美国心理学家 M. R. Quilian 于 1968 年在研究人类联想记忆时提出。1977 年美国 AI 学者 G. Hendrix 提出了分块语义网络的思想，把语义的逻辑表示与"格语法"结合起来，把复杂问题分解为几个较为简单的子问题，每个子问题用一个语义网络表示，把自然语言理解的研究向前推进了一步。

自然语言理解有很广泛的应用，主要有机器翻译、信息检索、问答系统和文档分类。机器翻译产生于 20 世纪 30 年代初，实现了一种语言到另一种语言的自动翻译，代表系统有 Google。信息系统检索出现于 50 年代，是指将信息按一定的方式组织和存储起来，并根据信息用户的需要找出有关的信息的过程和技术,例如,图书馆中的文献检索就是其最主要的应用。问答系统能够用准确、简洁的自然语言回答用户用自然语言提出的问题,直接用语言进行检索满足人们快速、准确地获取信息的需求。文档分类也叫文本自动分类或信息分类,其目的就是利用计算机系统对大量的文档按照一定的分类标准(如根据主题或内容划分等)实现自动归类。它主要应用于图书管理、情报获取、网络内容监控等。

【举例6-6】 机器翻译(自然语言处理在机器翻译中的应用)

20世纪90年代后期的机器翻译研究较为沉寂,而伴随着新时代而来的是丰富的互联网文本数据,其中包括具有相当规模的平行文本、更充足廉价的计算资源,以及一种基于短语的统计机器翻译新思路。与逐词翻译不同,短语模型的关键在于考虑到词组的翻译通常与逐词翻译的组合不同。例如,日文中的"水色"字面上是"water color"这两个词的序列,但这并不是它正确的意思(也不是指一种绘画),它真正表示的是一种浅天蓝色。谷歌的 Franz Och 在开发谷歌翻译系统中使用了这种基于短语的机器翻译。这项技术在今天可以在许多语言对之间实现自由即时的翻译,但是它依然只能用于确定文本主题的翻译。然而,一些非常有前景的工作正在持续推动机器翻译的发展。很多后续的研究致力于在机器翻译系统中更好地利用自然语言的句子结构(即语法)。同时,研究者们也在努力构建对于语言的更深层次语义表示,从而实现语义层次的机器翻译。

在最新的研究中,基于深度学习的序列建模方法在机器翻译领域取得了惊人成果。深度学习的核心思想是,通过训练一个具有多个表示层次的模型来优化最终目标,如翻译质量,那么这个模型自身可以为手头任务学习有用的中间表示。研究者们在神经网络模型中进行了探索。在神经网络中,信息存储在实值向量中,其中向量之间的映射包含一个由矩阵乘积构成的线性变换,以及一个非线性变换,如 Sigmoid 函数,将矩阵乘积的输出映射至$[-1,1]$区间内。在构建大规模神经网络模型时,往往要使用大量的并行计算资源,如图形处理单元(GPU)。对于机器翻译,目前的研究主要集中于一类特定的、采用"长短时记忆"(Long Short-term Memory,LSTM)运算单元的循环神经网络,LSTM 运算单元能够更好地保存一个句子中从前到后的上下文信息。神经网络的分布式表示往往可以有效地捕获微妙的语义相似性,而且神经机器翻译系统在一些语言对或数据集上已经取得了当前最好的结果。图6-18 所示为一个多层的循环神经机器翻译系统。

该系统在双语平行语料上进行训练,通过学习每个词的向量表示以及内部的参数矩阵来对翻译质量进行优化。训练之后所得到的网络则可用于对新句子的翻译。箭头表示一个运算单元,包括一个矩阵乘法以及一个非线性变换。图中的实数向量看起来维度比较低,而实际上可能是1000维。该循环网络首先将源句子的语义进行编码(左侧,灰色)。它们保存着部分句子的中间状态,每当新的词被读入,它们的信息将被更新(横向箭头)。通过多层的叠加,从而构成一个深度的循环神经网络。深度的增加能够提升该模型的学习、泛化和记忆能力。当到达句子的结尾符<EOS>时,该网络开始顺序产生每一时刻的翻译输出(使用一个多类logistic 回归模型)。在翻译生成阶段,上一时刻生成的翻译词将作为当前时刻的输入。根据已经存储的隐层状态以及此输入,模型将计算得到下一个翻译词。该过程在生成<EOS>符时结束。在机器翻译中,一个尚未取得充分研究的子领域是如何对篇章信息进行更深入的建模,从而对句子序列进行更自然的翻译——尽管相关的研究已经开始出现。机器翻译未必是一个仅由机器来完成的任务。它也可以被当作一种由计算机为人类提供协助的方式。在这类系统中,机器智能的目标是提供人机接口,从而为人类的输入提供有效的建议以及富有成效的反馈,而不是完全替代人工翻译从业者。

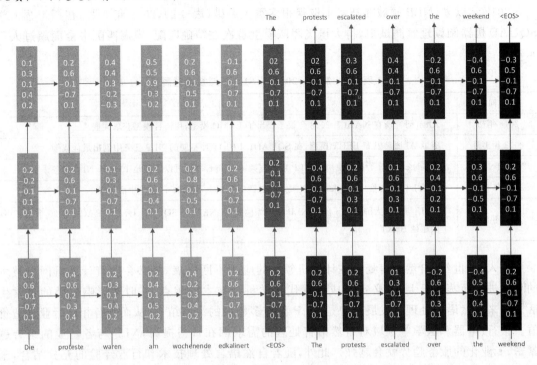

图 6-18 多层的循环神经机器翻译系统

6.3.6 自然语言处理的发展前景

自然语言是人类智慧的独特表现。自然语言处理是计算机科学领域与人工智能领域的一个重要研究方向,旨在研究人机之间用自然语言进行有效通信的理论和方法。根据 Gartner 发布的《2018 世界人工智能产业发展蓝皮书》,到 2021 年,全球自然语言处理市场的价值预计会达到 160 亿美元。华为诺亚方舟实验室语音语义首席科学家刘群指出,随着人类进入智能时代,智能设备和数据量都空前增长,通过语音和语言进行人机交互的需求也在急速增长,语音和自然语言处理领域将涌现更有影响力的前沿研究和技术创新。自然语言处理正处于历史上最好的发展时期,技术在不断进步并与各个行业不断融合。数据显示,2018 年我国自然语言处理技术市场规模达到 20.6 亿元,同比增长 52.6%。未来随着自然语言处理技术的不断进步,将具有大规模的市场需求和可扩展的巨大市场空间。

基于深层神经网络的深度学习方法从根本上改变了自然语言处理技术的面貌,把自然语言处理问题的定义和求解从离散的符号域搬到了连续的数值域,导致整个问题的定义和所使用的数学工具与以前完全不同,极大地促进了自然语言处理研究的发展。在深度学习技术引入自然语言处理之前,自然语言处理所使用的数学工具与语音、图像、视频处理所使用的数学工具截然不同,这些不同模态之间的信息流动存在巨大的壁垒。而深度学习的应用,把自然语言处理和语音、图像、视频处理所使用的数学工具统一起来了,从而打破了这些不同模态信息之间的壁垒,使得多模态信息的处理和融合成为可能。总之,深度学习的应用使得自然语言处理达到了前所未有的水平,也使得自然语言处理应用的范围大大扩展。可以说,自然语言处理的春天已经来临。

2018 年以来,NLP 领域在技术上取得很多重大突破(表 6-2),2019 年 3 月,在斯坦福大学 SQUAD 机器阅读理解测试中,科大讯飞团队模型首次在精确匹配、模糊匹配中全面超过人类水平。

表 6-2　2018—2019 年 NLP 领域技术进展

时间	事件
2018 年初	Allen 研究所在 NAACL 2018 会议上提出了 ELMO 模型,用语言模型获取词嵌入
2018 年 1 月	谷歌 AI 团队发布 BERT 模型,在 SQUAD1.1 的 11 种不同的 NLP 任务中创出最佳成绩
2018 年 12 月	Facebook 开源了自己使用的 NLP 建模框架 PYText,每天可以处理超 10 亿条 NLP 任务
2019 年 5 月	谷歌 I/O 大会推出 Duplex,在模拟人打电话的基础上,增加了订餐等生活场景
2019 年 6 月	CMU 与谷歌大脑提出了新的 NLP 预训练模型 XLNET,在 SQUAD、GLUE、RACE 等 20 个任务中全面超越 BERT

进入 21 世纪,自然语言处理在计算机领域的应用不断拓展,势必会随着计算机网络技术的不断进步而蒸蒸日上,也必定会成为现代化学科与技术的焦点,并时刻影响人类的日常生活。未来自然语言处理的发展趋势是 NLP 与许多领域的深度结合,从而为各相关行业创造价值。银行、电器和医学等领域对自然语言处理的需求都在日益提高,NLP 与各行业的结合越紧密,专业化的服务趋势就会越强。此外,随着自然语言处理技术和行业经验的充分结合,未来会有越来越多的办公场景被计算机代替。现在自然语言理解的应用比例不到 1%,十年之后能到 50%,甚至更多。未来大型企业、政府机构等都会装备相应的智能 RPA 系统代替人工作。

6.4　视觉信息的认知计算

视觉是人类与外部世界的一种交互方式,人类所获取的信息有 80% 以上是通过视觉接收得到的,利用视觉系统人类能够从客观世界的杂乱场景中抽取像素及空间信息,分析感兴趣的目标或区域,形成对场景内容的理解和认识,因而视觉在人类所有知觉方式(包括视觉、听觉、嗅觉、味觉和触觉等)中以其信息量大、利用率高占据主导地位。

近些年来,关于视觉认知计算的研究蓬勃发展,各国科学家从解剖学、计算神经科学、认知心理学等多方面对视觉系统展开了深入的探讨,无论是在低层视觉表达方面还是在高层视觉认知方面,都大大增进了对视觉感知系统的结构和功能之间关系的理解,为视觉计算模型的建立奠定了坚实的基础。2008 年,国家自然科学基金委员会启动"视听觉信息的认知计算"重大研究计划。

在 2015 年"视听觉信息的认知计算"重大研究计划项目指南中指出,"视听觉信息的认知计算"重大研究计划以社会、经济和国家安全等领域中与人类视听觉信息相关的图像、语音和文本(语言)的认知机制和计算模型为研究对象,以提高计算机对复杂感知信息的理解能力和对海量异构信息的处理效率为主要目标,实现相关技术的突破和信息处理方式的改变,同时围绕国家重大需求,充分发挥信息科学、生命科学和数理科学的交叉优势,从人的视听觉认知机理出发,研究和构建新的计算模型与计算方法,提高计算机对视听觉感知信息的理解能力和非结构化海量信息的处理效率,为推动社会经济发展和增强国家安全做出贡献。

6.4.1 视觉的生理机制

神经生理学提供了视觉神经系统的解剖学构造(如图 6-19 所示),说明了视觉信号由视网膜到脑皮层的生物组织结构、它们在视觉过程中所起到的作用以及各种神经细胞的活动规律等。这种视觉组织结构是由光电信号到主观意识的复杂信息处理过程的生理学和心理学基础,组成了视觉信息处理的硬件载体。而视觉皮层则是一个由大量简单神经元高度耦合的巨型非线性动力学系统,不同部位的神经元形态不同,响应特性迥异,但所有的视神经活动都遵循一定的共性规律,并具有相同的基本处理过程。以下将简要介绍生物视觉感知系统中视网膜、初级视皮层、纹外皮层和高级视皮层的生理结构。

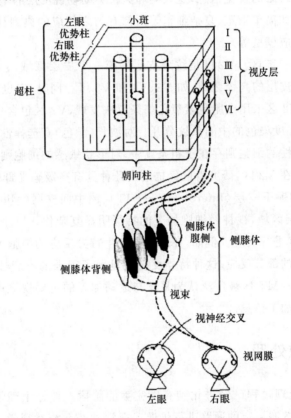

图 6-19　视觉神经系统的主要结构

① 视网膜,也称为外周脑,分为三层。最内层的光感受器细胞接收光信号;最外层的神经节细胞,通过视神经,将信息传递到大脑。不同节细胞的感受野不一样,有的对深度敏感,有的对形状敏感,有的对颜色敏感,从而形成了各种并行的滤波器,对输入的信息进行层次化的特征提取(如图 6-20 所示)。其中,感受野(Receptive Field)是指生物神经元在受到刺激时产生的神经冲动所能达到的范围。视觉系统在处理图像信息时采用的基本方式之一是通过不同形式的感受野逐级进行抽取,也就是说,在每一水平上抛弃某些不太重要的信息,抽取更有用的信息。

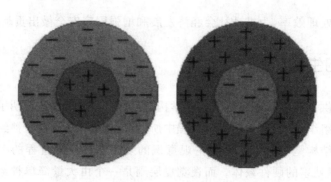

图 6-20 神经节细胞的感受野示意图

② 初级视皮层(V1 区),是被科学家研究得最为深入和详尽的功能区域。它通过外侧膝状体核的中继,接收来自眼的视觉信息,是人类和灵长类动物视皮层的主要入口。初级视皮层中的典型视神经细胞(如简单细胞、复杂细胞等),都有与之相应的典型计算模型(如简单细胞响应模型、复杂细胞响应模型等)。

③ 纹外皮层(V2~V5 区),V2 区是纹外皮层的第一个皮层区域,它主要接收 V1 区的传入,它的输出传入纹外皮层的高级区域,如 V3、V4 和 V5 区。同时,它也有少数的反馈连接指向 V1 区。科学家对 V2 区采用细胞色素氧化酶染色法发现,V2 区包含一些粗细条纹,同时粗细条纹彼此间被一些轻度染色的中间条纹分开。对波长(颜色)有选择性的细胞集中在细条纹中,对运动方向有选择性的细胞则存在于粗条纹中,对形状敏感的细胞则在粗条纹和中间条纹中都有所分布。另外,在 V2 区,研究者已经描绘出几种具有高级感受野的 V2 细胞。

④ 高级视皮层,如颞下皮层(Inferotemporal,IT)、颞中回皮层(Middle Temporal,MT),直至更高的一些视皮层区域,视神经细胞加工的特征明显复杂化。IT 区的单细胞记录发现,某些细胞能对复杂形状进行反应。例如,在对面孔产生特异反应的细胞中,一些是对整个面孔反应,而一些是对面孔的部分反应,这种特异反应也显示了很强的不变性,如不受尺寸、位置、方位、颜色变化的影响。MT 区被广泛认为是参与运动加工的主要视觉皮层,它接收 V1 区的投射,形成精细的运动加工信息。

6.4.2 视觉信息处理

人类的视觉信息处理过程已经进化到高度完美的阶段。神经生理学和解剖学的研究表明,视觉信息在大脑中按照一定的通路进行传递。视觉神经系统对视觉信息的处理存在着串行和并行两种方式。就串行处理方式而言,视觉通道中不同层次的神经细胞其感受野范围从低到高逐渐增大,编码特征复杂度增加。就并行处理方式而言,视觉通路的各个层次上存在着基本相互独立的并行通道,视皮层对物体的形状、颜色、运动、深度等信息进行并行处理。

视觉信息处理过程如图 6-21 所示。

首先,视网膜细胞接收外界信息的信号。其中,柱状细胞主要感应光照条件的变化,锥状细胞则主要感应信号的颜色变化。然后,视网膜上的神经节细胞将接收到的信号通过视神经交叉和视束传到中枢的侧膝体。最后,信息到达大脑的皮层细胞。在大脑主皮层内,视觉信息是按照视皮层简单细胞、复杂细胞、超复杂细胞、更高级的超复杂细胞这样一个序列,由简单到复杂、由低级到高级分级进行处理的。

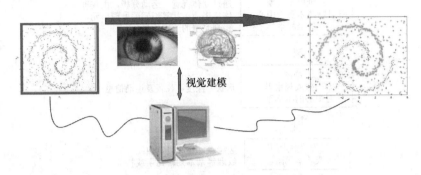

图 6-21 视觉信息处理示意图

从神经处理信息的过程可以看到,视觉信息处理过程是一个既有信息的横向流动,又有信息的纵向流动的极为复杂的动力学过程。视觉系统具有非常复杂的层次结构,主要体现在处理视觉信息的两条通路——what 通路和 where 通路上,如图 6-22 所示。其中,what 通路从视网膜开始,沿腹部经过侧膝体(LGN)、初级视皮层区域(V1,V2,V4)、下颞叶皮层(IT),最终到达腹外侧额叶前部皮层(VLPFC)。where 通路从视网膜开始,沿背部流经侧膝体(LGN)、初级视皮层区域(V1,V2)、中颞叶区(MT)、后顶叶皮层(PPC),最后到达背外侧额叶前部皮层(DLPFC)。

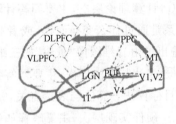

图 6-22 视觉系统中的 what 通路和 where 通路

视觉通路上各层次神经细胞由简单到复杂,所处理的信息分别对应于视网膜上的一个局部区域,层次越深,该区域就越大。而在各层次内部,信息则是并行处理的,在同一个层次内的神经元往往具有相似的感受野形状和反应特性,并完成相似的功能。然而,大脑对外界信息并不一视同仁,而是表现出特异性。这是由于大脑所能存储信息的容量远低于感受系统提供的信息总量,特别是在视觉系统中尤为突出(据估计,人的视网膜提供的信息量是 108～109 bit/s,而大脑皮层细胞的总数仅为 108～109 个),这就是通常所说的信息处理中的瓶颈效应。在此情况下,要实时地处理全部信息是不可能的,为此视觉系统只是有所选择地对一部分信息进行处理。另外,对于观察者来说,并不是全部的外界环境信息都是重要的,所以大脑只需要对部分重要的信息做出响应,并进行控制。这种特异性称为神经系统的注意机制。

6.4.3 Marr 视觉计算理论

在认知科学领域,"视知觉从哪里开始"是本源性问题。目前,国际上在视知觉研究领域中占主导地位的理论是以 Marr 为代表的视觉计算理论。20 世纪 80 年代初,Marr 首次从信息处理的角度综合了图像处理、心理物理学、神经生理学等学科的研究成果,提出了第一个较为完善的视觉系统框架,如图 6-23 所示。虽然它在细节甚至主导思想方面尚存在大量不完备的地方,甚至有许多争议,但至今仍是为广大计算机视觉工作者接受的基本框架。

下面主要从两个方面描述这个理论框架。

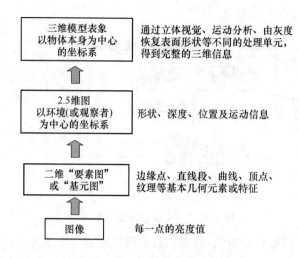

图 6-23　Marr 的视觉计算理论框架

从信息处理系统的角度出发,Marr 认为对视觉系统的研究应分为三个层次,即计算理论层次、表达与算法层次和硬件实现层次。

① 计算理论层次,主要回答计算的目的和计算的策略,即说明输入输出是什么,它们之间的关系是通过什么变换而得,或者是具有什么约束条件;它的总的目标即实现输入是二维图像,输出是由二维图像"重建"的三维物体。

② 表达与算法层次,主要回答各个模块的输入和输出、内部的信息表达,以及实现计算理论的目标算法。算法与表达有关,完成同一计算,不同的表达方式会有不同的算法。

③ 硬件实现层次,主要解释如何用硬件来实现以上的算法。

从视觉计算理论出发,Marr 将视觉系统分为自下而上的三个阶段,即二维"要素图"、2.5维描述和三维模型表象。

① "要素图"(Primary Sketch),也称"基元图",是基于对图像的描述,主要是二维视觉信息,由二维图像中的边缘点、直线段、曲线、顶点、纹理等基本几何元素或特征组成。

② 2.5维图,是基于对环境的描述,这一阶段主要重建三维物体在以观察者为中心的坐标系下的三维形状与位置,称为部分的、不完整的三维信息。这是因为,观察者可能只观察到物体的一部分,另一部分有可能是物体的背面或被其他物体遮挡,所以是部分的、不完整的三维信息。这一阶段中存在许多并行的相对独立的模块,如立体视觉、运动分析、由灰度恢复表面形状等不同处理单元。只有通过不同的角度去观察物体,进一步处理才能得到以物体本身为中心的坐标系下完整的三维描述。

③ 三维模型表象,是以物体本身为中心,这一阶段主要通过立体视觉、运动分析、由灰度恢复表面形状等不同的处理单元,得到完整的三维信息。其中,"表象"是指外部客观事物在神经系统内部建立的一种信息上的对应关系。

以 Marr 的思想为指导,20 世纪 80 年代人们对这些特征提取的计算理论和实现算法进行了大量研究,如各种边缘检测理论、图像分割、基于概率统计的特征提取、基于信息熵的特征提取等。但是,这些算法大都存在稳健性不够好的问题,往往只适用于某一类特定的条件,对于一般的、变化多样的条件只表现出有限的能力,而且对噪声和离散化引起的误差极其敏感。对于这些问题,许多专家提出了不同的意见。例如,特征提取不应只限于空间域,应充分考虑时域和频域特性;发展主动视觉,利用知识自上而下地指导初级信息处理的特征提取等。

6.4.4 计算机视觉

计算机视觉(Computer Vision)是研究用计算机来模拟人类视觉或灵长类动物视觉的一门科学,由图像数据来产生视野环境内有用符号描述的过程,主要研究内容包括图像获取、图像处理、图像分析、图像识别。图像包括静态图像和动态图像(视频),也包括二维图像和立体图像。计算机视觉的输入是数据,输出也是数据,是结构化或半结构化的数据和符号。识别是传统计算机视觉的目的,即要得到图像中有什么这一结论。

图像理解和计算机视觉的模型依赖于实际应用背景,而采用的算法应该不同程度地接近视神经信息处理的基本原理。因此,生物视觉的神经机制及其感知机理应成为视觉信息处理的软件载体。将视觉认知与图像理解相结合,从生理学和神经科学的角度,为计算机视觉提供基础。

整个人类视觉认知过程包含三层结构:感知过程、思维过程和认知过程,如图 6-24 所示。在人类视觉中,感知过程是信息获取阶段,完成将视觉转换为图像的任务,属于计算机视觉中对应的图像处理过程;思维过程是信息处理阶段,完成将图像转换为符号(数据)的任务,属于计算机视觉中对应的图像分析过程;认知过程是信息再生和存储阶段,完成将符号转换为知识的任务,属于计算机视觉中对应的图像理解过程。

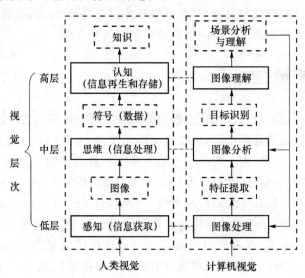

图 6-24 计算机视觉与人类视觉认知过程

计算机视觉模拟人类视觉认知过程,也具有层次结构特点,按照低层的图像处理、中层的图像分析以及高层的图像理解三部分进行划分,层次间形成了自下而上的数据驱动和自上而下的知识(模型)驱动,其目的是识别图像中的目标,标记目标间的关系,最终解释图像场景。因此,视觉信息的表示、目标识别和场景分析就成为主要的研究内容。

低层的数据特征获取,一方面可以采用不同的边缘检测算子得到线的起始位置、长度以及曲率等特征;另一方面可以通过图像分割方法将场景分成若干统一的区域,计算区域的颜色、方差、区域大小以及各种矩形形状特征实现区域的特征向量描述;或是通过视觉选择性注意机制提取场景中显著性区域作为特征向量。目前存在的主要方法有曲线片段方法、高斯差分方法、多尺度 Harris 方法、边缘检测方法和 SIFT 描述方法。低层的信息和特征是最基本的处理和分析对象，信息表示和特征提取是完成上层图像理解中广义目标识别、场景分类以及分析推理的先决条件。

目标识别主要解决场景中"目标"或"物体"的判断、定位以及分类问题，即"what-where"问题，它是对场景中目标进行特征分析和概念理解的过程。其中，对目标识别的研究涉及多方位的目标变化、多视角的目标变化、光照变化、背景干扰、目标遮挡、类内的个体变化等问题。目前目标识别已由手写字符、人脸等几类有限目标识别扩展到了复杂场景下的多类目标识别。现实世界中，目标的出现都不是相互孤立的，与其周围环境、场景有着密切的关系。近年来，场景中的目标识别成为研究的热点，尤其是复杂场景中目标所表现的各种变化形式更是为目标识别提出了新的挑战。

场景分析与理解属于计算机视觉中图像理解的高层任务，其主要目标是通过一组语义类别自动地对图像场景进行标记，实现场景分类并为目标识别等其他过程提供上下文信息。场景分类的实现取决于场景建模过程，目前对场景建模的研究主要集中在两方面：①从图像中直接提取颜色、纹理和形状特征，结合有监督的学习方法将图像分成若干语义类别（如室内、室外、城市、风景等），形成低层场景建模方法；②通过语义中层描述对场景进行建模，从而减小低层特征与高层语义表达之间的"语义鸿沟"，建立与人类场景感知过程相一致的模型。对场景描述与理解的研究是近两年来的研究热点。2006 年，在 MIT 首次召开了场景理解研讨会，会上明确了场景描述与理解以及与目标识别、低层视觉信息表示之间的紧密关系，特别指出场景分类将会是计算机图像理解的一个新的有前途的基础研究方向。

6.4.5　计算机视觉的应用

随着信息技术的高速发展，人类正走向万物互联的时代，计算机的应用渗透到社会中的各个领域。随着计算机功能的逐渐增强，操作难度随之增高，专业化程度也随之提高，这就给人类与计算机之间的交互方式增加了难度。人类本身与外界自然的交互方式是通过视觉、语言和听觉，通过感官获取外界信息，并经过大脑进行深层次的理解和分析。而计算机本身只能通过复杂的编码和严格的逻辑程序来运行相对应的功能，为了让更多非专业的人应用计算机本身具备的这些复杂的功能，必须对计算机的执行方式进行改变，让其变得更加智能，通过让计算机来适应人的习惯和要求，以人所习惯的方式与人进行信息交换，也就是让计算机具有视觉、听觉和说话等能力。这时计算机必须具有逻辑推理和决策的能力。具有上述能力的计算机就是智能计算机。这种智能计算机应用领域十分广泛，在工业领域上可以通过智能机器人来操作和控制各种自动化的装置和设备，同时给这些机器人赋予环境适应和自主分析的能力，可以很大程度上代替人类的工作。

（1）工业机器视觉系统

工业机器视觉的应用属于计算机视觉的一个应用范围，其中有很多相互重叠的内容，计算机视觉在工业上的应用主要涉及自动化图像分析技术。机器视觉通常指的是结合自动图像分析与其他方法和技术，以提供自动检测和机器人指导在工业应用中的一个过程。在大多数的计算机视觉应用中，通过对计算机的预编程，解决不同场景下的特殊任务，但是随着机器学习的方法正变得越来越普遍，计算机视觉的实现变得更加多样。

就目前而言,计算机视觉应用已经有很多的实例和相关系统的应用。

① 控制系统,例如,一个工业机器人通过计算机视觉检测物体是否存在而控制机器设备做出正确操作。

② 无人驾驶汽车系统,通过计算机视觉技术采集路面的场景信息,对路上的行人和障碍物等一些特殊场景进行分割和检测,结合其他传感信息对信息进行处理,从而完成汽车的自动驾驶。

③ 视频检测系统,例如,对路面行人进行检测以及计数,或者对跌倒行为的检测和预警。

④ 造型对象或环境,如医学图像分析系统或地形模型。

⑤ 人机交互,例如,采集人体的动作图像信息,通过检测系统预测行为类型,从而控制计算机进行人的交互。

⑥ 自动检测,如制造业的应用程序。

(2) 医学图像处理

计算机视觉在医学图像处理中的应用具有非常大的前景。其主要通过计算机视觉技术对医学图像的相关数据进行特征提取,从图像数据中检测到的区域特征信息作为患者的病情判断依据,从而达到医学诊断的目的。通常这些医疗图像数据都是显微镜图像、X 射线图像、血管造影图像、超声图像和断层图像的信息。通过对这种类型的图像数据进行特征提取,可以检测和诊断患者是否患有肿瘤,以及肿瘤的状态,如动脉粥样硬化或其他恶性变化。图像数据类型也可以是器官的尺寸、血流量等。在这种计算机视觉的应用领域内还可以通过提供新的信息来提高医学治疗的质量,如医学研究数据测量以及脑的结构信息等。计算机视觉在医疗领域的应用还包括超声图像或 X 射线图像,以降低噪声的影响。

(3) 军事应用

军事上的应用很可能是计算机视觉最广泛的应用领域之一。最突出的应用是利用计算机视觉技术探测敌方士兵或车辆和导弹制导。在此基础上,结合更先进的系统为导弹制导发送导弹的目标,而不是一个特定的目标,并且当导弹到达基于本地获取的图像数据的区域时对目标做出选择。现代军事概念的发展,如"战场感知",意味着各种传感器,包括图像传感器,为作战的场景提供更加丰富的信息,对于重大的战略决策指导具有重要意义。在这种情况下,对获取到的战场数据信息进行自动处理,减少多个传感器融合的信息复杂性,最终可达到提高可靠性的目的。

6.4.6　计算机视觉的发展趋势

1. 基础研究方向

结合计算机视觉、机器人领域 5 大顶会(CVPR/ICCV/IROS/ICRA/ECCV),以及产业界的需求,可以预测当下计算机视觉研究领域的主要方向,分别是三维视觉、视频理解、多模态融合和场景分类。

(1) 三维视觉

三维视觉是传统的研究领域,最近 5 年内得到快速发展。三维视觉的主要研究内容有三维感知(点云获取及处理)、位姿估计(视觉 SLAM)、三维重建(大规模场景的三维重建、动态三维重建)、三维理解(三维物体的识别、检测及分割等)。

（2）视频理解

随着新型网络媒体的出现,以及 5G 时代的到来,视频呈现爆炸式增长,已成为移动互联网最主要的内容形式。对于海量的视频信息,仅靠人工处理是无法完成的,因此实现视频的智能化理解就成为亟待解决的问题。2012 年,深度学习在图像理解的问题上取得了较大的突破,但视觉理解比图像的目标检测识别要复杂得多。这是因为视频常有许多动作,动作往往是一个复杂概念的集合,可以是简单的行为,但也可能带有复杂的情绪、意图。举个简单的例子,对一段视频分类与对一幅图像分类,哪个更容易一些? 从最近几年知名的计算机视觉竞赛也可以看出,图像层面的竞赛在减少,视频层面的竞赛在增加。

（3）多模态融合

多模态融合的知识获取是指从文本、图片、视频、音频等不同模态数据中交叉融合获取知识的过程。随着计算机视觉越来越成熟,一些计算机视觉解决不了的问题慢慢就会更多地依赖于多个传感器之间的相互保护和融合。

（4）场景分类

① 基于对象的场景分类

这种分类方法以对象为识别单位,根据场景中出现的特定对象来区分不同的场景;基于视觉的场景分类方法大部分都是以对象为单位的,也就是说,通过识别一些有代表性的对象来确定自然界的位置。典型的基于对象的场景分类方法有以下的中间步骤:特征提取、重组和对象识别。缺点是,底层的错误会随着处理的深入而被放大。例如,上位层中小对象的识别往往会受到下属层相机传感器的原始噪声或者光照变化条件的影响。尤其是在宽敞的环境下,目标往往会非常分散,这种方法的应用也受到了限制。需要指出的是,该方法需要选择特定环境中的一些固定对象,一般使用深度网络提取对象特征,并进行分类。除了传统的卷积层、pooling 层、全连接层,AlexNet 算法加入了非线性激活函数 ReLU,运用防止过拟合的方法 Dropout Data augmentation,同时使用多个 GPU、LRN 归一化层。算法 VGG-Net 不同于 AlexNet 的地方在于 VGG-Net 使用更多的层,通常有 16～19 层,而 AlexNet 只有 8 层。同时,VGG-Net 的所有卷积层使用同样大小的卷积核,大小为 3×3。算法 GoogleNet 提出的 Inception 结构是主要的创新点,这是 Network In Network 的结构,即原来的节点也是一个网络。在单层卷积层上使用不同尺度的卷积核就可以提取不同尺寸的特征,单层的特征提取能力增强了。其使用之后整个网络结构的宽度和深度都可扩大,能够带来 2～3 倍的性能提升。

② 基于区域的场景分类

首先通过目标候选区域选择算法,生成一系列候选目标区域,然后通过深度神经网络提取候选目标区域特征,并用这些特征进行分类。算法 Fast-R-CNN 通过输入一幅图像和选择搜索的方法生成一系列目标,通过一系列卷积层和 Pooling 层生成特征图,然后用兴趣区域（Region of Interest）层处理最后一个卷积层得到的特征图为每一个目标生成一个定长的特征向量 roi_pool5。兴趣区域层的输出输入全连接层,产生最终用于多任务学习的特征并用于计算多任务损失值。全连接输出包括两个分支:

- SoftMax 计算 $K+1$ 类的分类 Loss 函数,其中 K 表示 K 个目标类别;
- RegressionLoss 即 $K+1$ 的分类结果相应的 Proposal 的 Bounding Box 四个角点坐标值。

最终将所有结果通过非极大抑制处理产生最终的目标检测和识别结果。

③基于上下文的场景分类

这类方法不同于前面的两种算法,而将场景图像看作全局对象而非图像中的某一对象或细节,这样可以降低局部噪声对场景分类的影响将输入图片作为一个特征,并提取可以概括图像统计或语义的低维特征。该类方法的目的是提高场景分类的稳健性。因为自然图片中很容易掺杂一些随机噪声,这类噪声会对局部处理造成灾难性的影响,而对于全局图像却可以通过平均数来降低这种影响。基于上下文的方法,通过识别全局对象,而非场景中的小对象集合或者准确的区域边界,因此不需要处理小的孤立区域的噪声和低级图片的变化,其解决了分割和目标识别分类方法遇到的问题。基于 Gist 的场景分类通过 Gist 特征提取场景图像的全局特征。Gist 特征是一种生物启发式特征,该特征模拟人的视觉,形成对外部世界的一种空间表示,捕获图像中的上下文信息。Gist 特征通过多尺度多方向 Gabor 滤波器组对场景图像进行滤波,将滤波后的图像划分为 4 × 4 的网格,然后各个网格采用离散傅里叶变换和窗口傅里叶变换提取图像的全局特征信息。

2. 应用发展趋势

计算机视觉技术除了在安防领域有着较多的应用外,还在医疗、各个场景的身份认证、购物、娱乐等领域提供了关键性技术解决方案。未来 5G 的到来带来的低延迟、超高速、超大带宽将会推动医疗、自动驾驶的发展,同时会加大推动计算机视觉在这些行业中的应用,如医疗影像识别、自动驾驶中的影像识别等。

除此之外,还可以推动数据监管和隐私保护,由于计算机视觉技术会用到大量的影像数据,包括静态及动态视频等,目前国内对于这些影像数据的监管和隐私保护还是空缺的。随着计算机视觉技术的不断推动,影像的数据保护也将成为大家所关注的问题,在技术快速发展的同时如何对这些数据进行更好的保护以及影像的版权问题等未来都将会一一解决。

计算机视觉技术将更加亲近消费者。未来,计算机视觉技术将会越来越多地以各种形式进入人们的日常生活中。除了苹果以外,各大手机厂商也都开始运用人脸识别技术,如今支付宝的"刷脸"支付、购物中的图片识别、视频中的物品识别等已进入普通消费者的生活中,未来普通消费者的家庭中将会用到更多的计算机视觉技术,如同语音识别在智能家居中的应用一样。例如,目前亚马逊的 Echo Look 可以利用它的面部识别技术进行家庭的安防保护,用来区分接近你家的熟人和陌生人。

作为人工智能细分领域中发展最快、应用最为广泛的技术之一,计算机视觉如同人工智能的"眼睛",为各行各业捕捉和分析更多信息。随着算法的更迭、硬件算力的升级、数据的大爆发,以及 5G 带来的高速网络,计算机视觉的应用将会有更大的想象空间。

本 章 小 结

本章学习了常见的认知模型,如 ACT 模型、SOAR 模型等,还学习了机器学习的实现方法,重点学习了视听觉认知计算的理论与方法,介绍了语言编码、语音识别、语音合成、自然语言理解、计算机视觉等技术。

习题与思考

1. 一个完整的语音识别系统可大致分为哪几部分？各部分的功能是什么？
2. 请画出完整的语音转换系统框图。
3. 模型的建立需要遵循哪些步骤？怎样判断一个模型是否成功？
4. 机器学习的发展经历了哪四个阶段？
5. 机器学习的算法分为哪几种？分别是什么？
6. 语音压缩编码技术主要分为哪几种？各自的特点是什么？
7. 什么是自然语言处理？主要有哪几个层次？
8. 自然语言理解主要有哪些应用？
9. 简述自然语言处理在机器翻译中的主要处理过程。
10. 简述视觉信息处理的两条通路。
11. 计算机视觉的场景分类有哪几种方法？分别是什么？
12. 对比计算机视觉与人类视觉的认知过程。

参 考 文 献

[1] 何强,何英.MATLAB 扩展编程[M].北京:清华大学出版社,2002.
[2] Ryszard S. Michalski, Ivan Bratko. 机器学习与数据挖掘方法和应用[M].朱明,等,译.北京:电子工业出版社,2004.
[3] 周昕,王小玉.机器学习在数据挖掘中的作用[J].电脑学习,2010(3):93-94.
[4] 王文.浅析机器学习的研究与应用[J].计算机与信息技术,2010(Z2):7-9.
[5] 刘益,唐远翔.机器学习的知识结构[J].福建电脑,2010(3):73-76.
[6] 王少勇,王秉钧.语音编码技术的现状与发展[J].天津通信技术,2000(2):1-4.
[7] 崔玉美,王达,阎瑞华.语音编码技术及其应用[J].佳木斯大学学报,2003,21(2):212-215.
[8] 张娟,董砚秋,韩浩.语音识别系统的简述[J].科技资讯,2006(33):38.
[9] Nuance Company. Nuance System White Page[Z]. (Ver. 7. 0. 4), 2000.
[10] 谭保华.基于 CTI 技术的语音控制逻辑研究[M].武汉:湖北工业大学出版社,2004.
[11] 周开来.基于语音数据库的文语转换系统过程分析[J].计算机时代,2010(7):7-9.
[12] 吴义坚.基于隐马尔可夫模型的语音合成技术研究[D].合肥:中国科学技术大学,2006.
[13] 靳莹,杨润泽.声测定位技术的现状研究[J].电声技术,2007(2):4-8.
[14] 李洙梁.多声源定位关键技术的研究[D].天津:河北工业大学,2008.
[15] 黄希庭.心理学导论[M].北京:人民教育出版社,2007.
[16] Steele R. Mobile Radio Communications[M]. IEEE Press, 1994.
[17] Coleman A, et al. Proceedings of Global Telecommunications Conference & Exhibition

Communications Technology for the S & Beyond，August 6，2002[C].

[18] 史忠植，余志华.认知科学和计算机[M].北京:科学普及出版社,1990.

[19] Kuperberg G R. Neural mechanisms of language comprehension：challenges to syntax [J]. Brain Research，2007，11(46)：23-49.

[20] Boutla M，Supalla T，Newport E L，et al. Short-term memory span：insights from sign language [J]. Nature Neuroscience，2004,7(9)：997-1002.

[21] Caplan D，Vijayan S，Kuperberg G，et al. Vascular responses to syntactic processing：event-related fMRI study of relative clauses[J]. Human Brain Mapping，2001(15)：26-38.

[22] 刘迁,贾惠波.中文信息处理中自动分词技术的研究与展望[J].计算机工程与应用, 2006(03):175-177.

[23] 亢临生,张永奎.基于标记的分词算法[J].山西大学学报(自然科学版),1994(3): 283-286.

[24] 雷西川,余靖维,卢晓铃.基于相邻知识的汉语自动分词系统研究[J].情报科学,1994, 15(1):26-28.

[25] 张滨,晏蒲柳,李文翔,等.基于汉语句模的中文分词算法[J].计算机工程,2004,30(1): 134-135.

[26] 刘挺,吴岩,王开铸.串频统计和词形匹配相结合的汉语自动分词系统[J].中文信息学报,1998,12(1):17-25.

[27] 徐峰,冷伏海.认知计算及其对情报科学的影响[J].情报杂志,2009,28(6):20-23.

[28] 国家自然科学基金委员会.重大研究计划"视听觉信息的认知计算"2009 年度项目指南 [EB/OL]. [2009-01-21]. http://www. nsfc. gov. cn/nsfc/cen/yjjhnew/2009/ 20090121_04. htm.

[29] 罗四维.视觉感知系统信息处理理论[M].北京:电子工业出版社,2006.

[30] 罗四维.视觉信息认知计算理论[M].北京:科学出版社,2010.

[31] 王志良,郑思仪,王先梅,等.心理认知计算的研究现状及发展趋势[J].模式识别与人工智能,2011,24(2):215-225.

[32] UC Berkeley. Cognitive computing 2007[EB/OL]. [2010-05-25]. http://www-bisc. eecs. berkeley. edu/CognitiveComputing07/cognitivecomputing07. pdf.

[33] Valiant L. Proceedings of the 36th Annual Symposium on Foundations of Computer Science，Milwaukee，USA，1995[C].

[34] Gazzaniga M. The cognitive neurosciences[M]. Cambridge，MA：MIT Press，2004.

[35] Hussain A. Cognitive computation：an introduction[J]. Cognitive Computation，2009，1 (1)：1-3.

[36] Bishop J. A cognitive computation fallacy? cognition，computations and panpsychism[J]. Cognitive Computation，2009,1(3)：221-233.

[37] Vernon D. Image and vision computing special issue on cognitive vision[J]. Image and Vision Computing Cognitive Vision-Special Issue，2008，26(1)：1-4.

[38] 钱乐乐.基于视觉层次感知机制的图像理解方法研究[D].合肥:合肥工业大学,2009.

[39] Berger A L，Brown P F，Pietra S D，et al. Language translation apparatus and method using context-based translation models：US，US5510981 A[P]. 1996.

[40]　Koehn P, Och F J, Marcu D. Proceedings of the Human Language Technology Conference of the North American Chapter of the Association for Computational Linguistics, Stroudsburg, PA, 2003[C].

[41]　Chiang D. Proceedings of the 43rd Annual Meeting on Association for Computational Linguistics, Stroudsburg, PA, 2005[C].

[42]　Galley M, Hopkins M, Knight K, et al. Proceedings of the Human Language Technology Conference of the North American Chapter of the Association for Computational Linguistics (HLT/NAACL 2004), Stroudsburg, PA, 2004[C].

[43]　Jones, Andreas J, Bauer D, et al. Proceedings of COLING, 2012[C].

[44]　Sutskever I, Vinyals O, Le Q V. Sequence to sequence learning with neural networks [J]. Advances in Neural Information Processing Systems, 2014, 27: 3104-3112.

[45]　Neural machine translation by jointly learning to align and translate: version5[EB/OL]. [2015-03-22]. http://arxiv.org/abs/1409.0473.

[46]　Addressing the rare word problem in neural machine translation: version4[EB/OL]. [2015-05-30]. http://arxiv.org/abs/1410.8206.

[47]　On using very large target vocabulary for neural machine translation: version2[EB/OL]. [2015-03-18]. http://arxiv.org/abs/1412.2007.

[48]　Stymne S, Hardmeier C, Tiedemann J, et al. Proceedings of the Workshop on Discourse in Machine Translation (DiscoMT), 2013[C].

[48]　Green S, Chuang J, Heer J, et al. Proceedings of the 27th Annual ACM Symposium on User Interface Software and Technology, October 5-8, 2014[C].

[50]　Naeini E Z, Prindle K, 汪忠德. 机器学习和向机器学习[J]. 世界地震译丛, 2019, 50 (05):442-452.

[51]　姜娜, 顾庆传, 杨海燕, 等. 大数据下的机器学习算法[J]. 电脑与信息技术, 2019, 27 (03):30-33.

[52]　李昊朋. 基于机器学习方法的智能机器人探究[J]. 通讯世界, 2019, 26(04):241-242.

[53]　周昀锴. 机器学习及其相关算法简介[J]. 科技传播, 2019, 11(06):153-154＋16.

第7章

智能认知系统实例

随着现代科学技术的飞速发展,数字化、网络化和信息化正日益融入人们的生活之中。人们在生活水平得到不断提升与改善的基础上,对生活质量提出了更高的要求,智能认知系统就是在这一背景下产生的,而且其需求日益增长,智能化的内容也不断有新的概念融入。智能认知系统是由现代通信与信息技术、计算机网络技术、行业技术、智能控制技术汇集而成的针对某一个方面的应用的智能集合。随着信息技术的不断发展,其技术含量及复杂程度也越来越高,智能化的概念逐渐渗透到各行各业以及生活中的方方面面,相继出现了人形机器人、无人驾驶车、认知计算机等智能系统的实际应用。

7.1 仿人机器人

7.1.1 仿人机器人概述

在我们生活的客观世界里存在着两类"人",一类是经过数万年进化的生物人,另一类是现代科学技术发展的产物——机器人。

仿人机器人是具备人类的外形特征和行动能力的智能机器人,可以采用双腿行走方式,通过手臂和身体的协调完成一些简单的功能,以及通过简单的语言和人类交流。仿人机器人可以帮助人类完成很多人类无法完成或实现的行为。仿人机器人的出现是控制科学、传感器技术、人工智能、材料科学等学科的技术进步,以及机器人使用范围的扩大和人类日常生活需要的产物。仿人机器人以与人近似的形态出现,对人类来说就不会感到特别的陌生,也不会产生排斥心理,更容易接受,所以仿人机器人将是未来日常应用中最重要的智能机器人。

大多数的机器人并不像人,有的甚至没有一点人的模样,这一点使很多机器人爱好者大失所望,很多人问为什么科学家不研制像人一样的机器人呢?其实,科学家和爱好者的心情是一样的,一直致力于研制有人类外观特征、可模拟人类行走的机器人。

有关仿人机器人的研究最早开始于 20 世纪 60 年代,目标是解决仿人机器人的双足行走问题,如日本早稻田大学加藤一郎教授在 1969 年研制的 WAP-1 平面自由度步行机。研究的内容包括行走机构的设计以及相应的控制方法。1973 年,加藤等人在 WL-5 的基础上配置机械手及人工视觉、听觉装置组成自主式机器人 WAROT-1,此时研究者才开始逐步研究仿人机器人的自主控制和运动,仿人机器人研究也逐步扩展到人工智能方面。在此后很长的一段时间里,仿人机器人的研究重点是行走机构的研究,如采取新的驱动方式和步行方式的控制方法,提高仿人机器人的行走速度,近期的技术发展使得仿人机器人具备奔跑能力(如索尼的 SDR-3X)。

进入 20 世纪 90 年代,仿人机器人在控制方法和人工智能等方面的研究成果不断出现,从而推动了仿人机器人技术的快速发展,此后机器人的行走能力、智能化和功能都越来越强大。最著名的仿人机器人就是本田公司的 ASIMO(如图 7-1 所示)。

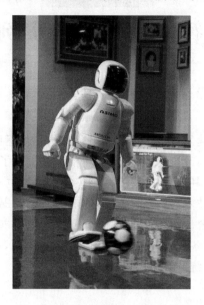

图 7-1　机器人 ASIMO

由于仿人机器人集机、电、材料、计算机、传感器、控制技术等多门学科于一体,是一个国家高科技实力和发展水平的重要标志,因此世界发达国家都不惜投入巨资进行开发研究。日、美、英等国都在研制仿人机器人方面做了大量的工作,并已取得突破性进展。日本本田公司于 1997 年 10 月推出了仿人机器人 P3,美国麻省理工学院研制出了仿人机器人科戈(COG),德国和澳大利亚共同研制出装有 52 个汽缸、身高 2 m、体重 150 kg 的大型机器人。本田公司最新开发的新型机器人"阿西莫"身高 120 cm,体重 43 kg,它的走路方式更加接近人类。

【举例 7-1】　Kismet 机器人

麻省理工学院研制的 Kismet 机器人(如图 7-2 所示)共有 21 个自由度,3 个自由度控制眼球注视的方向,3 个控制头部的方向,其余 15 个控制面部表情(眼睑、眉毛、嘴唇和耳朵)。Kismet 的眼部有 4 个 CCD 照相机和 2 个麦克风。其具体组成如图 7-3 所示。

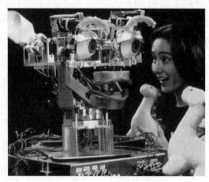

图 7-2　Kismet 机器人

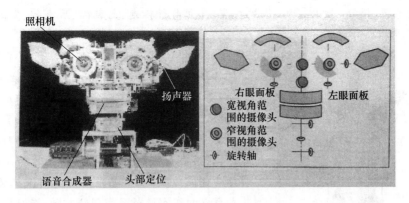

图 7-3　Kismet 机器人的组成

　　Kismet 机器人的功能有：视觉跟踪，采用图像处理技术跟踪物体；面部可以呈现一些表情，主要的面部表情运动器官有眉毛和嘴；可以讲话，通过语音识别和人工智能技术实现与人进行简单语音交互的功能；表达情感，这个功能是 Kismet 的一大非常突出的功能，根据人的表情、环境等表达自己的情绪，如高兴、惊讶、沮丧等。图 7-4 所示是 Kismet 机器人的情感表达空间，表示 Kismet 机器人的情绪分布情况。从此机器人不再是一个冰冷的金属装置，它们也慢慢具有了类似人的情绪，表达类似人的情感。这是机器人研究的一个重大进步。

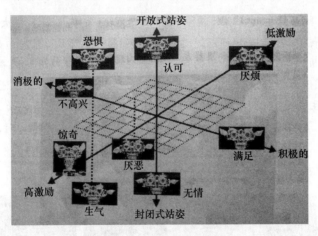

图 7-4　Kismet 机器人的情感表达空间

　　Kismet 不仅具有上述这些功能，它还具有学习能力，根据人对机器人的不断训练，它可以通过学习不断地完善自己的表达。可以看得出来，Kismet 机器人是一个聪明的家伙，虽然没有强健的身体，但是它的大脑已开始不断地强大起来。

　　我国在仿人机器人方面做了大量研究，并取得了很多成果，例如，北京科技大学研制的双足步行机器人、北京航空航天大学研制的多指灵巧手，国防科技大学、哈尔滨工业大学等学校也在这方面做了大量深入的工作。

　　【举例 7-2】　双足步行机器人

　　双足步行机器人是一个很诱人的研究课题，而且难度很大。

　　北京科技大学在研究机器人方面取得了巨大的成绩，2005 年北京科技大学研制了双足机器人，如图 7-5 所示。它是具有 17 个自由度并可在平面上做各种拟人动作的双足步行机器人，采用了智能技术，通过无线传输，多个机器人可以同时进行表演，可以模拟人类的动作，如后退、转弯、下蹲、侧翻、打太极拳、体操表演、直立前行行走、前滚翻、后滚翻、俯卧撑、伏地起身、上下楼梯等。

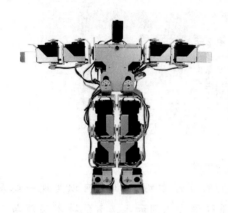

图 7-5 小型双足机器人

2006 年,北京科技大学独立研制了具有人类外观特征的大型机器人乐乐,他具有人脸识别、语音识别、动作表演、背诗、聊天、唱歌、回答脑筋急转弯等多种功能。随后北京科技大学又研制出了大型机器人娜娜并参加了天津科技馆的展出,娜娜和人的身高相仿,能模仿人的各种基本动作,同时具备语音识别与语音合成功能,可实现预定内容的人机交互;该机器人可以和客人进行日常用语对话,进行场馆的内容介绍,可以实现不同声调的变换,如男声、女声、卡通声音等。

北京科技大学于 2007 年年初在重庆展出了仿人机器人爱因斯坦。它具有语音对话能力,具备数据库更新能力,可以随时更新内容;能模仿人的各种基本动作,如摇头、点头、嘴的张合、眨眼、两臂前摆和外摆、大臂前摆、小臂伸曲、转腕、摆手等动作,还可与展区的其他机器人配合进行互动表演。

2007 年 12 月,北京科技大学在大庆科技馆展示了由大型机器人科大一号和双足机器人组成的机器人团体表演,科大一号可以通过传感器网络感知环境,有方向感,可实现一定范围内的全方位自主运动,作业臂可以灵活的运动。除此之外,还可以进行跳舞、唱歌、背唐诗等表演,脸部采用动画显示表情,可以作出多种表情。通过多媒体计算机,它还可进行查询及场景解说。双足机器人主要是通过控制舵机来模仿人的身体结构和关节运动,可以在平面上做各种拟人动作,采用了智能技术,通过无线传输,可以由多个小型机器人同时进行表演,可以实现人的行走、做俯卧撑、鞠躬、踢球等多种动作的模仿。

机器人乐乐、科大一号、娜娜和爱因斯坦如图 7-6 所示。

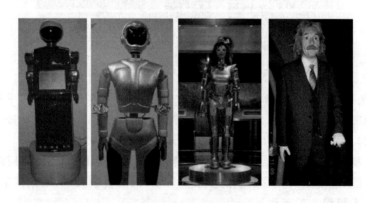

图 7-6 乐乐、科大一号、娜娜和爱因斯坦

【举例 7-3】 灵巧机械手

人类与动物相比,除了拥有理性的思维能力、准确的语言表达能力外,还拥有一双灵巧的手。正因如此,让机器人也拥有一双灵巧的手成了许多科研人员的目标。图 7-7 展示了一双灵巧手。

在张启先院士的主持下，北京航空航天大学机器人研究所于 20 世纪 80 年代末开始灵巧手的研究与开发，最初研究出来的 BH-1 型灵巧手功能相对简单，但填补了当时国内空白。多指灵巧手在随后的几年中不断改进，现在的灵巧手已能灵巧地抓持和操作不同材质、不同形状的物体。它配在机器人手臂上充当灵巧末端执行器，可扩大机器人的作业范围，完成复杂的装配、搬运等操作。例如，它可以抓取鸡蛋，既不会使鸡蛋掉下，也不会捏碎鸡蛋。灵巧手在航空航天、医疗护理等方面有广阔的应用前景。

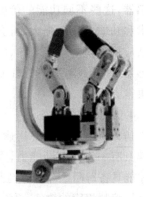

图 7-7　灵巧手

灵巧手有三个手指，每个手指有 3 个关节，3 个手指共 9 个自由度，微电机放在灵巧手的内部，各关节装有关节角度传感器，指端配有三维力传感器，采用两级分布式计算机实时控制系统。

仿人机器人是多门基础学科、多项高技术的集成，代表了机器人的尖端技术。因此，仿人机器人是当代科技的研究热点之一。仿人机器人不仅是一个国家高科技综合水平的重要标志，也在人类生产、生活中有着广泛的用途。目前，我国仿人机器人的研究与世界先进水平相比还有差距。我国科技工作者正在努力向前，并热切地期盼着水平更高、功能更强的仿人机器人与大家见面。

7.1.2　仿人机器人的关键技术

作为一个复杂的机电系统，仿人机器人的发展和机构学、控制技术、传感器技术、人工智能等的发展息息相关。这四种技术的发展与进步直接影响着仿人机器人技术的发展。

1. 机构学

仿人机器人的各种机构是构成机器人的基本框架，也是机器人各项功能实现的载体。从最早的 WAP-1 到 2007 版的 ASIMO，研究人员一直致力于机器人机构的研究与优化。即便如此，仿人机器人的机构仍有很多缺陷。例如，现有的机器人在行走时带有一些机器味，没有人类的流畅和优雅，即使增加了臀部的自由度，效果也不是很明显。而且随着机器人自由度的增加，伺服电机的数量也增加，这样机器人的结构就不能像人类一样匀称合理。当然研究人员也在尝试各种新方法来解决该问题，取得了不少成就。麻省理工学院的一项研究"被动动力学理论设计"就能有效地减少机构的尺寸，因为运用该理论，机器人的腿部部分关节没有电动机和控制器，却能实现类人运动。

2. 控制技术

仿人机器人是一个机电复合体，先进的机构离开了控制技术，只能是机器框架。所以，从仿人机器人诞生开始，研究人员一直都在寻求更先进的控制技术。目前研究者的主要工作集中在行走机构的控制方法上。这是因为，仿人机器人的最大特点就是和人类一样双足行走，双足行走方式虽是最高效的行走方式，但同时也是最复杂的方式，要使机器人贴近人类的行走姿态还需大量的研究工作。

3. 传感器技术

如同人的眼睛、耳朵一样，传感器对于机器人也是同等的重要的，仿人机器人外界信息的获取需要依靠各种不同的传感器。这些传感器包括视觉传感器、听觉传感器、触觉传感器、力传感器、陀螺仪等。除了上述几种常用的传感器外,部分仿人机器人还具备嗅觉传感器和味觉传感器,这些不同功能的传感器构成了仿人机器人的感知系统和控制系统。随着仿人机器人技术和功能的不断强大,将会有更多的传感器运用到机器人身上。同时仿人机器人作为面向复杂应用环境的智能个体,所面临的是一个多模式信息呈现的世界,因此开发研究新型的外部传感器,使其具有更高的性能指标和更宽的应用范围,才能使机器人根据环境的变化做出对应的决策。

4. 人工智能

仿人机器人的最终用途是和人类协同工作或代替人类独立工作,这需要机器人能像人类那样具有一定的判断能力,因此机器人需要具备高度的人工智能。只有具备了人工智能,机器人才能具备对陌生环境的判断和处置能力,以提高协同人类工作的能力。人工智能实现的方法是首先编制相应的软件,再由计算机进行计算,机器人接受指令产生相应的操作。这些高度智能化的操作必须有高度发展的智能技术及计算机软件实现技术作为基础。

7.1.3 仿人机器人的应用前景

目前人口老龄化问题在世界范围内出现,研究显示,2020 年以后,我国 65 岁以上人口将达到约 17 139 万,占总人口的 11.8%,由此可见,老龄化问题将在以后的几十年里影响社会的发展。仿人机器人的出现能缓解老龄化带来的部分危机,同时,对于一些危险的工作场所和恶劣的工作条件,机器人替代人类工作也能带来直接的好处。由于现有技术的限制,目前的仿人机器人主要以服务机器人、娱乐机器人、工业机器人等类型服务于人类。

1. 服务机器人

【举例 7-4】 服务机器人 ASIMO

服务机器人以本田公司的 ASIMO 为代表,如图 7-8 所示。

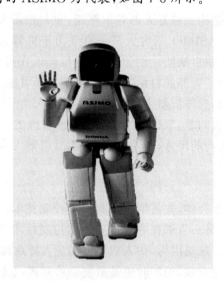

图 7-8 机器人 ASIMO

ASIMO 可以和人手拉手走路,强化了与人配合的行动能力,而且增加了利用手推车搬运物品的功能。此外,新开发出的对这些功能进行统一控制的综合控制系统使 ASIMO 可以自行从事接待、向导、递送等服务,并且移动能力极大提高,实现了时速 6 km/h 的奔跑及迂回行走。运用视觉传感器和手腕力度传感器,ASIMO 可根据实际情况交接实物。例如,ASIMO可通过手腕接触放置托盘的桌子,从而判断高度和负荷大小。另外,还可协调全身动作来放置托盘,无论桌子高低,都可灵活应对。运用手腕的传感器,ASIMO 可调整左右手腕的推力,保持与推车之间的合适距离,一边前进一边推车。当推车遇到障碍时,ASIMO 还会自行减速并改变行进方向,直线或者转弯推车。

【举例 7-5】 服务机器人 Twendy-One

Twendy-One(如图 7-9 所示)是日本早稻田大学研制的一款医疗服务机器人。

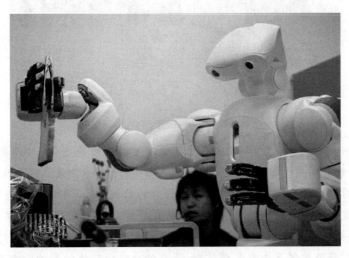

图 7-9　机器人 Twendy-One

它高 1.47 m,重 111 kg,除了胳膊连接处和手部为红色外,通体呈纯白色,拥有修长的胳膊和一双蓝色的眼睛,还有一张像被压扁的大脸庞。Twendy One 每只手有 4 根手指,每只布满芯片的手装有 241 个压力传感器,灵敏度极高,能够全方向移动,活动范围很大,可以自如地为人类服务。它的身体灵活度高,使得手部能够触及地面捡起物品并擦拭地板。此外,它还具有减震缓冲功能。

它主要针对老年人和残障人士等行动不便者设计,可以为他们提供很细致的照顾,别看它外形有些笨重,但是手指却非常灵活。它可以一只手轻松地拿起了桌上的一根吸管,然后另一只手稳稳地端起一个杯子。Twendy-One 可以完成如此高难度动作,得益于这灵活的关节设计,而且触感柔软,和人互动时,也不会伤到人。早稻田的机器人研究人员指出:人手可以做的动作,这个机器人都可以,因此机器人手部的触感和人的手几乎一模一样。

【举例 7-6】 服务机器人 Walker

Walker(如图 7-10 所示)是深圳的独角兽企业——优必选科技研发的中国第一款可商业化落地的大型仿人服务机器人,与波士顿动力的 Atlas、本田的 ASIMO 共同入选为"全球 5 大人形机器人"。

2019 年国际消费类电子产品展览会(CES)上,Walker 凭借开冰箱、递伞、关门、跳舞等一系列灵活的家庭服务表现广受好评。随后,在 2020 届 CES 上 Walker 作为"家庭智能助手",在现场展示了推餐车、瑜伽互动、开瓶倒水、写字画画等技能,实现了运动性能、柔性交互、环境感知等方面的算法迭代和功能提升。

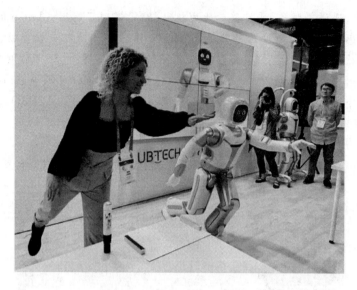

图 7-10　服务机器人 Walker

目前,最新迭代的版本中,Walker 可以完成快速的类人步态行走、快速稳定上楼梯,和上一代相比,运动性能得到了大幅度提升。在操作层面,基于上一个版本的伺服跟随,Walker 可以根据目标物体的位姿变化实时调整自己执行任务的轨迹,从而可以在动态环境中完成更加复杂的任务。通过和感知系统的结合,Walker 在执行操作任务的同时,可以自主进行运动规划,避开环境障碍物顺利完成任务。同时研发团队希望赋予 Walker 更协调的全身运动能力,让它可以通过静态平衡控制及全身柔顺控制,来更好地协调环境的影响和自身的稳定,确保稳定地完成任务。通过动作模仿,可以给 Walker 产生更加自然拟人的运动。综合以上工作,研发团队希望 Walker 能够更加稳定快速地在外界环境中执行任务,通过力控自主规划等算法,让机器人能够安全地与环境和人类交互,更快地走进家庭应用。

此外,目前 Walker 实现了模块化,能做到单体生产和集成,腿部、臂膀、躯干都能拆卸组装,成本可控同时也更方便量产、维护和维修,更符合未来的市场需求。

大型仿人服务机器人需要深度融合复杂精密的机电技术、灵活安全的运动控制技术、智能的感知和深度的认知技术,优必选科技的研发团队在这些方面已经做了非常多的探索和积累。接下来,进一步增强机器人运动的稳定性、增加任务决策的智能性、提升机器人的 AI 应用水平等几个方面仍是研发团队持续研究的目标。

Walker 最终的落地方向和目标是家庭场景,优必选科技将加快迭代速度,提升 Walker 的功能品质和服务的稳定性。在此之前,优必选科技计划先推出 Walker 的科研版本,与全球的科研机构、高校等合作开发,加快人工智能和机器人的发展进程。除了科研开发,未来 Walker 还将在家庭服务、智慧康养、商业服务等场景落地。

2. 娱乐机器人

【举例 7-7】 机器人 QRIO

娱乐机器人以索尼公司的 QRIO 为代表(如图 7-11 所示)。QRIO 是一款集科技与娱乐于一身的机器人,身高 580 mm,体重 7 kg,在多达 38 个可转动关节下,不仅会跳舞、唱歌、踢足球,而且会即时调整姿势来适应各种环境;通过记录声音与脸部特征,具有辨识的功能,可与人进行即时互动。

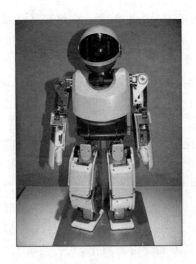

图 7-11 机器人 QRIO

【举例 7-8】 机器人泰坦(TAITAN)

机器人泰坦如图 7-12 所示。上海途炫机器人公司通过与英国赛博斯坦公司战略合作,将泰坦机器人独家引进中国。泰坦机器人身高 2.4 m,体重 190 kg,被媒体认为是目前世界上最好的娱乐型机器人。

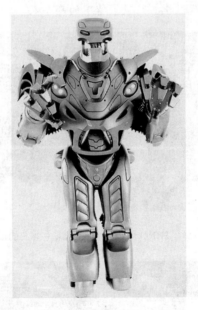

图 7-12 机器人泰坦

泰坦机器人可以实现实时语音交互,它内置语音模块,本地内置 10 GB 语音问答数据,满足基本语音对话需求,在本地数据库无法匹配合适的数据时,还可通过网络模块直接调取云端数据。泰坦可以像人一样独立行走,但受平衡性影响行走速度相对较慢,约 30 m/min。泰坦的头部、肩部、手臂、腿部均可自由活动,可以做各种舞蹈动作,通常与录制好的音频文件同步植入指令,表演时均可自动完成,可手脚协同全身同步运动。

为了保证演出互动的效果,声音识别需要程序预设,泰坦机器人语音识别模块采用了内置处理,屏蔽了网络环境不稳定造成的演出互动失败问题,内置模块设置的语音识别指令暂时上限为 20 条,其中 10 条为即时问答,10 条为表演。泰坦可以根据活动主题轻度改变视觉效果,如身体上的广告牌、腹部的显示屏,身体上可以穿戴披风等外置道具,还可以做一些定制化涂装。泰坦的左手即将植入全息投影设备,类似于钢铁侠的效果。

泰坦机器人是 AI 人工智能与机器人技术的完美产物,充满了未来科技风格的外表和精湛的技艺。

3. 工业机器人

工业机器人的应用是现代化工厂的标志,但现有的工业机器人的局限性限制了它更广泛的发展。现有的工业机器人工作方式单一,灵活性很差,工作区域固定。企业生产改变就必须对机器人重新布置,或采购新的机器人,这必然造成资源的浪费,增加企业的生产成本。随着技术的发展,仿人机器人将演变为一个通用操作平台,用以实现对不同设备的操作,如工程机械的操作、交通工具的驾驶。如此一来,就不需要将每台设备都高度智能化,而只需要一个智能化的仿人机器人来实现对这些不同设备的操作,就能使现有的机械实现智能化作业。但若将这些设备全部实现高度智能化,将是一项巨大和艰难的工作,还将花费大量的金钱。

【举例 7-9】 工业机器人 HIRO 和 NEXTAGE

在 2009 年国际机器人展中,日本川田工业展示了两款工业机器人 HIRO(如图 7-13 所示)和 NEXTAGE(如图 7-14 所示)。HIRO 具备惊人的色彩、形状与人脸影像辨别处理能力。HIRO 的研发者指出现在日产汽车的工厂几乎已经全部采用机器人,只有在某些精密动作上需要人来辅助执行。最终目标就是要取代汽车工厂最后留下的那个人。

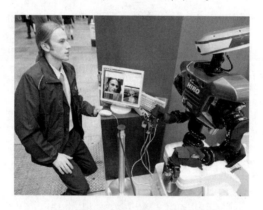

图 7-13 HIRO 可以感知并追踪一个人的面孔

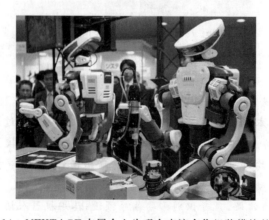

图 7-14 NEXTAGE 在展会上为观众表演合作组装模块的过程

【举例 7-10】 工业机器人 HANDLE

HANDLE(如图 7-15 所示)是由波士顿动力公司研发的一款由轮子和腿组成的高度灵活的机器人,专为物流场景而设计。只需一台机器人即可实现托盘上取货、堆垛和卸货等一系列工作。

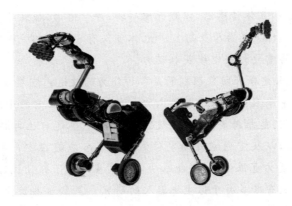

图 7-15 HANDLE 工业机器人

它身高 2 m,自重 105 kg,最大负载 15 kg,电池供电,电气驱动,配有深度相机,10 个关节点。

其基于运动学、动力学和平衡学的原理设计,并且具备强大的动力和灵活性,能够将人类从辛苦的搬运工作中解放出来,并且无须其他额外的设备配合完成工作。

该机器人可完成仓储环境中代替人类对货物箱子实施抓取并放置到目标点的任务,在设置好任务以后,具备独立完成任务的能力,而无须再搭载其他设备配合,这就大大降低了实现该方案的成本。特别是一些复杂环境下的仓储,自动化设备无法实现时,该机器人的优势将更明显。

4. 特种机器人

特种机器人(Special Robot 或 Professional Service Robot)是一种应用于专业领域,由经过专门培训的人员操作或使用的,辅助和/或代替人类执行任务的机器人,一般指除工业机器人、公共服务机器人和个人服务机器人以外的机器人,专指专业服务机器人。

【举例 7-11】 Atlas 机器人

Atlas 机器人是一个双足人形机器人,如图 7-16 所示,由美国波士顿动力公司开发,最初由美国国防部高级研究计划局(DARPA)资助和监督。它是专为各种搜救任务而设计的,在 2013 年 7 月 11 日首次向公众亮相。

初代 Atlas 机器人基于波士顿动力公司早期的 PETMAN 人形机器人,有四个液压驱动的四肢,由航空级铝和钛建造,身高约 1.8 m,重达 150 kg,利用蓝光 LED 照明,需要外接电源。

Atlas 机器人最让人惊叹的是擅长在崎岖的地形行走、攀爬,包括不平整的碎石地、雪地等,它能够保持平衡,快速行走,搬箱子,甚至在被踢倒后自己爬起来,

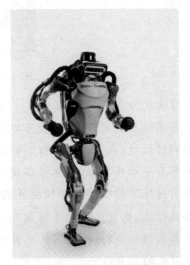

图 7-16 Atlas 机器人

而且它学习走路的动作和神态与人类惊人的类似,被称为"逆天机器人 Atlas"。

2016 年 2 月 23 日,波士顿动力公司上发布了新版本二代 Atlas 机器人,立即引起轰动。新版本的 Atlas 机器人为在户外和建筑物内部操作设计。它专门用于移动操纵,非常擅长在广泛的地形上行走,包括雪地。它由电动和液压驱动,使用身体和腿部的传感器维持平衡,并在其头部使用光学雷达和立体传感器,以避开障碍物,评估地形,帮助导航和操纵对象(即使对象在移动中)。第二代 Atlas 机器人身高 1.9 m,体重仅有 82 kg,相貌也不像初版那么"狰狞",而且内置电池驱动,不再需要外接电线获取动力。

第二代 Altas 机器人更令人印象深刻的是各种能力的改进。它展现出了在雪地丘陵中的穿越能力,能够在崎岖不平且被白雪覆盖的山坡上自如地行走。它的平衡能力也十分惊人,在打滑甚至被踢的情况下仍能维持姿态,即便被踢倒在地,它也能自己再爬起来。得益于配置的激光雷达与立体传感器,以及室内室外的定位能力,Altas 能够在室内和室外进行自我导航。Altas 的目标搜索识别能力也很强大,它能很快定位到室内箱子并且执行举起重物的动作。

除了仿人机器人,还有很多关于仿生机器人的研究。虽然这些仿生机器人不是按照人类外形研制的,但是它们与仿人机器人在技术上有很多共通之处。美国一直注重智能机器人和军用机器人的研究,研发出多种功能强大的智能机器人和军用机器人。这些智能机器人功能很强大,智能化程度也很高。以美国最新的智能军用机器人"大狗"为例,图 7-17 中这个形似机械狗的四足机器人由波士顿动力公司专门为美国军队研究设计。

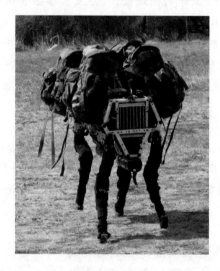

图 7-17　美国智能军用机器人"大狗"

它长度为 1 m,高度为 0.7 m,重量为 75 kg。从外形上看,基本上相当于一条真正的大狗。它不仅可以跋山涉水,还可以帮助士兵承载较重的负荷。"大狗"的四条腿完全模仿动物的四肢设计,内部安装有特制的减震装置,行进速度可达到 7 km/h。"大狗"机器人的内部安装有一台计算机,可根据环境的变化调整行进姿态。而大量的传感器则能够保障操作人员实时地跟踪"大狗"的位置并监测其系统状况。"大狗"既可以自行沿着预先设定的简单路线行进,也可以进行远程控制。由于美国的机器人运用偏重于军事应用,重点强调的是机器人的功能,所以美国的机器人在外形上趋于机器结构。这也是美国的机器人研究区别于日本的主要特点。

7.1.4 结论与展望

随着人类活动领域的不断扩展和对快捷舒适生活方式的要求不断提高,同时随着计算机技术的快速发展和人工智能研究的逐步深入,在 21 世纪机器人技术仍将保持高速的发展态势,并呈现以下几方面的趋势。

① 开发具有高智能的智能机器人将成为机器人技术的一个发展重点。智能机器人具有较高的思维判断能力、语言理解和表达能力,能够较好地与人类交流,并能够完成比较复杂的任务。

② 较强的自适应性将成为未来机器人的一个重要发展方向。自适应性强意味着机器人能够自发调整自己的行为状态来适应外部环境的变化,从而提高了机器人工作的稳定性。

③ 在工业机器人大力普及的同时,服务性机器人将快速走进人类生活的方方面面,而且拥有较强的语言交流能力,模仿人的外部特征的仿人机器人将拉近人类与机器人之间的距离。

④ 多机器人协作以发挥群体智能的多机器人系统将越来越受到重视。虽然随着机器人技术的发展,机器人的能力不断提高,机器人应用的领域和范围也在不断扩展,但是对于一些复杂的任务,单个机器人不再是最好的解决方案,而是由多个机器人组成的系统。

近些年来,仿人机器人行业的蓬勃发展离不开科研水平的进步和前沿技术的支撑。目前,仿人机器人亟待发展的前沿技术主要体现在以下几个方面。

① 生肌电控制技术

生肌电控制技术利用人类上肢表面的肌电信号来控制机器臂,在远程控制、医疗康复等领域有着较为广阔的应用。

② 敏感触觉技术

敏感触觉技术指采用基于电学和微粒子触觉技术的新型触觉传感器,能让机器人对物体的外形、质地和硬度更加敏感,最终胜任医疗、勘探等一系列复杂工作。

③ 会话式智能交互技术

采用会话式智能交互技术研制的机器人不仅能理解用户的问题并给出精准答案,还能在信息不全的情况下主动引导完成会话。苹果公司新一代会话交互技术将会摆脱 Siri 一问一答的模式,甚至可以主动发起对话。

④ 情感识别技术

情感识别技术可实现对人类情感甚至是心理活动的有效识别,使机器人获得类似人类的观察、理解、反应能力,可应用于机器人辅助医疗康复、刑侦鉴别等领域。

⑤ 脑机接口技术

脑机接口技术指通过对神经系统电活动和特征信号的收集、识别及转化,使人脑发出的指令能够直接传递给指定的机器终端,可应用于助残康复、灾害救援和娱乐体验。

⑥ 虚拟现实机器人技术

虚拟现实机器人技术可实现操作者对机器人的虚拟遥控操作,在维修检测、娱乐体验、现场救援、军事侦察等领域有应用价值。

⑦ 机器人云服务技术

机器人云服务技术指机器人本身作为执行终端,通过云端进行存储与计算,即时响应需求和实现功能,有效实现数据互通和知识共享,为用户提供无限扩展、按需使用的新型机器人服务方式,可用于服务等仿人机器人领域。

机器人技术将是决定一个国家现代化程度的重要标志。一个国家的机器人技术要发展首先需要国家的大力扶植,即国家从政策和资金上支持本国机器人产业的发展。例如,在日本机器人产业发展的初期,日本出台了一系列支持本国机器人发展的政策,如购买本国机器人的公司会在税收上得到优惠,鼓励购买国产机器人,为机器人的发展提供了良好的环境;同时国家也在科研经费上支持机器人技术的研究,并以经费引导本国机器人技术的发展方向,为以后日本成为机器人行业最大的生产国和出口国奠定了基础。在我国,各科研机构应勇于创新,大胆改革,依据"需求牵引、技术驱动"的方针,闯出一条适合我国国情的科研、生产、销售一体化的道路,使我国成为新的机器人王国。

7.2 无人驾驶汽车

无人驾驶技术是集自动控制理论、人工智能理论、视觉计算理论、体系结构理论、程序设计技术、机构控制技术、组合导航技术、传感器技术、信息融合技术、机械设计制造技术等多种理论及技术于一体的多学科、多行业综合技术。它代表一个国家计算机科学、模式识别和智能控制技术的发展水平,也是衡量一个国家科研实力和工业水平的重要标志。该技术有着广阔的应用前景。图 7-18 所示为一辆无人驾驶车。

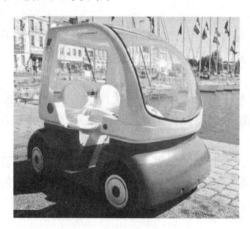

图 7-18 一辆无人驾驶车

无人驾驶汽车经过了概念研究、模型试验、样车研制、设计定型、小批量生产等几个阶段后,才步入实用化。按控制方式的不同,无人驾驶汽车分为遥控型、感应型和自主控制型三大类;按选用动力装置的不同,有电动型和内燃机型之分;按用途性质,又分为军用型、民用型及科研型。

7.2.1 无人驾驶汽车的研究现状

无人驾驶汽车的研究,依照系统,可以归纳为三个方向:先进计算机辅助导航系统、高性能辅助驾驶系统、结构化环境下的自动驾驶系统;依照环境,可以归纳为三个方面:高速公路环境、城市环境和特殊环境。就具体研究内容而言,系统和环境是相互重叠的,只是技术的侧重点有所不同。

1. 先进计算机辅助导航系统

计算机辅助导航系统主要是为公路系统中运行的车辆提供路况信息。路况信息在车辆驾驶过程中以及在道路管理部门的道路流量控制中都有极为重要的作用。借助实时路况信息采集系统、先进的车载计算机信息处理系统以及各种定位系统,驾驶员可以获得当前的路况信息,并及时地得到道路选择方面的建议。

2. 高性能辅助驾驶系统

这一系统主要包括瞌睡检测与报警系统、车距保持系统、障碍检测与避障系统等。统计表明,80％的车祸是人的因素造成的,如酒后开车、疲劳驾驶、紧急状态下反应不及时等,这一系统可以实现像人驾驶车辆一样使车辆自己"有主见"地点火、起步、挂挡、停车,并在行进途中避让障碍物以及根据道路状况自动改变方向、自动增减油门等。

3. 结构化环境下的自动驾驶系统

这类系统将使用在环境限定为具有良好标志的结构化高速公路上,主要完成道路标志线跟踪、车辆识别等功能。自动驾驶的应用有一定的局限性,但它的确解决了现代社会中最为常见、最为危险也是最为枯燥的驾驶环节的驾驶任务。

4. 高速公路环境

这类系统将使用在环境限定为具有良好标志的结构化高速公路上,这些研究把精力集中在简单结构化环境下的高速自动驾驶上,其目标是实现进入高速公路之后的全自动驾驶。在无须更换现有高速公路设施的前提下,通过给车辆增加视觉识别系统,使机动车辆能跟随车道线的变化实现全自动驾驶、巡航等智能化控制,提高驾驶安全性和舒适性。

5. 城市环境

与高速环境研究相比,城市环境下的无人驾驶速度较慢,因此更安全可靠,应用前景更好。短期内,可作为城市大容量公共交通(如地铁)的一种补充,解决城市区域交通问题,如大型活动场所、公园、校园、工业园、机场等。但是,城市环境也更为复杂,对感知和控制算法提出了更高的要求。城市环境中的无人自动驾驶将成为下一阶段研究的重点。

6. 特殊环境

无人驾驶汽车研究走在前列的国家一直都很重视其在军事和其他特殊条件下的应用。其关键技术与基于高速公路和城市环境的关键技术是一致的,只是在性能要求上的侧重点不一样。例如,车辆的可靠性、对恶劣环境的适应性是在特殊环境下考虑的首要问题,也是在未来推广应用需要重点解决的问题。

发达国家从 20 世纪 70 年代便开始进行无人驾驶汽车的研究。目前在可行性和实用化方面,美国和德国走在前列,其中美国是世界上研究无人驾驶车辆最早的国家。早在 20 世纪 80 年代,美国国防部高级研究计划局就提出了自主地面车辆(Autonomous Ground Vehicle, ALV)计划。它是一辆 8 轮车,能在校园环境中自主驾驶,但车速不高。美国一些著名大学,如卡内基梅隆大学、麻省理工学院等都先后于 20 世纪 80 年代开始研究无人驾驶车辆。然而,由于技术上的局限和预期目标过于复杂,到 20 世纪 80 年代末 90 年代初,各国都将研究的重点逐步转移到问题相对简单的高速公路上的民用车辆辅助驾驶项目上。在无人驾驶技术研究方面位于世界前列的德国汉堡 IBEO 公司曾将德国大众汽车公司生产的帕萨特 2.0 改装成无人驾驶智能汽车。虽然外表看来与普通家庭汽车并无差别,但它却可以在错综复杂的城市公路系统中实现无人驾驶。该车内安装有全球定位仪,可以随时获取汽车所在准确方位的信息数据。隐藏在前灯和尾灯附近的激光扫描仪是汽车的"眼",它们随时"观察"汽车周围约 183 m 范围内的道路状况,构建三维道路模型,并且还能识别各种交通标识,如速度限制、红绿灯、车道划分、停靠点等,保证汽车在遵守交通规则的前提下安全行驶。无人驾驶汽车的"大脑"是安装在汽车后备厢内的计算机,它将两组数据汇合、分析,并根据结果向汽车传达相应的行驶命令。在茫茫车海和人海中,该车能巧妙地避开建筑、障碍、其他车辆和行人,从容前行。

【举例 7-12】 Google 无人驾驶汽车

2010 年,Google 开发的一种防止交通事故并减少碳排放的全新无人驾驶汽车在公路上进行了实测,如图 7-19 所示。

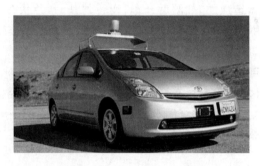

图 7-19　Google 无人驾驶汽车

Google 研发的无人驾驶汽车采用智能软件和感应设备,包括摄像机、雷达感应器和激光设备等。汽车能够 360°全方位感应,车顶的雷达感应器能够扫描半径 200 ft(约 70 m)范围内的环境,车后的感应器能评估汽车所在的位置,车载计算机通过摄像头能"看懂"交通灯,识别人行道和障碍物,并模拟人的智力对相应交通状况做出正确反应。车辆行驶途中,会发出"接近人行道""前方转弯"等语音提示,来提醒驾驶员注意。"无人驾驶"并不是说车中无人,而是可以让驾驶员坐在车内什么都不做而到达目的地。

无人驾驶汽车还有一个特色——它可以根据人的性格设定不同的驾驶模式。例如,驾驶员是个谨慎的人,就可以选择慎驾模式。根据这一模式,但凡与其他车辆并行时,无人驾驶汽车总是选择避让,让其他车辆先行。反之,驾驶员如果性子急,可选择快速模式,这种模式能做到逢车必超而不必担心发生交通事故。

我国对无人驾驶汽车的开发要比国外稍晚。国防科技大学从 20 世纪 80 年代开始进行无人驾驶技术研究,已先后研制出四代全自主无人驾驶汽车。1989 年,我国首辆智能小车在国防科技大学诞生,这辆小车长 100 cm,宽 60 cm,重 175 kg,有三个轮子,前轮是一个导向轮,后边有两个驱动轮。它包含了自动驾驶仪、计算机体系结构、视觉及传感器系统、定位定向系统、路径规划及运动控制系统,还有无线电通信、车体结构及配电系统。驱动系统由车载电池组提供动力电源,持续时间达 3 h 以上,速度可达 1 m/s。2000 年 6 月,国防科技大学研制的第 4 代无人驾驶汽车试验成功,最高时速达 76 km/h,创下国内最高纪录。其智能控制系统主要由传感器系统、自动驾驶仪系统和主控计算机系统三部分组成。一汽集团早在十多年前就开始研究自动驾驶技术。2011 年 7 月,其与国防科技大学共同研制的红旗 HQ3 无人驾驶汽车完成了 286 km 的高速全程无人驾驶试验,人工干预的距离仅占总里程的 10%。2012 年,军事交通学院的"军交猛狮Ⅲ号"以无人驾驶状态行驶 114 km,最高时速 105 km/h。2015 年年末,百度无人驾驶汽车在北京进行全程自动驾驶测跑,实现多次跟车减速、变道、超车、上下匝道、调头等复杂驾驶动作,完成了进入高速到驶出高速不同道路场景的切换,最高时速达 100 km/h,是国内无人车领域迄今为止进行的难度最大、最接近真实路况的开放道路测试。腾讯、乐视、阿里巴巴等互联网企业也相继发布了造车计划。

目前我国已进入半自动化驾驶阶段,这个阶段的特征是随着车联网技术的发展,自动化技术有了极大提高,但仍离不开人工的干预。2020 年,我国正在进入高度自动化驾驶阶段;到2025 年,将可以完全实现自动化驾驶。

目前全球约有 18 家企业涉足无人驾驶汽车领域,其中既包括奔驰、宝马、奥迪、丰田这样的传统汽车厂商,也包括谷歌这样的互联网巨头。在国内,除了百度较早涉足外,北汽、广汽、上汽、长安、比亚迪这 5 家汽车厂商也已经在无人驾驶汽车这一领域深耕多年。预计 2035 年前,全球将有大约 1 200 万辆汽车成为完全无人驾驶汽车,中国将成为最大的市场。

【举例 7-13】 车联网

车联网是指装载在车辆上的电子标签通过无线射频等识别技术,实现在信息网络平台上对所有车辆的属性信息和静、动态信息进行提取和有效利用,并根据不同的功能需求对所有车辆的运行状态进行有效的监管和提供综合服务。车联网使汽车与城市交通信息网络、智能电网以及社区信息网络全部连接,从而使交通体系变得更安全、更环保、更高效、更舒适。同时汽车通过车联网实现了智能化。

车联网有如下三个层面:最底层是智能交通系统,提供整个车联网需要的基础设施;第二层是车联网的核心—— 智能互联车和互联网相连;第三层是车联网服务,如安全服务、紧急救援服务等。

车联网中需要实现多种连接。首先,通过智能手机等移动装置建立人与车(车载设备)之间的连接;其次,通过无线通信实现车与车、车与路旁设备包括红绿灯、充电器的连接;最后,建立汽车与无线网络之间的连接。

车联网最重要的支撑技术有射频识别(Radio Frequency Identification,RFID)、物联网技术(Internet of Things)、全球定位系统(Global Positioning System)、第五代移动通信技术(5rd-Generation,5G)、Telematics 技术(远距离通信的电信 Telecommunications 与信息科学 Informatics 的合成词)、控制器局域网络(Controller Area Network,CAN)和智能交通系统(Intelligent Transport System,ITS)。

2010 年上海世博会"上汽集团-通用汽车馆"中的体验视频《2030,行!》为人们描绘了一幅不可思议的汽车生活画卷:人们驾驶着未来车型出行,每辆车都采用自动驾驶技术,人可以把车开得飞快,却不用担心会发生交通事故。在自动驾驶模式下,电动汽车能利用车联网提供的实时交通信息分析,自动选择路况最佳的行驶路线并利用车联网感知周围环境。汽车进入自动驾驶状态后,驾驶者就可以时不时放开双手,在车内上网、聊天、看电视。图 7-20 所示为通用 EN-V 电动联网概念车。

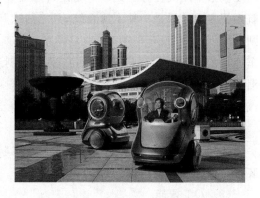

图 7-20 通用 EN-V 电动联网概念车

7.2.2   无人驾驶汽车的设计原理与关键技术

1. 无人驾驶汽车的设计组成原理

无人驾驶汽车又称为"全自主驾驶",它之所以能像人驾驶车辆一样"有主见"地点火、起步、挂挡、停车,并在行进途中避让障碍物以及根据道路状况自动改变方向、自动增减油门等,完全依靠车内安装的一套智能系统。这套智能系统由计算机控制装置、车顶摄像机、自动驾驶室以及密密麻麻的智能传感器组成。这些装置和仪器仪表几乎占据了车厢内 1/3 的空间,集自动控制、体系结构、人工智能、视觉计算、程序设计、组合导航、信息融合等多种高科技于一体,是当代计算机科学、模式识别、控制技术高度结合和发展的产物。图 7-21 所示为无人驾驶汽车的结构图。

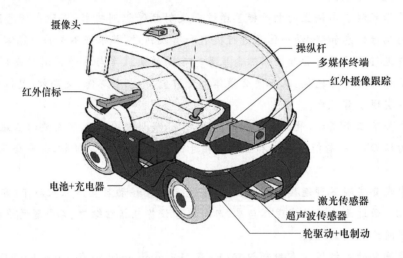

图 7-21   无人驾驶汽车的结构图

（1）自动控制

利用自动控制器对车体状态进行监测、调节。实现车辆纵向车速控制的系统被称为智能巡航系统或被称为自适应巡航控制（ACC）系统。它采用了一个距离传感器来测量车辆行驶速度。这个距离传感器是一个雷达传感器,多个雷达传感器组成一个空间传感器。现今的巡航系统实现的只是一种定速系统,只能消除路面坡度、风速对汽车车速的影响。而 ACC 系统则不同:当前方没有车辆时,ACC 系统和巡航控制系统工作情况一样;但当感应到前方有较低车速行驶的车辆时,ACC 系统可自动地控制巡航车速与前方车辆保持安全距离;当前方车辆消失后,ACC 系统立即将车速加到驾驶员设定的车速。这就完成了所谓智能巡航的功能,使汽车真正做到安全、舒适、操作简便。

（2）体系结构

在无人驾驶汽车中,把传感器与计算机联系起来,可以起到人的神经传播作用,使各仪器、装置根据指令协调运转。

（3）人工智能

智能汽车是让汽车能够模拟人的驾驶行为,事先设置的上万条指令使车载计算机能在各种复杂的路况和气候条件下自动适应、轻松驾驶。

（4）视觉计算

自动驾驶汽车中视觉计算的目的是让摄像机能像人的眼睛一样看清路面,具有在雾天、雨天、雪天以及在黑暗和烟雾中探测目标的功能,并给出相应的导航参数。

（5）程序设计

只有合适的程序才可以使系统的操作处理具有"即时性",即系统地分析处理动作与车体高速行驶保持同步和一致,对路况发生的变化做出迅速反应。

（6）感知器

感知器可分辨路上汽车与行人的动作、侦测路面的状态等,是智能型运输系统实现的关键。

2. 无人驾驶汽车的关键技术

无人驾驶汽车是多技术融合的复杂机械产品,其关键技术为环境感知、定位导航、路径规划、运动控制。

（1）环境感知

环境感知是无人驾驶汽车关键和基础的部分,无人车进行自动驾驶的前提是能够观察到前方和周围设施,以判别自己所处的状态。无人驾驶汽车在行驶过程中需要感知路边的基础设施、传感器标定、道路检测（直道检测、弯道检测、非结构化道路检测）、障碍物检测、交通信号灯检测、交通标示检测、周围车辆检测等。近年来,物联网技术的快速发展极大地推动了无人车的发展进程,使无人车能够与周围物体形成"交流"。环境感知就像无人车的"眼睛和皮肤",对环境感知发生错误,就极易导致交通事故发生。无人车进行环境感知时需要用到激光雷达、毫米波雷达、红外线传感器、摄像头、超声波传感器及各种感应元件等设备,不同传感器设备有不同的适用范围,各个企业以不同的目的将这些传感器组合使用。无人车对于环境的感知不仅仅限于近距离与目前环境的感知,也包括远距离感知与环境自动预测,人工智能技术中机器学习和深度学习的引入让环境感知更加合理可靠。

（2）定位导航和路径规划

导航和定位在无人车中至关重要。无人驾驶汽车需要利用定位系统确定自身在周围环境中所处的位置,以便进行路径规划。导航技术主要是确定无人车在运动规划中的速度和方向。目前,在无人车上广泛使用的定位技术有 GPS 系统及我国自主研发的北斗导航系统。GPS 系统精度高、覆盖范围广、准确度高,得到许多企业的信赖,在无人驾驶汽车上广泛使用;而我国的北斗导航系统在精确度和覆盖范围上有一定的局限性,主要搭载在国内自产的无人车上。但有时仅仅使用 GPS 或者北斗导航系统是不够的,在一些特殊的情况下还需要使用其他惯性制导和导航技术进行辅助以增强无人车的可靠性和安全性。基于人工智能技术的路径规划是目前的主流,在无人车按既定规划路径行进中可能会遇到不可预知的情况,这时就需要对路径重新进行规划。基于人工智能技术的路径规划能够使无人驾驶汽车行驶路程最短、燃油消耗率最低,节省汽车乘坐者的时间、支出,并能够节能减排。

（3）运动控制

无人驾驶车辆控制是一种模块,它控制自动驾驶汽车在不同情况和环境中的行为并指导其执行。在无人驾驶汽车感知周围环境并进行路径规划和定位导航之后,在执行器控制和执行机构的操作下,无人车便可以开始向目的地运动了。无人驾驶汽车和传统汽车的控制系统有所区别,一方面,无人车的运动控制要保证有效性;另一方面,传感器系统信号的传递存在可能的延迟或错误,控制系统必须要有正确处理这种传输延迟和错误的能力。当无人车在运动过程中遇到不可预知的物体发生路径规划更新时,控制系统需要及时做出调整。

7.2.3 无人驾驶汽车发展前景展望

随着"互联网＋"与移动终端智能手机的完美结合,车联网在汽车制造业中得到了大规模的广泛应用,不仅使智能交通、智能驾驶、智能城市成为现实,而且使无人驾驶也变成了现实。无人驾驶汽车最显著的优势在于便捷和安全。无人驾驶汽车可减少人为因素造成的交通事故,将人从驾驶、导航等重复性工作中解脱出来,增强车辆运载能力,优化车辆、道路配置,还可实现新汽车租赁模式。无人驾驶汽车的发展还将带动庞大的产业价值链,包括操作系统软件、高性能传感器、光学相机、地图导航、云计算等领域;在国防和国家安全领域也有广泛的潜在用途。

无人驾驶汽车的发展会给社会各方面带来很大影响。

1. 完善交通状况

目前交通违规案例中绝大多数的事故源于超速、酒驾、违章行驶等人为驾驶因素。随着统一的交通系统的逐渐形成、互联网技术的日益完善,成熟的汽车制造技术驱动下的无人驾驶汽车将使得所有社会车辆都在自动系统里,道路重新按速度划分,从而有助于降低交通事故率和道路拥堵情况。

2. 方便城市物流运输

在当前互联网电子商务经济的推动下,国内物流行业迅速发展起来,所以在城市交通中可以时常看见诸多物流车辆穿行其中。但是,目前物流行业主要是依靠人力作为主要的运输动力,这就使得物流企业需要付出较大的运输成本。那么,如果将无人驾驶货车运用在物流行业中,既可以降低大量的人力成本,又可以提升输送效率,所以在物流运输产业中也具有较大的应用优势。

3. 环境保护

无人驾驶可以大幅减少温室气体排量。除了挽救生命外,无人驾驶汽车还能帮助我们拯救地球。由于无人驾驶汽车在加速、制动以及变速等方面都进行了优化,有助于提高燃油效率、减少温室气体排放。据产研智库预测,无人驾驶汽车每年帮助减少3亿吨温室气体排放,这相当于航空业二氧化碳排放量的一半。

4. 停车便利

(1) 自动泊车

车辆损坏的原因多半不是重大交通事故,而是在泊车时发生的小磕小碰。泊车可能是危险性最低的驾驶操作了,但仍然会把事情搞得一团糟。虽然有些汽车制造商给车辆加装了后视摄像头和可以测定周围物体距离远近的传感器,甚至还有可以显示汽车四周情况的车载计算机,但有的人仍然会一路磕磕碰碰地进入停车位。

(2) 不再需要停车场

无人驾驶汽车的普及意味着你不必再到处寻找停车位置,因为在被送到目的地后,它会自己寻找最理想的停车位。即使你选择购买自己的无人驾驶汽车,也无须为寻找停车位发愁,因为它可以自己寻找空间泊车。这对城市的影响非常大。目前,城市空间31%的土地被用于建造停车场。而随着汽车保有量下降,对停车场的需求也会下降,停车场可被改造为居住空间。这非常重要,据联合国估计,到2050年,城市人口将增长66%,达到25亿人。

5. 推进汽车工业发展

汽车工业虽作为我国国民经济的重要支柱,却起步较晚,加之早期对国产轿车的推广策略缺乏经验,导致目前在与德、日、美等国外品牌的较量中市场份额明显落后。近些年来,为改善交通带来的环境问题,开始推动绿色环保的新能源汽车的发展,汽车等传统制造业的发展与国家经济发展和企业利益相关,因此,随着近些年来我国在移动化技术、大数据、云计算等领域的研发积累,人工智能领域的无人驾驶汽车被看作我国汽车制造业弯道超车的好机会。

【举例 7-14】 百度自动驾驶出租车

2020 年 10 月 11 日,百度官方宣布,百度自动驾驶出租车(图 7-22)服务在北京全面开放。值得注意的是,在体验自动驾驶出租车服务时,上下车均需要在指定的数十个站点进行。而在百度推出的独立 App Apollo GO 上,可提供导航服务,引导用户快速达到最近的乘车点。

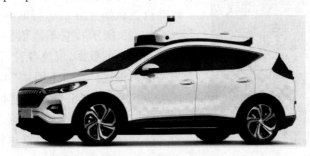

图 7-22　百度自动驾驶出租车

百度从 2013 年开始研究自动驾驶技术,而自动驾驶汽车的核心在于人工智能、计算机视觉和感知、定位导航技术,百度拥有国际领先的人工智能技术,其发展有雄厚的研发实力和研发投入作支撑,在继 2015 年 12 月初顺利完成无人驾驶汽车混合道路上路测试之后,14 日宣布正式成立自动驾驶事业部,百度自动驾驶事业部将聚焦于自动驾驶汽车的技术研发、生态建设与产业落地,计划三年实现自动驾驶汽车的商用化,五年实现量产。百度掌握了国际最佳的交通场景物体识别技术,拥有自主研发的基于摄像头的自动驾驶环境感知技术。同时,百度是我国最大的互联网地图服务供应商,拥有国内领先的路网数据采集和开发能力。目前,百度已形成一套完整的自动驾驶技术方案,在交通场景物体识别、高精度地图与定位等关键技术上达到国际领先水平。

无人驾驶技术作为科技创新一定可以为人们的生活带来便利,但技术进步一点一滴的突破都要都需要从理论到工程实现再到系统集成全方位的进步,也只有汽车生产企业、配套商、政府等多种力量做到真正完善,才能让无人驾驶真正走入人们的生活。随着无人驾驶汽车的生产成本降低、安全性能提高,其广泛应用非常值得期待。

7.3　认知计算机

现代计算机虽然可以在明确的程序下完成复杂的任务,如国际象棋,但却不能进行要求具有策略、感知和学习性的简单任务,无法实现运用自己过去的经验或者根据人的需要来调整自己。由于计算机非常复杂,需要深奥的专业技术来调试排错,花费在维持这些机器运转上的人力和物力十分庞大。为了解决上述问题,科学家们提出了研制具有学习功能的计算机——认知计算机。

7.3.1 认知计算机概述

自 1946 年世界上第一台电子计算机 ENIAC 问世以来,计算机技术得到了突飞猛进的发展,在短短的几十年里,计算机的发展经历了四代:电子管计算机、晶体管计算机、集成电路计算机、大规模及超大规模集成电路计算机。目前,各国正在加紧研制和开发第五代"非冯·诺依曼"计算机和第六代认知计算机。

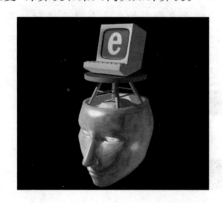

图 7-23　让计算机更像人脑

认知计算机是模仿人的大脑判断能力和适应能力,并具有可并行处理多种数据功能的神经网络计算机。认知计算机运行时具有像人一样的思维(如图 7-23 所示),它不再依靠特定的程序算法就能处理大量的数据,解决各种问题。与以逻辑处理为主的第五代计算机不同,它本身可以判断对象的性质与状态,并能采取相应的行动,而且它可同时并行处理实时变化的大量数据,并引出结论。

认知计算机可以对自己进行维护,不必动用许多人去调试和维护它的运行。在遭遇攻击或者发生故障之后,可以积累经验,在遭遇相同的攻击和故障时具有免疫功能,并能够自己恢复。认知计算机还必须具有一定的推理能力,在没有明确指令的情况下能自行处理而非停止。

由于认知的一般定义为获得知识和运用知识做判断,所以认知计算机系统还需要有记忆其经验并可在需要的时候准确回忆起来的丰富语义途径。此外,一个认知系统还需要具备交流能力,接受人的自然表达。

总之,推理、学习、感知、记忆以及利用经验和自然交流,将是认知计算机所要具备的基本要素。

7.3.2 认知科学与计算机

作为科学的认知科学是根据现代科学的理论、客观的观察和实验的方法来研究认知过程,研究产生精神现象的大脑和神经系统的构造,科学地研究心理现象,用电子计算机模拟并实现和人相似的智力活动。认知科学将信息科学和计算机科学与心理学和脑科学结合起来,它的发展为信息科学技术的进一步智能化作出了巨大贡献。

英国数学家图灵(Allen Turing)定义了后来被称为图灵机的一种理想计算机,其提出的"图灵测试"用来判断计算机是否具有和人相同的智力。该测试是这样进行的:将主试者和另一个人或者计算机分开,二者不见面,只能用打字机交流。主试者提出问题,另一方回答。经过数轮问答以后,主试者要判断出对方是真人还是机器。如果无法分辨对方是计算机还是人,就意味着计算机具有和人一样的智能,也就意味着计算机可能和人一样拥有智能。

认知计算机的研制是一项跨领域的研究项目,需要神经系统科学、超级计算机和纳米技术这三种完全不同领域的科学家共同合作,被称为"完美风暴"。现代科学技术的迅速发展为认知计算机计划提供了实现途径:首先,利用神经系统科学所掌握的简单基础的大脑运行生物过程;其次,超级计算机使科技与大脑错综复杂的状态相匹配;最后,利用纳米技术创建模拟的神经键。

【举例7-15】 IBM认知计算机

1996年,世界国际象棋大师加里·卡斯帕罗夫(Garry Kasparov)与被称为"深蓝"(如图7-24所示)的IBM超级计算机——IBM RS/6000 SP进行对决,最终赢得了这场国际象棋比赛。经过研制方IBM一年多的改进,到了1997年,"深蓝"有了更深的功力,因此又被称为"更深的蓝"。这一次卡斯帕罗夫在6局较量中败下阵来。这是计算机系统首次在世界锦标赛中战胜世界冠军。2011年,IBM公司研发的拥有2 880个处理器内核的计算机"沃森"(Watson)(如图7-25所示)战胜了美国电视智力节目《危险边缘》的两位人类常胜将军。从深蓝到沃森,认知计算机又向前跨越了一大步。

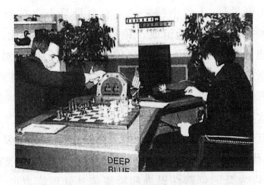

图7-24 超级计算机"深蓝"

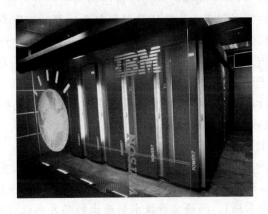

图7-25 超级计算机"沃森"

"沃森"要回答的问题中会包含反语、双关语、谜语和一些意思深奥微妙的表达方式,让计算机领会这些表达方式相当困难。"沃森"主要依靠的是它对自然语言的理解和高速的计算。当被问到某个问题的时,100多种运算法则会通过不同的方式同时对问题进行分析,并给出很多可能的答案。之后,另一组算法会对这些答案进行分析并给出得分。对于每个答案,沃森都会找出支持以及反对这个答案的证据,同时由各种算法对这些证据支持答案的程度进行打分。证据评估的结果越好,沃森树立的信心值也就越高。而评估成绩最高的答案会最终成为计算机给出的答案。如果连评估成绩最高的答案都无法树立足够高的信心值,沃森会决定不抢答问题,以免因为答错而输掉奖金。

2008 年 IBM 公司与五所顶尖大学(斯坦福大学、威斯康星大学麦迪逊分校、康奈尔大学、哥伦比亚大学医学中心、加州大学蒙西德分校)开始合作开展一项有重大意义的研发项目,即创建一种能够模拟并效仿人脑的感觉、观念、行为、互动以及认识能力,同时还将消耗更少的能量,占用更小的空间的计算系统。该项目的目标是将人们从真正的生物系统中所掌握的知识与超级计算机神经元的模拟结果整合起来,然后首次生产出一个可以模拟人类大脑的电子系统。该项目的长期目标是研制出具备大脑复杂性的系统。

这套系统基于纳米级电路,能够随感知到的信号而变换,不再受制于明确的运行程序。它将可以整合完全不同的信息,依据经验进行权衡比较,形成独立的记忆并着手解决问题。

7.3.3　人脑与认知计算机

随着认知计算机的不断发展,人类也越来越关心自身是否会被亲手创造的机器超越。人的大脑主要由神经细胞和神经胶质细胞组成。神经细胞,又称神经元,是脑神经组织的结构和功能单位。神经胶质细胞分布在神经元之间,没有传导冲动的功能,对神经元起着保护、营养、支持等作用。成人大脑新皮质(Cerebral Neocortex)约有 200 亿个神经元,而整个脑中估计有 1 000 亿个神经元,另外有 10~50 倍于神经元数目的神经胶质细胞。人们复杂的生理活动、语言、记忆、情感等都要由这些神经元一一掌控。

人脑在结构上的特点使其在计算速度上达到了极限。而人类研发的用来作为大脑外延的机器,却在不断地升级换代,从小石子发展到算盘,又从算盘发展到现在的超级计算机。随着人工智能的发展,人类引以为豪的创造性思维和模糊信息处理能力也受到了挑战。

对于现有的计算机系统,要实现模仿人类的智能确实是不太可能的。因为它们使用的技术与理论基础在根本上决定了对于人脑的优势仅仅在于运算的速度与精度。而现在,速度惊人的光计算机、擅长模糊运算的生物计算机,以及完美结合了两者优点、近乎神话般性能的量子计算机正在世界范围内开发,这些在理论基础上与它们的前辈——电子计算机是不同的,它们之间的差异就如同电子计算机与算盘的差异一样巨大。

新的理论基础和设计制造方式将促使计算机越来越接近人类的智能,人类是否会被自己创造的机器超越,值得进一步深入探究。

【举例 7-16】　IBM 计算机芯片"TrueNorth"

2014 年,美国 IBM 和美国康奈尔大学成功开发了一种模拟人类大脑信息传递机制的 SyNAPSE 芯片(Systems of Neuromorphic Adaptive Plastic Scalable Electronics,即自适应可塑型可伸缩电子神经形态系统)。根据这种技术制造出的芯片从设计理念上就不同于现有计算机使用的半导体芯片,将来可能应用于研发即使没有人类命令也能自己学习,进而解决问题的人工智能,这款芯片名为"TrueNorth",如图 7-26 所示。

在这个只有邮票大小的硅片上,集成了 100 万个"神经元"、2.56 亿个"突触"、4 096 个并行分布的神经内核,用了 54 亿个晶体管,能力相当于一台集成了"神经突触"的超级计算机,然而功耗却只有 70 mW。

到目前为止,绝大多数试图仿真人类大脑的研究都集中在软件层面——这些软件最终的运算还是要由传统计算机用 0 和 1 来完成,本质上,它们依然没有摆脱传统计算机结构的束缚。而 IBM 研发出的名为"TrueNorth"的神经元芯片真正地从"头"开始,完完全全从底层模仿了人脑的结构。人脑的计算方式和传统计算机完全不同。在人脑中,神经元相当于处理器,一个成年人的大脑至少有数百亿个神经元,每个神经元都与其他神经元相连,它们的连接处被称为突触,如图 7-27 所示。

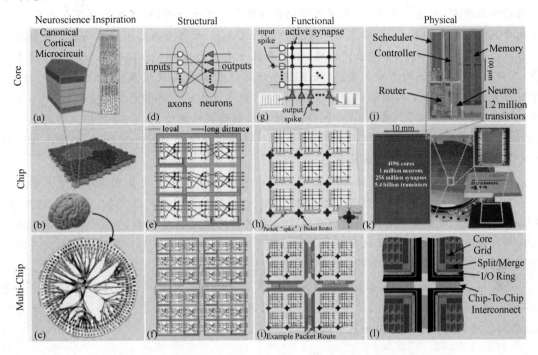

图 7-26　IBM 的 TrueNorth 芯片结构、功能、物理形态

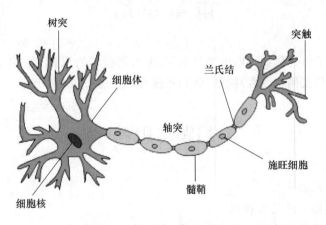

图 7-27　人类神经系统的神经元细胞和突触结构

　　突触是人脑的存储器,用计算机术语来说,这是一个极其庞大的分布式计算系统。这种处理器与存储器紧密相连的结构让人脑内的通信效率非常高。这里的效率并不单指计算速度,还包括对外部信息的感知能力。TrueNorth 的 4 096 个核心之间就使用了类似于人脑的结构,每个核心包含了约 120 万个晶体管,其中负责数据处理和调度的部分只占用少量晶体管,而大多数晶体管都被用在数据存储以及与其他核心沟通方面。在这 4 096 个核心中,每个核心都有自己的本地内存,它们还能通过一种特殊的通信模式与其他核心快速沟通,其工作方式非常类似于人脑神经元与突触之间的协同,只不过化学信号在这里变成了电流脉冲。IBM 把这种结构称为"神经突触内核架构"。

　　参与研发的 IBM 研究人员保罗·梅洛拉说:"不同于传统计算机的冯·诺依曼架构,我们将处理器(神经元)与内存(突触)紧密结合在一起,能在并行计算中实现更高效的通信。"目前从每个人都会用的手机到每秒运算万亿次的超级计算机,几乎所有的处理器都依据冯·诺依曼架构体系开发,在这种体系中,数据的存储和处理是分开进行的,处理器和内存各司其职,程序向计算机发出一组指令,数据依次从硬盘、内存、缓存、处理器寄存器中穿梭而过。这样的体系最符合人类工业化所带来的生产条件,但它存在一些重大瓶颈——数据的传输路径过于冗长,不同数据组之间的沟通成本高昂,而且整个计算过程非常消耗能源。IBM 开发的"深蓝"超级计算机曾经战胜了国际象棋大师卡斯帕罗夫,但它依靠的并非智力,而是"蛮力"——击败卡斯帕罗夫的那台"深蓝"拥有 90 个机架,存储的象棋数据库超过 1 TB,每秒能分析两亿种走法,然后选出最优的那一步。但问题是,这些东西都是由科学家们教给它的,人们事先想好所有对策,"深蓝"只负责按部就班地执行。

从冯·诺依曼计算机被发明那一天开始,科学家们另辟蹊径开发其他计算机体系的尝试就从来没有停止过。很多人寄希望于模仿人脑——它是有史以来最复杂、最聪明的机器,TrueNorth 的出现让我们离这个梦想又近了一步。如果研究进展顺利,TrueNorth 将是自个人计算机诞生以来,整个计算机行业最大的一次变革——也许,未来的计算机不仅仅只是依靠计算速度和海量数据库进行工作,它们还能真正进行"思考"。

尽管以 TrueNorth 为基础打造的神经元计算机并没有产生类似科幻小说那样的自我意识,在人脑之谜真正解开以前,计算机诞生自我意识恐怕也只是一个科学幻想。但由于上述优点,这种芯片的实际应用或许并不遥远。

本 章 小 结

本章主要讲述了仿人机器人的由来与发展、无人驾驶车的原理与应用以及认知计算机的发展历程。通过一些实例使读者对智能认知系统有了更进一步的了解。

习 题 与 思 考

1. 什么是仿人机器人?
2. 简述仿人机器人的关键技术。
3. 无人驾驶汽车的研究方向依照系统和环境可分为哪几类?
4. 无人驾驶汽车的关键技术有哪些?
5. 认知计算机的基本要素是什么?

参 考 文 献

[1] 徐国华,谭民.移动机器人的发展现状及趋势[J].机器人技术与应用,2001(3):7-14.
[2] 谢涛,徐建峰,张永学,等.仿人机器人的研究历史、现状及展望[J].机器人,2002,24(4):367-375.

[3] 俞国燕,张世亮.双足步行机器人的下肢机构设计[J].机电产品开发与创新,2008,21(1):31-37.

[4] 金绥,金英子.基于气动人工肌肉机械手的研究[J].浙江理工大学学报,2007,24(5):567-571.

[5] 卫玉芬,李小宁.气动人工肌肉的进展和应用[J].机床与液压,2003(1):37-38.

[6] 毛勇,王家廞,贾培发,等.双足被动步行研究综述[J].机器人,2007(3):274-280.

[7] 容茂成,祖丽楠,杨鹏.移动机器人听觉定位技术研究[J].机器人技术与应用,2009(1):35-37.

[8] 刘海波,顾国昌,沈晶,等.智能机器人神经心理模型[J].控制理论与应用,2006,23(2):175-180.

[9] 王淑艳.仿人型跑步机器人的稳定性条件及步态规划[D].西安:西安电子科技大学,2006:1-62.

[10] 虞汉中,冯雪梅.人形机器人技术的发展与现状[J].机械工程师,2010(7):3-6.

[11] 豆浩斌,常充利.机器人技术的发展与展望[EB/OL].http://www.docin.com/p-51901403.html.

[12] 闫民.无人驾驶汽车的研究现状及发展方向 [J].汽车维修,2003(2):9-10.

[13] 乔维高,徐学进.无人驾驶汽车的发展现状及方向[J].上海汽车,2007(7):40-43.

[14] 杨明.无人自动驾驶车辆研究综述与展望[J].哈尔滨工业大学学报,2006,8(38):1259-1262.

[15] 杨欣欣.智能移动机器人导航与控制技术研究[D].北京:清华大学,1999.

[16] 宋成.汽车自动巡航技术[J].实用汽车技术,2009(1):5.

[17] 刘焕松.探索认知计算机[J].现代兵器,2005(5):22-24.

[18] 佚名.IBM 研发认知型计算机能像人类一样思考[J].电子产品可靠性与环境试验,2008(6):56-56.

[19] 田亚平.具有思维的认知计算机研制计划[J].今日电子,2008(12):27.

[20] 张昌年.认知科学与计算机[J].桂航学术研究,1998,1(9):33-36.

[21] 潘笃武.认知科学的内容和发展[J].自然杂志,2006(2):116-119.

[22] Yamamoto S, Nakadai K, Tsujino H, et al. Assessment of general applicability of robot audition system by recognizing three simultaneous speeches[C]. In Proceedings IEEE/RSJ International Conference on Intelligent Robots and Systems, 2004: 2111-2116.

[23] Yamamoto S, Nakadai K, Tsujino H, et al. Improvement of robot audition by interfacing sound source separation and automatic speech recognition with missing feature theory[C]. In Proceedings IEEE International Conference on Robotics and Automation, 2004: 1517-1523.

[24] Nakanishi J, Morimoto J, Endo G. An empirical exploration of phase resetting for robust biped locomotion with dynamical movement primitives[C]. In Proceedings of 2004 IEEE/RSJ

International Conference on Intelligent Robots and Systems，2004，Sendai，Japan.

［25］　许翠苹.迈入车联网时代［J］.通讯世界,2010(7):42-43.

［26］　姬璨璨.车联网:城市交通的智慧之光[J].交通世界,2010(9):34-38.

［27］　解仑,王志良,李华俊.双足步行机器人制作技术[M].北京:机械工业出版社,2008.

［28］　苏保国.无人驾驶汽车的先进技术与发展[J].内燃机与配件,2020(9):236-238.

［29］　刘磊.浅析机器人的研究现状与发展前景[J].科技创新导报,2016(6):57-58.

第4篇 实 践

　　实践教学是工科学科教学工作的重要环节,直接关系到学生综合素质的提高以及创新精神和创新能力的培养。我国拥有世界上最大的工程教育,培养了最多的工程技术人才,但人才质量却难以满足需求。本书的一大特色是强调工科的实践性要求,在结尾部分安排了实践篇,提供了实验供教师教学或学生学习使用,以避免理论脱离实际、产学研用脱节、动手能力薄弱等现象的存在,提高学生的问题分析能力、动手实践能力、创新能力及创造力。

第8章

脑与认知实验

脑科学和认知科学知识在现实生活中有着大量的实际应用。本章精心设计了10个实验，包括1个课堂演示实验(8.2节)、5个体验性实验(8.3节、8.4节、8.8节、8.9节、8.10节)和3个综合性实验(8.5节、8.6节、8.7节)，希望通过实验使读者将理论知识与实际应用相结合，激发学生的学习热情。

8.1 脑与认知实验教学说明

1. 脑与认知实验的教学任务

脑与认知实验是脑与认知课程的重要组成部分，它立足于应用，结合教学实际，循序渐进地提高学生的实验技能。

脑与认知实验课的具体任务如下。

(1) 培养学生的学习兴趣，加深学生对脑与认知的认识，激发积极主动的探索、求知精神。

(2) 培养学生的观察力，提高其发现问题、分析问题和解决问题的能力，深化学生的创新意识和团队协作意识。

(3) 实现学生由学习理论知识到进行科学研究的初步转变，提高文献检索能力，培养严谨的学习态度，关注相关科技最新进展，使学生具备基本的科研素养。

2. 脑与认知实验的要求

(1) 独立学习

做好实验预习工作，阅读实验教材，联系实验涉及的相关理论，自行查阅相关文献资料，掌握实验原理，了解其实际应用背景。

(2) 动手操作能力

对于体验性实验，能够根据说明书或老师讲解，正确地使用有关设备和仪器，独立完成实验内容。

(3) 自主探究与团队协作能力

对于综合性实验，能够融合所学知识和技术，自主探索解决问题的方法，完成自己的实验任务。团队实验要加强讨论分析，注意相互配合、团结协作。

(4) 书写表达能力

撰写合格的实验报告，有意识地培养论文的写作能力。

3. 脑与认知实验的规则

(1) 实验前必须做好预习,完成要求的预习任务。

(2) 课堂演示实验要认真观察;体验性实验要听从教师指导,按照操作流程进行实验,爱惜实验设备;综合性实验需要注意实验安全,发现故障后(如设备运行异常、元器件冒烟或有异常气味)要立即报告指导老师,禁止擅自处理。在实验报告中,要认真分析故障原因,说明排除故障的方法。

(3) 按时完成实验报告。

4. 脑与认知实验报告的基本格式

(1) 实验名称。

(2) 实验目的。

(3) 实验设备或环境。

(4) 用自己的语言,简明扼要地写出实验原理。

(5) 简述实验步骤,附数据表格或电路图。

(6) 实验总结,包括实验思考题、实验中遇到的故障问题和解决方法以及实验心得体会。

8.2 大脑模型认知实验

【实验目的】

(1) 对大脑的三部分、七层结构、区域划分有一个清晰的认识,在本次实验中要求学生可以在大脑的平面图上正确标识各个区域的脑认知水平。

(2) 对脑的各个区域的基本功能以及脑的工作方式有所了解,在这个基础上启发学生进一步思考大脑的工作方式与思维的本质等较为上层的问题。

【实验环境】

大脑模具、配有详细标识的脑的剖面图、大脑模型的三维动画。

【实验步骤】

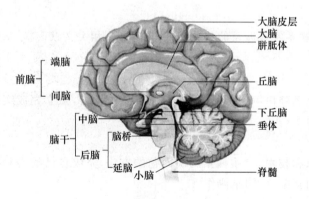

图 8-1 大脑剖视图(一)

(1) 以大脑模具作为讲解对象,通过观察、触摸、讨论等方式,对大脑的三个主要部分进行感性的介绍。

(2) 用模具配合标示详细部位的大脑图片(如图 8-1、图 8-2 所示)讲解大脑各部分的形状与功能以及大脑的区域划分方式。

(3) 放映大脑模型的三维动画,动态地展示各个部分的结构,并配以大脑的纵剖、横剖图,加深感性认识,启发关于大脑工作方式的理性思考。

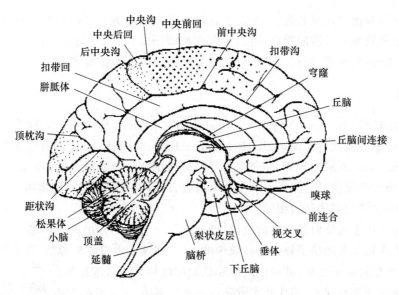

图 8-2　大脑剖视图(二)

【思考题】

(1) 脑的七层结构是什么?

(2) 脑的区域是怎样划分的? 简述各区域的功能。

(3) 谈谈你对脑的工作方式的认识与思考。

8.3　核磁共振成像体验实验

【实验目的】

通过幻灯片讲解,并(在脑科学实验室或医院)真实体验核磁共振成像的操作过程,使学生理解和掌握核磁共振成像的原理。

【实验环境】

德国西门子 1.5 T 高场强磁共振成像系统如图 8-3 所示,该机为目前世界上最先进的高场强磁共振扫描仪,具备了一系列领先的硬件技术优势,具有全景矩阵成像技术,配备了 18 个射频接收通道,76 个无缝连接线圈单元,其最大单轴梯度场 45 T/m,最大切换率 200 T·s/m。全景矩阵成像技术极大地增加了人们的舒适度,全身检查仅需一次人体放置,无须重新定位,无须重新更换线圈。超短磁体及 60 cm 检查孔径增加了人体的

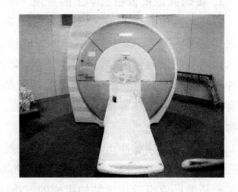

图 8-3　西门子 1.5 T 高场强磁共振成像系统

舒适性,除头部检查外,其他部位均可采取足先入检查模式,明显减轻了人们在磁共振检查时

的幽闭恐惧症和焦虑。该设备强大、全面的软件处理技术具有广泛的应用范围,其扫描速度、高信噪比和高分辨率有了质的提高,可以实现颅脑解剖结构、脑功能、颅内血管等的高质量成像,还能够完成心脏、血管、肝脏、胰腺、骨关节及软组织等诸多脏器成像。

【实验原理】

核磁共振成像(Nuclear Magnetic Resonance Imaging,NMRI),又称自旋成像(Spin Imaging),也称磁共振成像(Magnetic Resonance Imaging,MRI),是利用核磁共振(Nuclear Magnetic Resonance,NMR)原理,依据氢原子所释放的能量在物质内部不同结构环境中的衰减不同,通过外加梯度磁场检测所发射出的电磁波,即可得知构成这一物体原子核的位置和种类,据此绘制成物体内部的结构图像。

将这种技术用于人体内部结构的成像,就产生了一种革命性的医学诊断工具。快速变化的梯度磁场的应用大大加快了核磁共振成像的速度,使该技术在临床诊断、科学研究中的应用成为现实,极大地推动了医学、神经生理学和认知神经科学的迅速发展。

从核磁共振现象发现到 MRI 技术成熟这几十年期间,有关核磁共振的研究曾在三个领域(物理、化学、生理学或医学)内获得了 6 次诺贝尔奖,足以说明此领域及其衍生技术的重要性。

1. 核磁共振成像原理概述

核磁共振成像是随着计算机技术、电子电路技术、超导体技术的发展而迅速发展起来的一种生物磁学核自旋成像技术。考虑到患者对"核"的恐惧心理,故常将这门技术称为"磁共振成像"。

核磁共振成像的"核"指的是氢原子核,因为人体约 70% 是由水组成的,MRI 即依赖水中的氢原子。

把物体放置在磁场中,用适当的电磁波照射它,以改变氢原子的旋转排列方向,使之共振,然后分析它释放的电磁波。由于不同的组织会产生不同的电磁波信号,经计算机处理,就可以得知构成这一物体的原子核的位置和种类,据此可以绘制成物体内部的精确立体图像。

原子核在进动中,吸收与原子核进动频率相同的射频脉冲,即外加交变磁场的频率等于拉莫频率,原子核就发生共振吸收,去掉射频脉冲之后,原子核磁矩又把所吸收能量的一部分以电磁波的形式发射出来,称为共振发射。共振吸收和共振发射的过程叫作"核磁共振"。

2. 核磁共振成像在医学上的应用

氢核是人体成像的首选核种,这是因为人体各种组织含有大量的水和碳氢化合物,氢核的核磁共振灵活度高、信号强。NMR 的信号强度与样品中的氢核密度有关,人体中各种组织间含水比例不同,即含氢核数的多少不同,则 NMR 信号强度有差异,利用这种差异作为特征量,把各种组织分开,这就是氢核密度的核磁共振图像。人体不同组织之间、正常组织与该组织中的病变组织之间氢核密度,弛豫时间 T_1、T_2 这三个参数的差异,是 MRI 用于临床诊断最主要的物理基础。

当施加一射频脉冲信号时,氢核能态发生变化,射频过后,氢核返回初始能态,共振产生的电磁波便发射出来。原子核振动的微小差别可以被精确地检测到,经过计算机进一步的处理,即可能获得反应组织化学结构组成的三维图像,从中可以获得包括组织中水分差异以及水分子运动的信息。这样,病理变化就能被记录下来。

人体约 2/3 的重量为水分,如此高的比例正是磁共振成像技术能被广泛应用于医学诊断的基础。人体内器官和组织中的水分并不相同,很多疾病的病理过程会导致水分形态的变化,即可由磁共振图像反映出来。

MRI 所获得的图像非常清晰与精细。由于 MRI 不使用对人体有害的 X 射线和易引起过敏反应的造影剂,因此对人体没有损害。MRI 可对人体各部位多角度、多平面成像,其分辨率高,能更客观、更具体地显示人体内的解剖组织及相邻关系。

3. 核磁共振成像的优点

与 1901 年获得诺贝尔物理学奖的普通 X 射线或 1979 年获得诺贝尔医学奖的计算机断层扫描术(Computerized Tomography,CT)相比,磁共振成像的最大优点是,它是目前少有的对人体没有任何伤害的安全、快速、准确的临床诊断方法,具体包括:

(1) 对软组织有极好的分辨率;

(2) 各种参数都可以用来成像,多个成像参数能提供丰富的诊断信息,这使得医疗诊断和对人体内代谢和功能的研究方便、有效;

(3) 通过调节磁场可自由选择所需剖面,能得到其他成像技术所不能接近或难以接近部位的图像;

(4) 对人体没有电离辐射损伤;

(5) 原则上所有自旋不为零的核元素都可以用以成像,如氢(^{1}H)、碳(^{13}C)、氮(^{14}N 和 ^{15}N)、磷(^{31}P)等。

4. 核磁共振成像的缺点及可能存在的危害

虽然 MRI 对患者没有致命性的损伤,但还是给患者带来了一些不适感。在 MRI 诊断前应当采取必要的措施,把这种负面影响降到最低限度。其缺点主要有:和 CT 一样,MRI 也是解剖性影像诊断,很多病变单凭核磁共振检查仍难以确诊,不像内窥镜可同时获得影像和病理两方面的诊断;对肺部的检查不优于 X 射线或 CT 检查,对肝脏、胰腺、肾上腺、前列腺的检查不比 CT 优越,但费用要高昂得多;对胃肠道的病变不如内窥镜检查;扫描时间长,空间分辨率不够理想;由于强磁场的原因,MRI 对体内有磁性金属或起搏器的特殊病人不能适用。

MRI 系统可能对人体造成伤害的因素主要包括以下方面:①强静磁场。在有铁磁性物质存在的情况下,不论是埋植在患者体内还是在磁场范围内,都可能是危险因素。②随时间变化的梯度场可在受试者体内诱导产生电场而兴奋神经或肌肉。外周神经兴奋是梯度场安全的上限指标。在足够强度下,可以产生外周神经兴奋(如刺痛或叩击感),甚至引起心脏兴奋或心室震颤。③射频场(RF)的致热效应。在 MRI 聚焦或测量过程中所用到的大角度射频场发射,其电磁能量在患者组织内转化成热能,使组织温度升高。RF 的致热效应需要进一步探讨,临床扫描器对于射频能量有所谓特定吸收率(Specific Absorption Rate, SAR)的限制。④噪声。MRI 运行过程中产生的各种噪声可能使某些患者的听力受到损伤。

【实验步骤】

(1) 通过幻灯片进行投影演示,介绍核磁共振成像的原理。

(2) 到有条件的医院或者研究机构参观核磁共振成像仪器,通过对核磁共振成像进行真实体验,使学生理解核磁共振成像的原理和过程。

(3) 学生通过实际参观,总结核磁共振成像的基本原理和优缺点。

【思考题】

(1) 简述核磁共振成像的原理。

(2) 核磁共振成像的"核"指的是什么?

8.4 脑波检测与信息处理体验实验

【实验目的】

(1) 了解脑波检测的工作原理。

(2) 了解 BCI 技术如何应用。

【实验环境】

PC(安装有自带的 Bluetooth 软件)、MindSet 意念耳机(含有匹配的蓝牙模块)、Brainwave Visualizer 软件。

【实验原理】

1. 脑电波

生物电现象是生命活动的基本特征之一。人类在进行思维活动时在大脑产生的生物电信号就是脑电波。人们的大脑无时无刻不在产生脑电波。这些自发的生物电信号的频率变动范围通常在 0.1～30 Hz 之间,根据其频率不同可划分为 δ、θ、α、β 四个频段,具体如表 8-1 所示。

表 8-1 脑电波分类表

脑电波类型	频率范围	精神状态
δ	0.1～3 Hz	深度睡眠,非快动眼睡眠,无意识
θ	4～7 Hz	直觉的,创造性的,回忆的,幻想的,想象,浅睡
α	8～12 Hz	放松,但不困倦,安静,有意识
低频 β	13～15 Hz	运动感觉节律,放松仍可集中注意力,有协调性
中频 β	16～20 Hz	思考,对于自我和周围环境意识清楚
高频 β	21～30 Hz	机警,激动

2. MindSet 的工作原理

MindSet 是美国 NeuroSky 公司推出的基于其先进的 BCI 技术的一款"意念耳机",其基本组成如图 8-4 所示。NeuroSky BCI 技术通过干态电极传感器采集大脑产生的生物电信号,并将这些采集的信号送入 ThinkGear™芯片,ThinkGear™将混杂在信号中的噪声以及肌肉组织运动产生的扰动滤除,并将有用信号放大,然后通过 NeuroSky eSense™专利算法解读出描述使用者当前精神状态的 eSense 参数。eSense 参数用于描述被试者的"注意力参数"和"放松度参数"。eSense 参数以 1～100 之间的具体数值来指示用户的注意力水平和放松度水平,数值越大表示专注度或放松度越大。最终,通过将这些量化的参数输出到计算机、手机等智能设备,实现基于脑电波的人机交互,即通常所说的意念控制。控制过程如下。

(1) 信号校准。对不同使用者脑电信号进行自适应计算及同步,以进行信号的校准。

(2) 信号采集。采用 NeuroSky 单导干电极技术,使得脑电信号采集变得简单易用。

(3) 信号提取。ThinkGear™从噪声环境中分离出脑电波信号,经过放大处理,产生清晰的脑电波信号。

(4) 信号解读。通过 eSense™专利算法将脑电波解读为 eSense 参数,用于表示用户当前的精神状态。

(5) 人机交互。将 eSense 参数传递给计算机、手机等智能设备,从而可以通过脑电波进行人机交互。

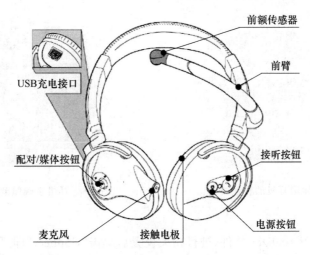

图 8-4　MindSet 组成示意图

【实验步骤】

1. 建立 MindSet 蓝牙连接

(1) 打开电源。按住"电源"按钮直到蓝色 LED 灯被点亮,即可打开 MindSet 的电源。如需关闭 MindSet 电源,请按住"电源"按钮,当蓝色 LED 灯由闪烁状态变为静止不动时,松开"电源"按钮,LED 灯将会自动关闭。

(2) 长按"媒体"按钮 3 s 以上使 MindSet 耳机进入蓝牙配对模式。MindSet 的红色及蓝色 LED 灯闪烁则表示耳机处于配对模式。

(3) 双击系统托盘区的蓝牙图标打开蓝牙设置窗口。如果系统托盘区没有蓝牙图标,请打开系统控制面板,并双击控制面板中的蓝牙图标。

(4) 单击"新建连接"按钮。选择"常规模式",然后单击"下一步"按钮。

(5) 如果检测到 MindSet,连接向导将在 Bluetooth 设备列表中显示"MindSet"。在列表中选择"MindSet",然后单击"下一步"按钮。注意:如果列表中没有出现"MindSet",请先确认 MindSet 当前处于配对模式,然后单击"更新"按钮。

(6) 选择"串行端口 Dev B",然后单击"下一步"按钮。

(7) 取消选中"使用默认的 COM 端口",选择下拉框中可用的最小的 COM 端口,然后单击"下一步"按钮。

(8) 使用默认的名称及图标,然后单击"下一步"按钮完成 MindSet 的配对。

(9) 双击"MindSet"图标以进行连接。此时 Bluetooth 管理器将要求用户输入一个安全密码(PIN)用于连接到 MindSet。在密码文本框中输入"0000",然后单击"确定"按钮。至此 MindSet 的蓝牙连接创建成功。

2. 正确佩戴耳机

(1) 根据佩戴者的需要调整好头戴的长度以及前臂的弯曲度。

(2) 按图 8-5 和图 8-6 的示范戴上耳机。

(3) 细微调整。正确佩戴要求各个电极与皮肤接触良好,以保证能正确测量到佩戴者的脑电波,以稍有压迫感为宜,不要太松或太紧。注意,电极和皮肤中间不要有头发或任何其他杂物。在使用过程中,如果无法接收到脑电波信号,请重复上述步骤重新佩戴耳机,并且适当调整传感器位置以确保其与皮肤良好接触。

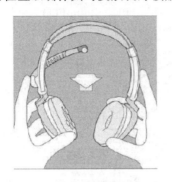

图 8-5　佩戴耳机的正确方向

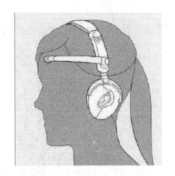

图 8-6　耳机正确佩戴示意图

3. 意念控制

打开 Brainwave Visualizer 软件,进行相关设置后单击"Connect"即可进入主界面。稍等一会儿,可以从柱形图和合成图上看到自己的脑波变化。柱形图表示的是每种脑波的强度,合成图表示的是多个脑波的合成情况。注意观察每一项表示的脑波是什么,尤其是代表自己的专注度和放松度的脑波。改变自己的情绪,观察脑波的变化。

单击"Burning barrel",进入专注度测试小游戏"燃烧木桶"。单击"Start"按钮,开始集中注意力,注意力越集中,木桶的"温度"越高。若注意力在一定时间内维持在较高水平,木桶就会被点燃并爆炸,界面左上方将显示本次用时及最高纪录。多次练习,找出迅速集中注意力并保持下去的方法。

单击"Suspension bal",进入放松度测试小游戏"悬浮小球"。单击"Start"按钮,开始让自己放松,当放松度在一定时间内维持在较低水平时,小球就会漂浮起来。放松度越高,小球悬浮的高度越高。一旦小球着地,本次测试即完毕,界面左上方将显示本次悬浮高度及最高纪录。多次练习,找出迅速放松自己并保持下去的方法。

打开 Adventures of NeuroBoy BCI Tech Demo(意念小子历险记)软件,简单设置后单击"Play"按钮进入游戏,单击"Connect"和"MindSet"建立连接即可开始游戏。通过方向键控制人物行走,从左方的工具箱中选择要进行的操作(点燃、拖动、悬浮),然后选中要操作的物体,开始集中或放松注意力完成操作。

【思考题】

(1) MindSet 是如何实现意念控制的? 它有哪些应用?

(2) 如何快速集中注意力和放松?

(3) 通过这次实验,你有什么收获?

8.5　人工大脑简单记忆功能的电路设计与实现

【实验目的】

依据人工智能的方法,采用电子设计自动化(EDA)软件平台设计电子线路,并使之实现对人脑功能的部分模拟。具体地说,就是设计一个电子线路,模拟 Hopfield 神经网络,在信息不完整的状况下,实现数据的记忆联想判断的大脑思维功能。

【实验环境】

(1) 软件环境:Max+plusⅡ界面友好,使用便捷,被誉为业界最易学易用的 EDA 软件,故选择 Altera 公司提供的 FPGA/CPLD 开发集成环境 Max+plusⅡ。在 Max+plusⅡ上可以完成设计输入、元件适配、时序仿真、功能仿真、编程下载整个流程,它提供了一种与结构无关的设计环境,使设计者能方便地进行设计输入、快速处理和器件编程。

(2) 硬件:本实验的规模很小,因此市面上绝大多数 FPGA/CPLD 产品均可选用,读者可根据自身条件进行选择。本实验选择市面上比较流行的 Altera 公司的 Cycl one Ⅱ EP2C35 150 万门级的 FPG A 芯片作为目标芯片,它的相关资料非常丰富,易学易用。

【实验原理】

实验采用 16 个神经元(即 16 个计算单元)组成 Hopfield 反馈网络。最后的仿真结果将被下载并用可编程逻辑器件显示。16 个神经元将用 16 个小灯显示,组成 4×4 的方阵。Hopfield 联想记忆网络记忆容量的上限为 $0.15N$,此时 $N=16$,则记忆容量为 $0.15 \times 16 = 2.4$,即可以记住至多两个稳定状态。为了方便起见,本实验让网络记住了一个稳定状态,即阿拉伯数字 4。网络运行时可以输入形似 4 的图形,让网络自行运行,网络会一步一步趋向设定的稳定状态。这就类似于人脑的联想记忆功能,即看到类似于自己曾经记忆过的图形,会联想起以前的图形。

在编写程序之前首先需要设定与所记忆模式相关的网络权值。

本设计要求系统事先记忆目标模式,而目标模式的记忆是由设定网络权值来实现的。由上所述,这里要记忆的目标模式如图 8-7 所示。

1		1	
1		1	
1	1	1	
		1	

图 8-7　目标模式示意图

表示为一个 4×4 的矩阵:

$$\begin{pmatrix} 1 & 0 & 1 & 0 \\ 1 & 0 & 1 & 0 \\ 1 & 1 & 1 & 1 \\ 0 & 0 & 1 & 0 \end{pmatrix}$$

此矩阵安排的顺序也就是神经元 a_n 的顺序,是按 a_{n1} 到 a_{n16} 由从左到右、从上到下、先横排后纵排的顺序排列的。左上角的是 a_{n1},右下角的是 a_{n16}。那么目标模式写成 16 位二值逻辑形式就是"1010 1010 1111 0010"。有了这个要求记忆的模式,就可以根据下式计算出权值矩阵：

$$w_{ij} = \begin{cases} \dfrac{1}{n}\displaystyle\sum_{u=1}^{M} u_i^k u_j^k & j \neq i \\[2mm] 0 & j = i \end{cases} \tag{8-1}$$

权值矩阵部分数值如下：

w_1_1：＝0；w_1_2：＝－625；w_1_3：＝625；w_1_4：＝－625；w_1_5：＝625；w_1_6：＝－625；w_1_7：＝625；w_1_8：＝－625；w_1_9：＝625；w_1_10：＝625；w_1_11：＝625；w_1_12：＝625；w_1_13：＝－625；w_1_14：＝－625；w_1_15：＝625；w_1_16：＝－625；

在计算时真正的矩阵中的数值应该都是 0.062 5 或－0.062 5（除自反馈权值为 0 外），这里都改成了 625 和－625，待写在程序中时，又都改成了 1 或－1，这样做的原因是便于程序运算处理。

程序中还需要设定初值。由于程序中定义 16 位总线端口的语句是 16 DOWNTO 1，也就是从 a_{n16} 开始定义到 a_{n1}，所以程序中的顺序与上面所说的顺序正好相反，是从右下角到左上角。那么目标模式就应该是"0100 1111 0101 0101"，用十六进制数表示就是"4F55"。设定的检测模式矩阵为

$$\begin{bmatrix} 0 & 1 & 0 & 0 \\ 1 & 0 & 1 & 0 \\ 1 & 0 & 0 & 1 \\ 0 & 0 & 1 & 0 \end{bmatrix}$$

设定为"0100 1001 0101 0010"，用十六进制数表示为"4952"。

【实验步骤】

1. 熟悉使用 Max＋plusⅡ开发的流程

在 Altera 公司的 Max＋plusⅡ Baseline 环境下，其设计流程如下。

（1）建立新项目

选择 File Project→Name 为新项目命名。

（2）编辑电路

① 采用原理图输入法在 Graphical Editor 中编辑电路。

② 采用文本输入法用 VHDL 语言在 Text Editor 中编辑电路。

（3）存储、检查及编译

编辑完成后：

① 选择 Assign→Device 进行 CPLD 芯片的型号设置。

② 选择 Assign→Global Project Device Option 进行 Configuration Scheme 传输模式设置。

③ 选择 Assign→Global Project Logic Synthesis 进行 Style 设置。

④ 选择 File→Project→Save & Compile 进行电路图存档及编译。

（4）功能仿真

① 在 Max＋plus Ⅱ→Waveform Editor 中进行输入波形的定义及存储。

② 打开仿真器（Simulator）仿真电路。

（5）管脚配置与编译

① 在 Max＋plus Ⅱ→Floor plan Editor 中进行 CPLD 的 IC 管脚设定。

② 管脚设定完后，选择 File→Project→Save & Compile 进行存档及编译。

(6) 程序下载

① Max+plus Ⅱ 自配的下载程序：

- Max+plus Ⅱ→Programmer→byte blaster

② 下载程序：

- 编译正确完成后，执行 Dnld3 或 Dnldl0 程序，载入结构位元于下载板中。
- 在开发系统中仿真或下载存于 SEEPROM 内，便于开机自动执行。

(7) 电路功能测试

单击 Dnld3 或 Dnldl0 程序中的 Config 按钮，重置并执行芯片中的电路，并测试电路功能。

2. 人工大脑简单记忆功能的实现

在熟悉了使用 Max+plus Ⅱ 进行 FPGA/CPLD 开发的基础上，进行人工大脑简单记忆功能的实现。由于神经元结构的抽象性，并且为了能将神经网络的原理更加清晰地展现给读者，选择直接用硬件描述语言进行编程描述。

(1) 设计 in_1_1、in_1_2 等 16 个输入端口和 l_1_1、l_1_2 等 16 个与之对应的输出端口（实际上是设想中的 16 个小灯组成的 4×4 的矩阵）。

(2) W_1_1、W_1_2 分别代表神经元 1 到神经元 1、2 的连接权值，直到 W_16_16，共 256 个连接权值。设 $m_1, m_2, \cdots, m_{16}$ 共 16 个中间变量，h_1 至 h_16 共 16 个比较变量，用于比较加权后的结果与 0 之间的大小关系（由于输入与输出都是位运算，即 0 或者 1 两种状态，因此在计算过程中要变为 -1 和 1 两种状态，既简便易懂又贴近理论，这就需要在把输入赋值给中间变量的过程中转换状态，最后再把计算结果变成 0 和 1 输出）。

(3) 中间变量操作。

```
IF(an(1) = '0') THEN
      m1: = -1;
ELSE
      m1: = 1;
END IF;
```

这个语句用 16 次，即可将输入转化为中间变量要使用的 -1 和 1 两值状态。

(4) 加权计算与判断。

h 是每个神经元的加权和，用以和 0 比较大小，进而决定该神经元下一个时刻的输出。加权语句为

h_1: = m2 * w_2_1 + m3 * w_3_1 + m4 * w_4_1 + m5 * w_5_1 + m6 * w_6_1 + m7 * w_7_1 + m8 * w_8_1 + m9 * w_9_1 + m10 * w_10_1 + m11 * w_11_1 + m12 * w_12_1 + m13 * w_13_1 + m14 * w_14_1 + m15 * w_15_1 + m16 * w_16_1;

其中，各个 m 为其他神经元本时刻的输出，w 为对应的权值，在程序开始时已经根据目标状态由计算得出并设定好。共有 16 个这样的语句，分别与 16 个神经元的判断机制相对应。

得出相加结果后，再判断其与 0 的大小关系，并依此为输出及下一个状态赋值。其语句为

```
IF(h_1 > 0) THEN
      an(1) < = '1';
ELSE
      an(1) < = '0';
END IF;
```

同样,这样的语句有 16 个,将计算结果返回给神经元的输出而显示出来,同时为下一次计算准备了数据。

(5) 整个过程需要嵌套在一个大的系统循环里面,以系统时钟信号的上升沿为激活信号,使得每有一个时钟上升沿来临,系统就运行一次计算,这样一直迭代计算下去。其具体实现语句为

IF(clk'EVENT AND clk ='1') THEN

END IF;

【实验结果】

1. 软件仿真

得到的仿真波形如图 8-8 和图 8-9 所示。

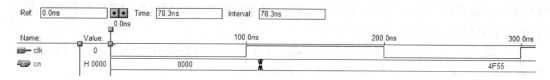

图 8-8　程序仿真波形图(Ⅰ)

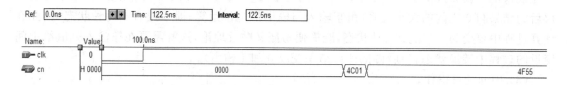

图 8-9　程序仿真波形图(Ⅱ)

从图 8-8 中可以看到输入信号为时钟信号 clk,输出为 cn,它们在图中的模式都是 16 位总线结构,用 4 位十六进制数来表示。输出的初始值为 0,当第一个上升沿来临时,系统开始计算,从而使系统的输出状态达到稳定状态 4F55。

仔细观察波形容易发现,系统是经过计算而逐步趋向于稳定态 4F55 的,只是由于设定的目标模式较少,比较简单,而加快了趋向过程,从而看不到中间的趋向步骤。但是将波形图放大,还是会看见一些中间的不稳定状态,从而证明了系统的逐步趋向性,图 8-9 就是放大波形图后看到的中间环节。

2. 硬件实现

如图 8-10 所示,实验板右上角的 16 只灯显示"1010 1010 1111 0010",从右向左转化为 16 进制即为"4F55",从而实现了对矩阵灯记忆状态"4"的显示。

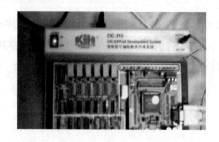

图 8-10　实验板显示结果图

【思考题】

(1) 请简述 VHDL 程序的基本结构。

(2) 在使用 VHDL 语言进行编程时,进程语句是设计人员描述结构体时使用最为频繁的语句,请简述其特点。

(3) 请查阅相关资料后简述可编程逻辑器件的优点。

(4) 请思考并查阅相关文献,了解更多关于 Hopfield 联想记忆网络存在的伪状态的相关知识。

【程序附录】

```
程序清单:ann.vhd:
LIBRARY IEEE;
USE IEEE. STD_LOGIC_1164.ALL;
USE IEEE.STD_LOGIC_SIGNED.ALL;
ENTITY ann IS
    PORT( --an:IN BIT_VECTOR(16 DOWNTO 1);
        cn:OUT BIT_VECTOR(16 DOWNTO 1);
      clk:IN BIT);
END ann;
ARCHITECTURE rtl OF ann IS

 -- SIGNAL dn:BIT_VECTOR(16 DOWNTO 1);
BEGIN
 --dn< = an;

PROCESS(clk)

 --VARIABLE
 --w_1_1,w_1_2,w_1_3,w_1_4,w_1_5,w_1_6,w_1_7,w_1_8,w_1_9,w_1_10,w_1_
11,w_1_12,w_1_13,w_1_14,w_1_15,w_1_16,
 --w_2_1,w_2_2,w_2_3,w_2_4,w_2_5,w_2_6,w_2_7,w_2_8,w_2_9,w_2_10,w_2_
11,w_2_12,w_2_13,w_2_14,w_2_15,w_2_16,
 --w_3_1,w_3_2,w_3_3,w_3_4,w_3_5,w_3_6,w_3_7,w_3_8,w_3_9,w_3_10,w_3_
11,w_3_12,w_3_13,w_3_14,w_3_15,w_3_16,
 --w_4_1,w_4_2,w_4_3,w_4_4,w_4_5,w_4_6,w_4_7,w_4_8,w_4_9,w_4_10,w_4_
11,w_4_12,w_4_13,w_4_14,w_4_15,w_4_16,
 --w_5_1,w_5_2,w_5_3,w_5_4,w_5_5,w_5_6,w_5_7,w_5_8,w_5_9,w_5_10,w_5_
11,w_5_12,w_5_13,w_5_14,w_5_15,w_5_16,
 --w_6_1,w_6_2,w_6_3,w_6_4,w_6_5,w_6_6,w_6_7,w_6_8,w_6_9,w_6_10,w_6_
11,w_6_12,w_6_13,w_6_14,w_6_15,w_6_16,
 --w_7_1,w_7_2,w_7_3,w_7_4,w_7_5,w_7_6,w_7_7,w_7_8,w_7_9,w_7_10,w_7_
```

11,w_7_12,w_7_13,w_7_14,w_7_15,w_7_16,

　--w_8_1,w_8_2,w_8_3,w_8_4,w_8_5,w_8_6,w_8_7,w_8_8,w_8_9,w_8_10,w_8_
11,w_8_12,w_8_13,w_8_14,w_8_15,w_8_16,

　--w_9_1,w_9_2,w_9_3,w_9_4,w_9_5,w_9_6,w_9_7,w_9_8,w_9_9,w_9_10,w_9_
11,w_9_12,w_9_13,w_9_14,w_9_15,w_9_16,

　--w_10_1,w_10_2,w_10_3,w_10_4,w_10_5,w_10_6,w_10_7,w_10_8,w_10_9,w_10_10,w
_10_11,w_10_12,w_10_13,w_10_14,w_10_15,w_10_16,

　--w_11_1,w_11_2,w_11_3,w_11_4,w_11_5,w_11_6,w_11_7,w_11_8,w_11_9,w_11_10,w
_11_11,w_11_12,w_11_13,w_11_14,w_11_15,w_11_16,

　--w_12_1,w_12_2,w_12_3,w_12_4,w_12_5,w_12_6,w_12_7,w_12_8,w_12_9,w_12_10,w
_12_11,w_12_12,w_12_13,w_12_14,w_12_15,w_12_16,

　--w_13_1,w_13_2,w_13_3,w_13_4,w_13_5,w_13_6,w_13_7,w_13_8,w_13_9,w_13_10,w
_13_11,w_13_12,w_13_13,w_13_14,w_13_15,w_13_16,

　--w_14_1,w_14_2,w_14_3,w_14_4,w_14_5,w_14_6,w_14_7,w_14_8,w_14_9,w_14_10,w
_14_11,w_14_12,w_14_13,w_14_14,w_14_15,w_14_16,

　--w_15_1,w_15_2,w_15_3,w_15_4,w_15_5,w_15_6,w_15_7,w_15_8,w_15_9,w_15_10,w
_15_11,w_15_12,w_15_13,w_15_14,w_15_15,w_15_16,

　--w_16_1,w_16_2,w_16_3,w_16_4,w_16_5,w_16_6,w_16_7,w_16_8,w_16_9,w_16_10,w
_16_11,w_16_12,w_16_13,w_16_14,w_16_15,w_16_16:INTEGER RANGE -625 TO 625;

　VARIABLE m1,m2,m3,m4,m5,m6,m7,m8,m9,m10,m11,m12,m13,m14,m15,m16:INTEGER RANGE
-1 TO 1;

　VARIABLE h_1,h_2,h_3,h_4,h_5,h_6,h_7,h_8,h_9,h_10,h_11,h_12,h_13,h_14,h_15,h
_16:INTEGER RANGE -9375 TO 9375;

　-- VARIABLE bn:BIT_VECTOR(16 DOWNTO 1):= "0100111101010110";

　VARIABLE bn:BIT_VECTOR(16 DOWNTO 1);

　BEGIN

　--w_1_1:=0;w_1_2:=-625;w_1_3:=625;w_1_4:=-625;w_1_5:=625;w_1_6:=
-625;w_1_7:=625;w_1_8:=-625;w_1_9:=625;w_1_10:=625;w_1_11:=625;w_1_
12:=625;w_1_13:=-625;w_1_14:=-625;w_1_15:=625;w_1_16:=-625;

　--w_2_1:=-625;w_2_2:=0;w_2_3:=-625;w_2_4:=625;w_2_5:=-625;w_2_6:
=625;w_2_7:=-625;w_2_8:=625;w_2_9:=-625;w_2_10:=-625;w_2_11:=-625;
w_2_12:=-625;w_2_13:=625;w_2_14:=625;w_2_15:=-625;w_2_16:=625;

　--w_3_1:=625;w_3_2:=-625;w_3_3:=0;w_3_4:=-625;w_3_5:=625;w_3_6:=
-625;w_3_7:=625;w_3_8:=-625;w_3_9:=625;w_3_10:=625;w_3_11:=625;w_3_
12:=625;w_3_13:=-625;w_3_14:=-625;w_3_15:=625;w_3_16:=-625;

　--w_4_1:=-625;w_4_2:=625;w_4_3:=-625;w_4_4:=0;w_4_5:=-625;w_4_6:
=625;w_4_7:=-625;w_4_8:=625;w_4_9:=-625;w_4_10:=-625;w_4_11:=-625;
w_4_12:=-625;w_4_13:=625;w_4_14:=625;w_4_15:=-625;w_4_16:=625;

　--w_5_1:=625;w_5_2:=-625;w_5_3:=625;w_5_4:=-625;w_5_5:=0;w_5_6:=

-625; w_5_7: $=625$; w_5_8: $=-625$; w_5_9: $=625$; w_5_10: $=625$; w_5_11: $=625$; w_5_12: $=625$; w_5_13: $=-625$; w_5_14: $=-625$; w_5_15: $=625$; w_5_16: $=-625$;

$--$w_6_1: $=-625$; w_6_2: $=625$; w_6_3: $=-625$; w_6_4: $=625$; w_6_5: $=-625$; w_6_6: $=0$; w_6_7: $=-625$; w_6_8: $=625$; w_6_9: $=-625$; w_6_10: $=-625$; w_6_11: $=-625$; w_6_12: $=-625$; w_6_13: $=625$; w_6_14: $=625$; w_6_15: $=-625$; w_6_16: $=625$;

$--$w_7_1: $=625$; w_7_2: $=-625$; w_7_3: $=625$; w_7_4: $=-625$; w_7_5: $=625$; w_7_6: $=-625$; w_7_7: $=0$; w_7_8: $=-625$; w_7_9: $=625$; w_7_10: $=625$; w_7_11: $=625$; w_7_12: $=625$; w_7_13: $=-625$; w_7_14: $=-625$; w_7_15: $=625$; w_7_16: $=-625$;

$--$w_8_1: $=-625$; w_8_2: $=625$; w_8_3: $=-625$; w_8_4: $=625$; w_8_5: $=-625$; w_8_6: $=625$; w_8_7: $=-625$; w_8_8: $=0$; w_8_9: $=-625$; w_8_10: $=-625$; w_8_11: $=-625$; w_8_12: $=-625$; w_8_13: $=625$; w_8_14: $=625$; w_8_15: $=-625$; w_8_16: $=625$;

$--$w_9_1: $=625$; w_9_2: $=-625$; w_9_3: $=625$; w_9_4: $=-625$; w_9_5: $=625$; w_9_6: $=-625$; w_9_7: $=625$; w_9_8: $=-625$; w_9_9: $=0$; w_9_10: $=625$; w_9_11: $=625$; w_9_12: $=625$; w_9_13: $=-625$; w_9_14: $=-625$; w_9_15: $=625$; w_9_16: $=-625$;

$--$w_10_1: $=625$; w_10_2: $=-625$; w_10_3: $=625$; w_10_4: $=-625$; w_10_5: $=625$; w_10_6: $=-625$; w_10_7: $=625$; w_10_8: $=-625$; w_10_9: $=625$; w_10_10: $=0$; w_10_11: $=625$; w_10_12: $=625$; w_10_13: $=-625$; w_10_14: $=-625$; w_10_15: $=625$; w_10_16: $=-625$;

$--$w_11_1: $=625$; w_11_2: $=-625$; w_11_3: $=625$; w_11_4: $=-625$; w_11_5: $=625$; w_11_6: $=-625$; w_11_7: $=625$; w_11_8: $=-625$; w_11_9: $=625$; w_11_10: $=625$; w_11_11: $=0$; w_11_12: $=625$; w_11_13: $=-625$; w_11_14: $=-625$; w_11_15: $=625$; w_11_16: $=-625$;

$--$w_12_1: $=625$; w_12_2: $=-625$; w_12_3: $=625$; w_12_4: $=-625$; w_12_5: $=625$; w_12_6: $=-625$; w_12_7: $=625$; w_12_8: $=-625$; w_12_9: $=625$; w_12_10: $=625$; w_12_11: $=625$; w_12_12: $=0$; w_12_13: $=-625$; w_12_14: $=-625$; w_12_15: $=625$; w_12_16: $=-625$;

$--$w_13_1: $=-625$; w_13_2: $=625$; w_13_3: $=-625$; w_13_4: $=625$; w_13_5: $=-625$; w_13_6: $=625$; w_13_7: $=-625$; w_13_8: $=625$; w_13_9: $=-625$; w_13_10: $=-625$; w_13_11: $=-625$; w_13_12: $=-625$; w_13_13: $=0$; w_13_14: $=625$; w_13_15: $=-625$; w_13_16: $=625$;

$--$w_14_1: $=-625$; w_14_2: $=625$; w_14_3: $=-625$; w_14_4: $=625$; w_14_5: $=-625$; w_14_6: $=625$; w_14_7: $=-625$; w_14_8: $=625$; w_14_9: $=-625$; w_14_10: $=-625$; w_14_11: $=-625$; w_14_12: $=-625$; w_14_13: $=625$; w_14_14: $=0$; w_14_15: $=-625$; w_14_16: $=625$;

$--$w_15_1: $=625$; w_15_2: $=-625$; w_15_3: $=625$; w_15_4: $=-625$; w_15_5: $=625$; w_15_6: $=-625$; w_15_7: $=625$; w_15_8: $=-625$; w_15_9: $=625$; w_15_10: $=625$; w_15_11: $=625$; w_15_12: $=625$; w_15_13: $=-625$; w_15_14: $=-625$; w_15_15: $=0$; w_15_16: $=-625$;

$--$w_16_1: $=-625$; w_16_2: $=625$; w_16_3: $=-625$; w_16_4: $=625$; w_16_5: $=-625$; w_16_6: $=625$; w_16_7: $=-625$; w_16_8: $=625$; w_16_9: $=-625$; w_16_10: $=-625$; w_16_11: $=-625$; w_16_12: $=-625$; w_16_13: $=625$; w_16_14: $=625$; w_16_15: $=-625$; w_16_16: $=0$;

bn: $=$ "0100100101010010";

```
IF(clk'EVENT AND clk ='1') THEN
    -- bn: = dn;
IF (bn(1) ='0') THEN
            m1: = -1;
        ELSE
            m1: = 1;
        END IF;
IF (bn(2) ='0') THEN
            m2: = -1;
        ELSE
            m2: = 1;
        END IF;
IF (bn(3) ='0') THEN
            m3: = -1;
        ELSE
            m3: = 1;
        END IF;
IF (bn(4) ='0') THEN
            m4: = -1;
        ELSE
            m4: = 1;
        END IF;
IF (bn(5) ='0') THEN
            m5: = -1;
        ELSE
            m5: = 1;
        END IF;
IF (bn(6) ='0') THEN
            m6: = -1;
        ELSE
            m6: = 1;
        END IF;
IF (bn(7) ='0') THEN
            m7: = -1;
        ELSE
            m7: = 1;
        END IF;
IF (bn(8) ='0') THEN
            m8: = -1;
        ELSE
            m8: = 1;
```

```
              END IF;
  IF (bn(9) ='0') THEN
              m9: = -1;
          ELSE
              m9: = 1;
          END IF;
  IF (bn(10) ='0') THEN
              m10: = -1;
          ELSE
              m10: = 1;
          END IF;
  IF (bn(11) ='0') THEN
              m11: = -1;
          ELSE
              m11: = 1;
          END IF;
  IF (bn(12) ='0') THEN
              m12: = -1;
          ELSE
              m12: = 1;
          END IF;
  IF (bn(13) ='0') THEN
              m13: = -1;
          ELSE
              m13: = 1;
          END IF;
  IF (bn(14) ='0') THEN
              m14: = -1;
          ELSE
              m14: = 1;
          END IF;
  IF (bn(15) ='0') THEN
              m15: = -1;
          ELSE
              m15: = 1;
          END IF;
  IF (bn(16) ='0') THEN
              m16: = -1;
          ELSE
              m16: = 1;
          END IF;
```

-- h_1：= m2 * w_2_1 + m3 * w_3_1 + m4 * w_4_1 + m5 * w_5_1 + m6 * w_6_1 + m7 * w_7_1 + m8 * w_8_1 + m9 * w_9_1 + m10 * w_10_1 + m11 * w_11_1 + m12 * w_12_1 + m13 * w_13_1 + m14 * w_14_1 + m15 * w_15_1 + m16 * w_16_1;

-- h_2：= m1 * w_1_2 + m3 * w_3_2 + m4 * w_4_2 + m5 * w_5_2 + m6 * w_6_2 + m7 * w_7_2 + m8 * w_8_2 + m9 * w_9_2 + m10 * w_10_2 + m11 * w_11_2 + m12 * w_12_2 + m13 * w_13_2 + m14 * w_14_2 + m15 * w_15_2 + m16 * w_16_2;

-- h_3：= m1 * w_1_3 + m2 * w_2_3 + m4 * w_4_3 + m5 * w_5_3 + m6 * w_6_3 + m7 * w_7_3 + m8 * w_8_3 + m9 * w_9_3 + m10 * w_10_3 + m11 * w_11_3 + m12 * w_12_3 + m13 * w_13_3 + m14 * w_14_3 + m15 * w_15_3 + m16 * w_16_3;

-- h_4：= m1 * w_1_4 + m2 * w_2_4 + m3 * w_3_4 + m5 * w_5_4 + m6 * w_6_4 + m7 * w_7_4 + m8 * w_8_4 + m9 * w_9_4 + m10 * w_10_4 + m11 * w_11_4 + m12 * w_12_4 + m13 * w_13_4 + m14 * w_14_4 + m15 * w_15_4 + m16 * w_16_4;

-- h_5：= m1 * w_1_5 + m2 * w_2_5 + m3 * w_3_5 + m4 * w_4_5 + m6 * w_6_5 + m7 * w_7_5 + m8 * w_8_5 + m9 * w_9_5 + m10 * w_10_5 + m11 * w_11_5 + m12 * w_12_5 + m13 * w_13_5 + m14 * w_14_5 + m15 * w_15_5 + m16 * w_16_5;

-- h_6：= m1 * w_1_6 + m2 * w_2_6 + m3 * w_3_6 + m4 * w_4_6 + m5 * w_5_6 + m7 * w_7_6 + m8 * w_8_6 + m9 * w_9_6 + m10 * w_10_6 + m11 * w_11_6 + m12 * w_12_6 + m13 * w_13_6 + m14 * w_14_6 + m15 * w_15_6 + m16 * w_16_6;

-- h_7：= m1 * w_1_7 + m2 * w_2_7 + m3 * w_3_7 + m4 * w_4_7 + m5 * w_5_7 + m6 * w_6_7 + m8 * w_8_7 + m9 * w_9_7 + m10 * w_10_7 + m11 * w_11_7 + m12 * w_12_7 + m13 * w_13_7 + m14 * w_14_7 + m15 * w_15_7 + m16 * w_16_7;

-- h_8：= m1 * w_1_8 + m2 * w_2_8 + m3 * w_3_8 + m4 * w_4_8 + m5 * w_5_8 + m6 * w_6_8 + m7 * w_7_8 + m9 * w_9_8 + m10 * w_10_8 + m11 * w_11_8 + m12 * w_12_8 + m13 * w_13_8 + m14 * w_14_8 + m15 * w_15_8 + m16 * w_16_8;

-- h_9：= m1 * w_1_9 + m2 * w_2_9 + m3 * w_3_9 + m4 * w_4_9 + m5 * w_5_9 + m6 * w_6_9 + m7 * w_7_9 + m8 * w_8_9 + m10 * w_10_9 + m11 * w_11_9 + m12 * w_12_9 + m13 * w_13_9 + m14 * w_14_9 + m15 * w_15_9 + m16 * w_16_9;

-- h_10：= m1 * w_1_10 + m2 * w_2_10 + m3 * w_3_10 + m4 * w_4_10 + m5 * w_5_10 + m6 * w_6_10 + m7 * w_7_10 + m8 * w_8_10 + m9 * w_9_10 + m11 * w_11_10 + m12 * w_12_10 + m13 * w_13_10 + m14 * w_14_10 + m15 * w_15_10 + m16 * w_16_10;

-- h_11：= m1 * w_1_11 + m2 * w_2_11 + m3 * w_3_11 + m4 * w_4_11 + m5 * w_5_11 + m6 * w_6_11 + m7 * w_7_11 + m8 * w_8_11 + m9 * w_9_11 + m10 * w_10_11 + m12 * w_12_11 + m13 * w_13_11 + m14 * w_14_11 + m15 * w_15_11 + m16 * w_16_11;

-- h_12：= m1 * w_1_12 + m2 * w_2_12 + m3 * w_3_12 + m4 * w_4_12 + m5 * w_5_12 + m6 * w_6_12 + m7 * w_7_12 + m8 * w_8_12 + m9 * w_9_12 + m10 * w_10_12 + m11 * w_11_12 + m13 * w_13_12 + m14 * w_14_12 + m15 * w_15_12 + m16 * w_16_12;

-- h_13：= m1 * w_1_13 + m2 * w_2_13 + m3 * w_3_13 + m4 * w_4_13 + m5 * w_5_13 + m6 * w_6_13 + m7 * w_7_13 + m8 * w_8_13 + m9 * w_9_13 + m10 * w_10_13 + m11 * w_11_13 + m12 * w_12_13 + m14 * w_14_13 + m15 * w_15_13 + m16 * w_16_13;

-- h_14：= m1 * w_1_14 + m2 * w_2_14 + m3 * w_3_14 + m4 * w_4_14 + m5 * w_5_14 + m6 * w_6_14 + m7 * w_7_14 + m8 * w_8_14 + m9 * w_9_14 + m10 * w_10_14 + m11 * w_11_14 + m12 * w_12

$\_14 + m13 * w\_13\_14 + m15 * w\_15\_14 + m16 * w\_16\_14;$

$-- h\_15:= m1 * w\_1\_15 + m2 * w\_2\_15 + m3 * w\_3\_15 + m4 * w\_4\_15 + m5 * w\_5\_15 + m6 * w\_6\_15 + m7 * w\_7\_15 + m8 * w\_8\_15 + m9 * w\_9\_15 + m10 * w\_10\_15 + m11 * w\_11\_15 + m12 * w\_12\_15 + m13 * w\_13\_15 + m14 * w\_14\_15 + m16 * w\_16\_15;$

$-- h\_16:= m1 * w\_1\_16 + m2 * w\_2\_16 + m3 * w\_3\_16 + m4 * w\_4\_16 + m5 * w\_5\_16 + m6 * w\_6\_16 + m7 * w\_7\_16 + m8 * w\_8\_16 + m9 * w\_9\_16 + m10 * w\_10\_16 + m11 * w\_11\_16 + m12 * w\_12\_16 + m13 * w\_13\_16 + m14 * w\_14\_16 + m15 * w\_15\_16;$

$h\_1:= m2 * (-1) + m3 * 1 + m4 * (-1) + m5 * 1 + m6 * (-1) + m7 * 1 + m8 * (-1) + m9 * 1 + m10 * 1 + m11 * 1 + m12 * 1 + m13 * (-1) + m14 * (-1) + m15 * 1 + m16 * (-1);$

$h\_2:= m1 * (-1) + m3 * (-1) + m4 * 1 + m5 * (-1) + m6 * 1 + m7 * (-1) + m8 * 1 + m9 * (-1) + m10 * (-1) + m11 * (-1) + m12 * (-1) + m13 * 1 + m14 * 1 + m15 * (-1) + m16 * 1;$

$h\_3:= m1 * 1 + m2 * (-1) + m4 * (-1) + m5 * 1 + m6 * (-1) + m7 * 1 + m8 * (-1) + m9 * 1 + m10 * 1 + m11 * 1 + m12 * 1 + m13 * (-1) + m14 * (-1) + m15 * 1 + m16 * (-1);$

$h\_4:= m1 * (-1) + m2 * 1 + m3 * (-1) + m5 * (-1) + m6 * 1 + m7 * (-1) + m8 * 1 + m9 * (-1) + m10 * (-1) + m11 * (-1) + m12 * (-1) + m13 * 1 + m14 * 1 + m15 * (-1) + m16 * 1;$

$h\_5:= m1 * 1 + m2 * (-1) + m3 * 1 + m4 * (-1) + m6 * (-1) + m7 * 1 + m8 * (-1) + m9 * 1 + m10 * 1 + m11 * 1 + m12 * 1 + m13 * (-1) + m14 * (-1) + m15 * 1 + m16 * (-1);$

$h\_6:= m1 * (-1) + m2 * 1 + m3 * (-1) + m4 * 1 + m5 * (-1) + m7 * (-1) + m8 * 1 + m9 * (-1) + m10 * (-1) + m11 * (-1) + m12 * (-1) + m13 * 1 + m14 * 1 + m15 * (-1) + m16 * 1;$

$h\_7:= m1 * 1 + m2 * (-1) + m3 * 1 + m4 * (-1) + m5 * 1 + m6 * (-1) + m8 * (-1) + m9 * 1 + m10 * 1 + m11 * 1 + m12 * 1 + m13 * (-1) + m14 * (-1) + m15 * 1 + m16 * (-1);$

$h\_8:= m1 * (-1) + m2 * 1 + m3 * (-1) + m4 * 1 + m5 * (-1) + m6 * 1 + m7 * (-1) + m9 * (-1) + m10 * (-1) + m11 * (-1) + m12 * (-1) + m13 * 1 + m14 * 1 + m15 * (-1) + m16 * 1;$

$h\_9:= m1 * 1 + m2 * (-1) + m3 * 1 + m4 * (-1) + m5 * 1 + m6 * (-1) + m7 * 1 + m8 * (-1) + m10 * 1 + m11 * 1 + m12 * 1 + m13 * (-1) + m14 * (-1) + m15 * 1 + m16 * (-1);$

$h\_10:= m1 * 1 + m2 * (-1) + m3 * 1 + m4 * (-1) + m5 * 1 + m6 * (-1) + m7 * 1 + m8 * (-1) + m9 * 1 + m11 * 1 + m12 * 1 + m13 * (-1) + m14 * (-1) + m15 * 1 + m16 * (-1);$

$h\_11:= m1 * 1 + m2 * (-1) + m3 * 1 + m4 * (-1) + m5 * 1 + m6 * (-1) + m7 * 1 + m8 * (-1) + m9 * 1 + m10 * 1 + m12 * 1 + m13 * (-1) + m14 * (-1) + m15 * 1 + m16 * (-1);$

$h\_12:= m1 * 1 + m2 * (-1) + m3 * 1 + m4 * (-1) + m5 * 1 + m6 * (-1) + m7 * 1 + m8 * (-1) + m9 * 1 + m10 * 1 + m11 * 1 + m13 * (-1) + m14 * (-1) + m15 * 1 + m16 * (-1);$

$h\_13:= m1 * (-1) + m2 * 1 + m3 * (-1) + m4 * 1 + m5 * (-1) + m6 * 1 + m7 * (-1) + m8 * 1 + m9 * (-1) + m10 * (-1) + m11 * (-1) + m12 * (-1) + m14 * 1 + m15 * (-1) + m16 * 1;$

$h\_14:= m1 * (-1) + m2 * 1 + m3 * (-1) + m4 * 1 + m5 * (-1) + m6 * 1 + m7 * (-1) + m8 * 1 + m9 * (-1) + m10 * (-1) + m11 * (-1) + m12 * (-1) + m13 * 1 + m15 * (-1) + m16 * 1;$

$h\_15:= m1 * 1 + m2 * (-1) + m3 * 1 + m4 * (-1) + m5 * 1 + m6 * (-1) + m7 * 1 + m8 * (-1) + m9 * 1 + m10 * 1 + m11 * 1 + m12 * 1 + m13 * (-1) + m14 * (-1) + m16 * (-1);$

$h\_16:= m1 * (-1) + m2 * 1 + m3 * (-1) + m4 * 1 + m5 * (-1) + m6 * 1 + m7 * (-1) + m8 * 1 + m9 * (-1) + m10 * (-1) + m11 * (-1) + m12 * (-1) + m13 * 1 + m14 * 1 + m15 * (-1);$

```
        IF(h_1>0) THEN
                bn(1):='1';
            ELSE
                bn(1):='0';
            END IF;
        IF(h_2>0) THEN
                bn(2):='1';
            ELSE
                bn(2):='0';
            END IF;
        IF(h_3>0) THEN
                bn(3):='1';
            ELSE
                bn(3):='0';
            END IF;
        IF(h_4>0) THEN
                bn(4):='1';
            ELSE
                bn(4):='0';
            END IF;
        IF(h_5>0) THEN
                bn(5):='1';
            ELSE
                bn(5):='0';
            END IF;
        IF(h_6>0) THEN
                bn(6):='1';
            ELSE
                bn(6):='0';
            END IF;
        IF(h_7>0) THEN
                bn(7):='1';
            ELSE
                bn(7):='0';
            END IF;
        IF(h_8>0) THEN
                bn(8):='1';
            ELSE
                bn(8):='0';
            END IF;
        IF(h_9>0) THEN
```

```
                bn(9):='1';
        ELSE
                bn(9):='0';
        END IF;
IF(h_10>0) THEN
                bn(10):='1';
        ELSE
                bn(10):='0';
        END IF;
IF(h_11>0) THEN
                bn(11):='1';
        ELSE
                bn(11):='0';
        END IF;
IF(h_12>0) THEN
                bn(12):='1';
        ELSE
                bn(12):='0';
        END IF;
IF(h_13>0) THEN
                bn(13):='1';
        ELSE
                bn(13):='0';
        END IF;
IF(h_14>0) THEN
                bn(14):='1';
        ELSE
                bn(14):='0';
        END IF;
IF(h_15>0) THEN
                bn(15):='1';
        ELSE
                bn(15):='0';
        END IF;
IF(h_16>0) THEN
                bn(16):='1';
        ELSE
                bn(16):='0';
        END IF;
        cn<=bn;
        --dn<=bn;
```

```
    END IF;
END PROCESS;
END rtl;
```

8.6 智能车的设计与实现

【实验目的】

（1）了解智能车的整体结构和工作原理。

（2）综合运用所学知识，提高动手能力。

（3）培养创新意识和团队合作能力。

（4）通过所学，设计和制作一个可以自动识别路径与自动行驶的智能小车。

【实验环境】

（1）硬件：MC9S12XS128 主控模块、传感器模块、电源模块、电机驱动模块、速度检测模块、辅助调试模块。

（2）软件：CodeWarrior for S12 是面向以 HC1 和 S12 为 CPU 的单片机嵌入式应用开发软件包，包括集成开发环境 IDE、处理器专家库、全芯片仿真、可视化参数显示工具、项目工程管理器、C 交叉编译器、汇编器、链接器以及调试器。

【实验原理】

1. RPR220 红外传感器

RPR220 由一个红外线发光二极管和光敏三极管组成，如图 8-11 所示。加电工作时，二极管向三极管的反射表面发射红外线。光敏三极管如果接收到反射回的红外线则导通，反之则关断。

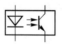

图 8-11　RPR220 红外传感器电路原理图

白色的表面有利于反射红外线，黑色的表面则容易吸收红外线。由此，可设计智能车的车道。

当对管检测到黑线时，会输出一个电平较低的模拟量；当对管检测到白色的底板时，会输出一个电平较高的模拟量。根据模拟量的大小设置门限值，大于门限值则为 1，小于门限值则为 0。

通过在智能车的前方安装一排多个对管，由检测到的模拟量数据，经过运算可得到一组 0/1，设计程序，判断 0 在数组中的位置，便可以得到黑线的位置。再根据黑线位置控制舵机及其转向，如果黑线位置较偏，则认为车即将离开跑道，需要减速调整方向；如果检测不到黑线，则认为车已经冲出了跑道，此时停车或者大角度转弯，寻找车道。

2. MC33886 电机

MC33886 电机电路如图 8-12 所示。PWM 输入频率为 20 kHz，使用 PWM3，可以输出 6 A 的直流电流，工作电压为 5～36 V。

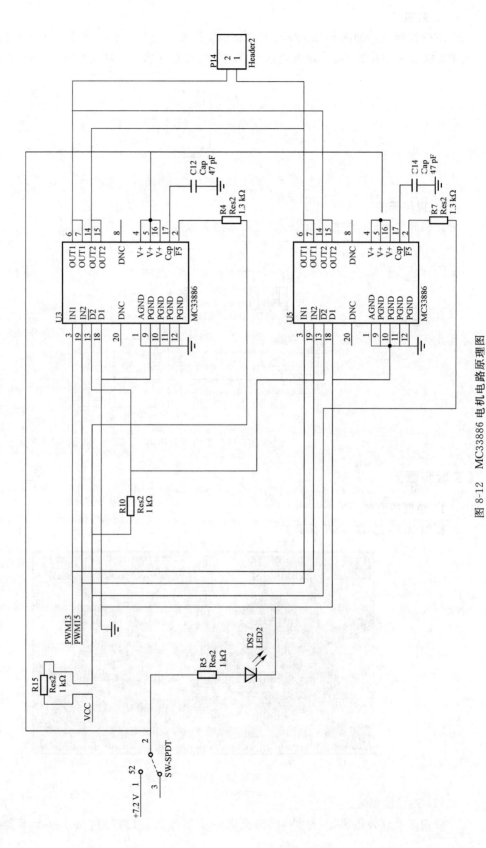

图 8-12 MC33886 电机电路原理图

3. 舵机

舵机控制电路如图 8-13 所示。由 7806 提供 6 V 电压,使用 DG128 单片机的 PWM1,输入 PWM 波占空比越小,左转角度越大;反之,右转角度越大。舵机的中心点必须由实验确定。

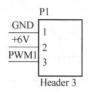

图 8-13　舵机控制电路

4. 拨码开关

拨码开关电路(如图 8-14 所示)可以实现无程序下载的参数修改。

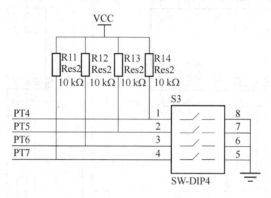

图 8-14　拨码开关电路

【实验步骤】

1. 模型车介绍

模型车结构如图 8-15 所示。

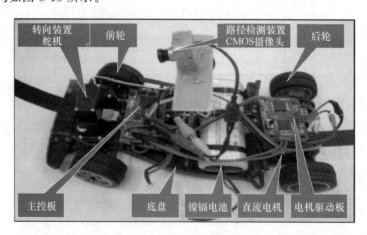

图 8-15　模型车结构图

(1)路径检测装置

使用多个红外传感器(红外对管)或者一个摄像头,对路径进行识别。本实验使用红外对管。

（2）前后轮

前轮负责转向，后轮负责动力。

（3）舵机

PWM 波输入，驱动电压 6 V，控制左右转向，具体参数可参阅相关技术手册。

（4）直流电机

驱动电压 7.2 V，无负荷转速为 12 000 r/min，无负荷电流为最大 630 mA，详细参数可参阅相关技术手册。

（5）镍镉电池

标称电压 7.2 V，注意正确充放电，不合理充电会缩减电池寿命，不合理放电会降低电池容量。

（6）电机驱动板

独立的 PCB，安装在直流电机上方，由 PWM 控制。

（7）主控板

主要包括最小系统版插口，电源电路（输出 7.2 V、6 V 和 5 V），电机驱动电路，拨码开关，舵机、电机、摄像头、传感器等插头。

2. 车模组装

模型车组装如图 8-16 所示。

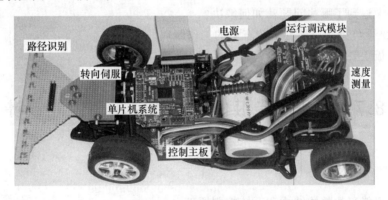

图 8-16　模型车组装图

（1）安装各个零部件

包括舵机的安装、对管加固连接部分的安装等。将多个对管焊接到一个 PCB 上，横向排列在智能车的前方，红外发射头与地面距离适当。将主控板通过螺钉固定在底盘上，将码盘固定在传动齿轮上。

（2）连接电路

电机连接到 MC33886 的 OUT1 和 OUT2 以提供驱动电流。舵机通过插头连接 PWM1、6V 和 GND。电池通过插头固定到主控板电源。路径检测板通过插头接入 VCC 和 GND，11 路模拟量信号接到单片机的 A/D 引脚。最小系统板编程完毕后直接插到主控板。

3. 设计程序

（1）路径的检测与判断

11 个对管传输 11 个模拟量值，用实际模拟量减去门限，若大于 0（白底）则为 1，若小于 0

（黑线）则为 0,转化为数字量,生成 11 个数的数组,通过数组内 0 的位置判断路径所在。

```
void ADConvert(void)
{
    while(! ATD0STAT0_SCF);
    nADAArray[0] = ATD0DR1;
    //省略
    nADAArray[10] = ATD1DR4;
    ATD0STAT0_SCF = 1;
    AnalogToDigital(nADAArray);
}
```

把 A/D 寄存器中的模拟量按照对管从左到右的顺序采集到数组 nADAArray[ ]中,并用 AnalogToDigital()函数进行模拟量到数字量的转换。

（2）位置标号

设定位置标号规则,根据位置标号指定控制策略,设定转向方法。

（3）速度控制

直线车道,匀速运行;入弯减速,以免冲出跑道。

【思考题】

（1）制作中遇到了哪些问题? 如何解决?

（2）RPR220 红外传感器在智能车上的工作原理。

（3）主控板主要包括哪几部分?

8.7 基于脑电波信号的智能小车控制设计

【实验目的】

（1）了解智能车的整体结构和系统控制原理。

（2）综合运用所学知识,提高实践和动手能力。

（3）培养创新意识和团队合作能力。

（4）智能小车的运动控制实现。

【实验环境】

（1）硬件:MSP430F169 主控单片机、蓝牙模块、L298N 驱动模块、脑电波采集模块。

（2）软件:系统的整体初始化、数据的解析、有效数据的提取,以及小车运动方式的处理。

【实验原理】

脑电波信号控制型智能小车的设计是基于神念科技的脑电波传感器 Mindband 的二次开发,可开展由脑电波信号控制小车运动状态的研究。Mindband 脑电波传感器采用非侵入式脑机接口技术采集脑电波数据,通过内部 ThinkGear 芯片对采集的数据进行处理,经内置蓝牙来提供数据发送。智能小车控制系统中,蓝牙模块接收到的数据包在经 MSP430 单片机解析后,就将信号传递给小车驱动,进而达到由脑电波控制小车的预期目的,脑电波控制小车的基本框图如图 8-17 所示。

1. MSP430F169 主控单片机

MSP430F169 是 TI 公司进入中国市场的 MSP430F 系列单片机功能最强的芯片。它是整个系统的控制核心,具有更大的程序和数据存储区、更多的外围模块,其片内甚至还包括一个硬件乘法器。开发工具简便,固化于 Flash 存储器内的程序易于在线升级和调试,内置 A/D 和 D/A 转换模块,其具有丰富的片内外围,性价比极高。

2. 蓝牙模块

本设计中使用的是 BLK-MD-BC04-B 蓝牙模块,采用英国 CSR 公司的 Blue Core4-Ext 芯片,遵循 V2.1＋EDR 蓝牙规范。本模块支持 UART、USB、SPI、PCM、SPDIF 等接口,并支持 SPP 蓝牙串口协议,具有成本低、体积小、功耗低、收发灵敏性高等优点,只需配备少许的外围元件就能实现其强大功能。

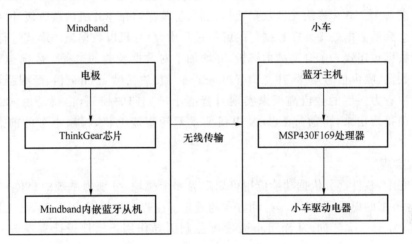

图 8-17　脑电波控制小车的基本框图

3. L298N 驱动模块

- 驱动芯片:L298N 双 H 桥直流电机驱动芯片。
- 步进电机的驱动:板上的 ENA 与 ENB 为高电平时有效,这里的电平指的是 TTL 电平。ENA 为 A1 和 A2 的使能端,ENB 为 B1 和 IB2 的使能端。BJ 接步进电机公共端。
- 注意事项:该模块在使用的时候,必须与单片机共地(可使用 5 V 输出电压作为单片机的驱动电源),这样做的目的是使控制时所用的逻辑电平均是以同一个地做参考。

L298N 的真值如表 8-2 所示。

表 8-2　L298N 的真值表

ENA	IN1	IN2	电机运行情况
H	H	L	正转
H	L	H	反转
H	IN2	IN1	快速停止
L	X	X	停止

4. 脑电波采集模块

本设计使用 NeuroSky 公司生产的脑波采集模块 TGAM，该芯片是单通道的 EEG 提取芯片，利用一个干式电极提取微弱的脑电信号，并同时过滤掉周围的噪声及其他电力干扰，最终转化为数字信号，再通过串行 UART 进行传输。NeuroSky TGAM 芯片将采集电极贴在大脑左前额处，两个参考电极放置在左耳乳突处和右耳乳突处，通过计算参考电势来消除干扰，切实降噪。

【实验步骤】

1. 数据处理过程

安装好小车的各个零部件，连接电路。NeuroSky Think Gear 技术将脑电波信号的采集、滤波、放大、A/D 转换、数据处理及分析等功能全部集成到一块 ASIC 芯片中，并通过标准接口对外输出 eSense 参数和原始的脑电波数据。脑波模块内置蓝牙 2.0 模块，其遵守蓝牙串口通信协议，工作在 2.4 GHz 频带下，将采集到的信息数据包发送到与 MSP430 单片机串口相连接的主蓝牙模块上。蓝牙模块在接收到数据包后，将其存储在单片机的接收缓冲区内，之后则定义开启一系列的数据处理。在数据包的解析过程中，单片机以数据流的形式进行接收，在接收的同时对数据包还置入了含义结构解析，并增加了对数据校验的过程。数据包解析后依次得到原始波数据、噪声信号质量、注意力强度 eSense 值、放松度 eSense 值、眨眼强度。本实验设计是通过注意力强度的数值高低来实现对智能小车方向的控制，也就是由 430 单片机将 attention 数值提取出来，再通过 L298N 电机驱动双轮直流电机，控制小车的前后左右物理移动。

2. 控制实现

系统研究中，软件部分依据功能应用可划定为 4 个模块，分别为系统的整体初始化、数据的解析、有效数据的提取，以及小车运动方式的处理。主程序流程图给出了系统工作的基本过程，描述了信号的基本流向，从而可全面发挥控制引导作用。软件设计实现流程如图 8-18 所示。

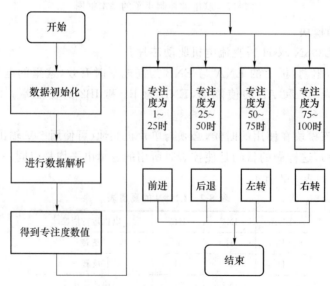

图 8-18　软件设计实现流程图

【思考题】

（1）小车安装过程中遇到了哪些问题？如何解决的？

（2）脑电波采集模块是如何工作的？

（3）简述智能小车运动控制实现流程。

8.8 EEG-fNIRS 多模态脑功能测试系统体验实验

【实验目的】

通过幻灯片讲解，并在脑科学实验室真实体验 EEG-fNIRS 多模态脑功能测试系统，使学生理解和了解系统的功能，了解脑的信息加工过程。

【实验环境】

多模态脑功能测试系统如图 8-19 所示，将具有高时间分辨率的脑电 EEG 和高空间分辨率的功能性近红外脑成像 fNIRS 技术结合形成多模态脑功能信息数据，同时获得高时间-空间分辨率信息，从而动态地观察脑的信息加工过程，在认知神经科学研究领域具有很重要的指标意义。

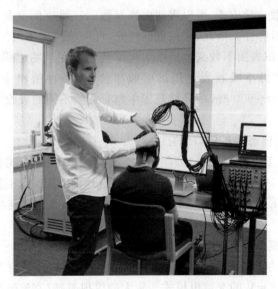

图 8-19 多模态脑功能测试系统

多模态脑功能测试系统可以将 NeurOne 高密度脑电仪和 fNIRS 高密度近红外脑功能成像系统搭配使用，将 EEG 和 fNIRS 进行整合发挥二者的优势。EEG 的时间分辨率高，但是空间分辨率低；fNIRS 的时间分辨率低，实时性较差，但是空间分辨率高。为了准确、全面、实时地测量大脑在认知过程中的活动，实现全面、实时的脑成像方式无疑是一种更好的策略。结合 EEG 与 fNIRS 的多模态脑成像技术在认知神经科学研究中有着很好的应用前景，同时还可搭建多模态脑机接口系统。

与此同时,系统还支持 EEG 与 fMRI、TMS 等多种脑功能成像系统结合进行多模态脑功能实验研究。

【实验原理】

一直以来准确、实用、无创地测量心理状态是所有研究人员梦寐以求的目标,高精确度和便捷性是很多应用的技术方向。随着脑科学测量设备的发展,越来越多的研究者不再满足于使用单一的脑电测量或者近红外测量进行脑部功能的检测和实验研究,随之而来的是多模态的结合测量。近红外和脑电的结合既考虑到了脑电的高时间分辨率,也兼顾了近红外的高空间分辨率,两者的结合使得研究者对认知功能或脑功能测量更为得心应手。

EEG 是一种使用电生理指标记录大脑活动的方法。它记录大脑活动时的电波变化,是脑神经细胞的电生理活动在大脑皮层或头皮表面的总体反映。fNIRS 利用血液的主要成分对600~900 nm 近红外光良好的散射性,从而获得大脑活动时氧合血红蛋白和脱氧血红蛋白的变化情况。目前,该技术开始运用于自然情境下的高级认知、发展、心理学、异常心理学等多个领域的研究,具有造价较低、便携性好、无噪声、无创性和对实验过程中被试动作不会过分敏感等优点,但也存在空间分辨率不高和校正算法有待进一步完善等方面的不足。

1. fNIRS 成像原理

组织中吸引近红外光的成分主要有水、HbO 和 Hb,并且它们对近红外光的吸收率不同。水对近红外波段的谱相为观察血红蛋白提供了一种可作为背景的"光谱窗",而且在这个光谱窗下,HbO 和 Hb 对近红外光的频谱差异足够大,可以根据此差异计算它们各自在体内的浓度。研究表明,应用扩散光学成像,可以重建血液参数的三维空间变化:血红蛋白的浓度和氧气饱和度,以及组织散射特性。因此,应用近红外光,可以"看"到体内。

fNIRS 旨在探求组织表面下数毫米的组织光学特性。在生物组织中,光子会历经数千次的弹性散射事件与数次源于吸收发色团的吸收事件,而两种组织中主要的吸收发色团为 HbO_2 和 Hb,二者在 600~900 nm 的光谱范围中拥有截然不同的吸收光谱。

2. 功能应用

（1）EEG-fNIRS 多模态脑机接口研究

传统基于单一模态 EEG 的脑机接口存在易受环境噪声干扰、分类精度低等问题,在 EEG 脑机接口的研究基础上,引入 fNIRS 技术,可以自行设计 EEG-fNIRS 多模态脑机接口的实验范式,研究最重要的特征提取与分类环节,同时可免费提供 BCI 脑机接口应用程序 BCI2000 给 NeurOne 用户。

（2）EEG-TMS 多模态研究

NeurOne 多模态脑功能测试系统可以和 TMS 搭配使用。高动态输入范围（＋/－430 mV 的直流电模式以及＋/－86 mV 的交流电模式）、较大的模拟带宽（直流输出3 500 Hz）让 TMS 保持较低的伪影,使得分析大脑活动的潜伏期更短。此外,TMS 拥有硬件弱音功能以及在线伪影消除的软件功能。我们增加了 EEG 采样同步触发新功能。触发器由刺激系统软件发出（ErgoLAB 刺激编译软件、Presentation 软件、Superlab 软件、E-Prime 软件）,这些触发信号能够通过 NeurOne 主控器传到 TMS 设备上。NeurOne 可以在持续的 EEG 采样信号中发出触发脉冲,产生更精确的 TMS,减少伪影,更容易进行伪影去除。

（3）EEG-fMRI 多模态研究

NeurOne Tesla 多模态脑功能测试系统使得同时测量 MRI 和 EEG 成为可能。利用

NeurOne Syncbox EEG 所获得的数据和 MRI 扫描是同步的(如 4 MHz 或 10 MHz)。高动态输入范围(+/−430 mV 的直流电模式和+/−86 mV 的交流电模式)结合模拟带宽(直流输出 35 00 Hz),使利用高梯度力度获得精确信号毫无风险。

【实验步骤】

(1) 通过幻灯片进行投影演示,介绍脑电波图和功能性近红外光谱技术的原理。

(2) 到有条件的医院或者研究机构参观 EEG-fNIRS 多模态脑功能测试系统,通过对系统进行真实的体验,使学生理解系统原理和脑的信息加工过程。

(3) 学生通过实际参观,总结多模态脑功能测试系统的基本原理和优缺点。

【思考题】

(1) 简述多模态脑功能测试系统的原理。

(2) 本系统可以进行什么方面的研究?

8.9 眼动追踪系统体验实验

【实验目的】

通过幻灯片讲解,并在脑科学实验室真实体验眼动追踪系统,使学生理解眼动追踪系统是什么以及它是怎样工作的。

【实验环境】

眼动追踪系统如图 8-20 所示,眼动仪是心理学基础研究的重要仪器。眼动仪用于记录人在处理视觉信息时的眼动轨迹特征,广泛用于注意、视知觉、阅读等领域的研究。现代眼动仪的结构一般包括四个系统,即光学系统、瞳孔中心坐标提取系统、视景与瞳孔坐标叠加系统、图像与数据的记录分析系统。眼动有三种基本方式:注视(Fixation)、眼跳(Saccades)和追随运动(Pursuit Movement)。眼动可以反映视觉信息的选择模式,对于揭示认知加工的心理机制具有重要意义,从研究报告看,利用眼动仪进行心理学研究常用的资料或参数主要包括注视点轨迹图,眼动时间,眼跳方向的平均速度、时间和距离,瞳孔大小和眨眼。随着眼动仪向智能化、系列化、便携化方向发展,其理论研究以及在心理学众多分支领域中的应用得以迅速发展。

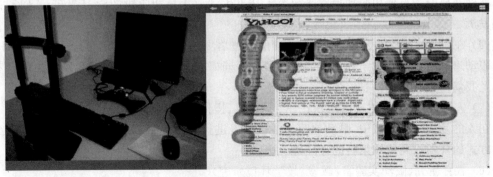

图 8-20 眼动追踪系统

【实验原理】

眼动追踪是指测量我们的视线的过程,也称为凝视点。这些测量是由眼动追踪设备执行的,该跟踪设备记录了眼睛的位置及进行的运动。

1. 眼动仪的类型

眼动仪有很多种,主要可分为两种类型:基于屏幕的和基于眼镜的。它们被用于各个领域,使用方式和所提供的数据可能会有所不同。

(1)基于屏幕的眼动仪

基于屏幕的眼动仪要求受访者坐在显示器前,并与基于屏幕的内容进行交互。尽管这些设备仅在特定限制中跟踪眼睛,但移动自由度仍然足够大,以使受访者相对不受限制(至少在观看基于屏幕的刺激内容时的正常移动范围内)。眼动追踪是一种跟踪用户的视线落在屏幕上的视点的技术。这项技术为用户研究增加了强大的维度,因为它可以准确了解用户在网页上看到的内容以及他们看不到的内容。

(2)基于眼镜的眼动仪

顾名思义,移动设备安装在眼睛附近(通常安装在眼镜架上),并允许受访者自由移动。显然,如果研究设计要求在自然环境中执行任务,那么这是一个优势。不利的一面是,如果运动频繁(如在运动中),则眼镜在录制过程中可能会移位。

2. 眼动仪的常用指标

(1)注视:超过 100 ms,为认知加工。

(2)眼跳:注视点或注视方向发生改变,获取时空信息,为无认知加工。

(3)追随运动:眼球追随物体移动,为有认知加工。

3. 眼动仪的研究领域

(1)用户体验与交互研究(网页可用性、移动端可用性、软件可用性、视线交互、游戏可用性研究)

眼动追踪可提供能够揭示可用性问题的用户行为数据,这是一种非常客观和直接的研究方法。用户体验与人机交互研究人员可使用眼动追踪对用户界面和用户体验进行考察和优化。

(2)市场研究与消费者调研(包装设计、购物行为、广告研究)

眼动追踪是一种能够客观衡量消费者对营销信息的注意和自发反馈的唯一工具。这些洞察力可帮助营销人员有效地设计传达要素来抓住消费者的眼球。

(3)婴幼儿研究(发展心理学研究)

婴幼儿研究人员使用眼动追踪来研究人从出生到成年早期阶段的学习感知、认知和社会情感发展。

(4)心理学与神经科学(认知心理学、神经心理学、社会心理学、视觉感知、灵长类动物研究)

眼动追踪可用于心理学和神经科学的各个不同研究领域,研究眼动行为发生的原因和机制以及我们用眼睛采集信息的方式。

(5)人的效能研究(体育运动、新手-专家范式、操作员效率评估)

在人的效能研究领域中,眼动追踪经常被用来进行成功率研究、新手专家对比研究、高效培训方式的开发以及认知策略的评估等。

(6)教育研究(眼动实验室/教室、教学环境研究)

　　眼动追踪可用于教育和学习过程的研究。此外,教室和实验室可配备该技术用于教学,为未来使用眼动追踪从事相关领域研究提供相应的人才做准备。

　　(7) 临床研究(眼科学、自闭症、眼动缺陷研究)

　　如今,眼动追踪已被越来越多的临床研究所采用。眼动行为分析主要用于眼病以及大脑和神经障碍的诊断,如自闭症和帕金森病等。

【实验步骤】

　　(1) 通过幻灯片进行投影演示,介绍有关眼动仪的基础知识以及眼动仪的应用。

　　(2) 到研究机构或脑与认知科学应用重点实验室参观眼动追踪系统,通过对系统进行真实的体验,使学生理解眼动原理和眼动仪使用的环境与要求。

　　(3) 学生通过实际参观,总结眼动追踪系统的优缺点。

【思考题】

　　(1) 从眼动追踪系统中学到了什么知识?

　　(2) 眼动仪具体可以应用于哪些场景? 应用前景如何?

8.10　基于脑机接口技术的虚拟现实康复训练平台

【实验目的】

　　通过幻灯片讲解基于脑机接口技术的虚拟现实康复训练平台,使学生深刻理解训练平台的结构,以及 BCI 系统和虚拟现实系统。

【实验环境】

　　(1) 硬件:Biosemi 脑电仪、计算机。

　　(2) 软件:Labview、MATLAB、Virtools。

【实验原理】

　　基于 BCI 的虚拟现实康复训练平台包括 BCI 系统以及 VR 环境两个部分。原始 EEG 信号通过 BCI 系统的放大、滤波和在线处理后转换成实时的控制信号。此控制信号输入 VR 环境,其中的虚拟人物做出相应的反应,这样在线的反馈就通过计算机屏幕传递给了受试者。受试者通过反馈,可以适时地调整想象运动的程度以及方式。

　　1. BCI 系统

　　EEG 信号通过放大器、数据采集卡后被记录并输出到计算机 A 进行信号处理。本实验中,根据空域模式特征,选取了 3 导联 EEG 信号,分别是位于左右半脑运动皮层的 C3、C4 和位于中心靠前的 FCz(具体位置参考国际联盟提出的 10~20 脑电电极系统),其中 FCz 作为参考导联。在信号处理阶段,记录的信号首先通过一个 10~15 Hz 的带通滤波器;然后对每导 EEG 信号的采样点取绝对值,在时域上作平均处理,得到平滑的能量曲线,并提取特征;最后这些特征通过线性分类器(Linear Discriminant Analysis,LDA)得到分类结果。

2. 虚拟现实系统

（1）建模

在 VR 系统的构建中，首要问题是对虚拟人构建出造型逼真的人体几何模型，同时考虑模型的动态特征。在分析人体生理结构的基础上，在几何建模时采用了骨架和曲面两个层次的混合模型。这样做的优点是既可通过骨架模型来指定精确的运动、表示人体的内部结构，又可用肌肉模型来描述人体的外部形状、刻画逼真的人物形象。

（2）互动场景搭建

将人物模型动作和各个物件的行为导入 Virtools Dev 开发平台，利用其行为引擎和渲染引擎将所有行为按照设定的系统控制逻辑进行融合。首先根据动作（坐下、站立等）在 VR 中定义场景（包括进度条、提示标志），以及启动场景的消息和子消息；接下来开发各个场景的控制模块，包括人物动作幅度、进度条进步、提示标志闪烁时长等，模块收到消息后根据输入信号数值的正负决定左右，根据数值的绝对值大小决定动作要达到的幅度，并开始动作。

（3）系统间的通信

BCI 系统与 VR 系统间应用 UDP 进行通信。应用 SDK 开发包在虚拟场景中增加一个网络接口，主要用来处理网络模块发来的控制消息，并向各个逻辑控制线路发送预定义的消息。同时，通过编写网络通信模块在本地指定端口的监听，把收到的控制信号传送到 Virtools 的网络接口上，这样 BCI 的输出就可以实时地输入 VR 系统，控制虚拟场景。

（4）实际应用

按照上述方法构建了一个 VR 系统。针对不同患者不同部位的运动障碍，此平台中融入了虚拟人物不同部位的动作（包括屈臂、抬胳膊、抬腿、站立等），供使用者选择。同时，对于想象运动实验中最为普遍的手部想象，将其康复训练进一步作了细化，设计了前向抬大臂、侧向抬大臂、握拳曲肘、拍球状前臂下压以及手腕动作，使用者可以根据自我康复运动需要以及熟练程度选择不同的动作进行训练。具体的界面如图 8-21 所示。而且为了保证反馈动作的实时性，将动作的轨迹等分成 N 份，初始状态为 0，最大幅度状态为 N，每一等分点对应从 BCI 系统接收到的数值大小。用户选择动作之后，即可开始训练。在训练中，人物左右侧方块闪烁，提示训练的任务为左手动或者右手动；虚拟人物手部根据 BCI 系统的判断结果（即受试者的想象程度）开始实时的运动；顶部横条的变化也对应着输入的数据大小。一次试验结束时，将接收到"0"指令，所有场景恢复初始状态，以让受试者休息。

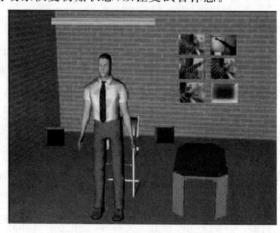

图 8-21 康复训练系统界面

【实验步骤】

（1）通过幻灯片进行投影演示，介绍有关系统的基本原理以及系统的应用情况。

（2）到研究机构去体验虚拟现实康复训练系统，通过运动想象进行不同动作的训练体验，实际体会此系统的功能及优缺点。

【思考题】

（1）系统的整体结构是怎样的？

（2）系统是怎样起到康复训练效果的？

缩　略　语

3G	3rd-Generation	移动通信技术
ACC	Adaptive Cruise Control	自适应巡航控制
ACT	Adaptive Control of Thought	思维适应性控制
ADPCM	Adaptive Difference Pulse Code Modulation	自适应差分脉冲编码调制
ALV	Autonomous Ground Vehicle	自主地面车辆
APC	Adaptive Prediction Coding	自适应预测编码
ARAS	Ascending Reticular Activating System	上行网状激活系统
ARIS	Ascending Reticular Inhibiting System	上行网状抑制系统
BCI	Brain-Computer Interface	脑机接口
BLOB	Binary Large Object	二进制大对象
CAN	Controller Area Network	控制器局域网络
CELP	Codebook Excited Linear Prediction	码激励线性预测
DARPA	Defense Advanced Research Projects Agency	美国国防部高级研究计划局
ECOG	Electrocorticogram	皮层脑电图
EEG	Electroencephalography	脑电波图
ERP	Event-Related Brain Potential	事件相关脑电位
fMRI	functional Magnetic Resonance Imaging	功能性磁共振成像
GMM	Gaussian Mixture Model	混合高斯模型
GPS	General Problem Solver	通用问题求解
HMM	Hidden Markov Model	隐马尔可夫模型
ICC	Intelligent Cruise Control	智能巡航控制
ITS	Intelligent Transport System	智能交通系统
LPC	Linear Prediction Coding	线性预测编码
LTS	Long-Term Memory	长时记忆
NBIC	Nano-Bio-Info-Cognition	会聚技术
NMRI	Nuclear Magnetic Resonance Imaging	核磁共振成像
NMR	Nuclear Magnetic Resonance	核磁共振
NREM	Non-Rapid Eye Movement	非快速眼动(睡眠)
NSF	National Science Foundation	(美国)国家科学委员会
NSTC-NSEC	National Science Technology Committee-Nano-Science Engineering Committee	(美国)国家科学技术委员会纳米科学与工程分委会
PAN	Personal Area Network	个人局域网
PCM	Pulse Code Modulation	脉冲编码调制
PDA	Personal Digital Assistant	个人数字助理

PET	Positron Emission Tomography	正电子断层扫描
REM	Rapid Eye Movement	快速眼动（睡眠）
RFID	Radio Frequency Identification	射频识别
RPE-LPC	Regular Pulse Excited Linear Predictive Coder	正规脉冲激励线性预测编码
SBC	Sub-Band Coding	子带编码
SWS	Slow Wave Sleep	慢波睡眠
TTS	Text-To-Speech	文语转换
VQ	Vector Quantization	矢量量化
fNIRS	functional Near-Infrared Spectroscopy	功能性近红外光谱技术
LDA	Linear Discriminant Analysis	线性分类器
VR	Virtual Reality	虚拟现实